药用植物砂仁研究进展

主　编　高炳淼　王　勇　李海龙　张俊清
副主编　潘　坤　秦贞苗　张万科
编　委　(以姓氏笔画排序)
　　　　王　勇　刘辰鹏　李　咪　李佩佩
　　　　李海龙　张　仲　张万科　张俊清
　　　　金　燕　秦贞苗　高炳淼　龚晶雯
　　　　潘　坤

科学出版社
北京

内 容 简 介

  砂仁是我国著名的"四大南药"之一，是中医肠胃疾病的常用药，有着1300多年的应用历史。除具有药用价值外，还可直接食用、制酒、饮料和调味品等，亦可用于化妆品、造纸和饲料等。本书以砂仁的基础研究和开发利用为主要内容，涵盖了砂仁的本草学考证、生物学研究、栽培种植技术、药学研究、常用的药对及经典方剂、中成药制剂、产品开发及药膳等方面的研究成果和数据，是一本全面介绍近年来国内外砂仁研究与开发利用的专业书籍。

  本书对于从事砂仁及其相关产品的生产、研发、经营、管理的相关人员和中医药院校的师生具有切实的学术参考价值。

图书在版编目（CIP）数据

药用植物砂仁研究进展 / 高炳淼等主编. —北京：科学出版社，2017.3
ISBN 978-7-03-052146-0

Ⅰ. ①药… Ⅱ. ①高… Ⅲ. ①砂仁–植物药–研究 Ⅳ. ①R282.71

中国版本图书馆 CIP 数据核字（2017）第 053673 号

责任编辑：王　超　胡治国 ／ 责任校对：郭瑞芝
责任印制：张　伟 ／ 封面设计：陈　敬

斜 学 出 版 社 出版
北京东黄城根北街 16 号
邮政编码：100717
http://www.sciencep.com

北京京华虎彩印刷有限公司 印刷
科学出版社发行　各地新华书店经销
*

2017 年 3 月第　一　版　开本：787×1092　1/16
2018 年 1 月第　二　次印刷　印张：12 1/2
字数：326 000

定价：**79.00 元**
（如有印装质量问题，我社负责调换）

前　言

砂仁(amomi fructus)为姜科豆蔻属植物阳春砂 *Amomum villosum* Lour.、海南砂 *Amomum longiligulare* T. L. Wu 或绿壳砂 *Amomum villosum* Lour. *var. xanthioides* T. L. Wu et Senjen 的干燥成熟果实，为我国著名的"四大南药"之一。以广东阳春县所产阳春砂最为著名，称为道地南药砂仁。砂仁始载于《药性论》，有化湿开胃、温脾止泻、理气安胎的功效，是中医治疗肠胃疾病的常用药，有 1300 多年的应用历史。除药用价值外，砂仁已被列入国家卫生与计划生育委员会规定的药食同源种类目录，可以直接食用、制酒、饮料和调味等。另外，砂仁也用于化妆品、造纸和饲料等。近年来，砂仁的研究引起了国内外学者的重视，在砂仁的品种来源、栽培种植、生物学特征、分子鉴别、化学成分、胃肠道消化药理学研究及资源的开发利用等方面取得了较大进展。

近年来，落户于海南医学院药学院的海南省热带药用植物研究开发重点实验室对姜科植物益智和高良姜等进行了深入研究，在药材规范化种植、基础研究及产品开发等方面取得了一定的成果，产生了较好的经济效益。对姜科系列药材——砂仁的研究也已启动。为了对前人的研究成果进行总结与归纳，为砂仁的进一步研究开发利用提供参考，我们编写了《药用植物砂仁研究进展》一书。本书内容共分为八章，分别为概述、本草学考证、砂仁生物学研究、砂仁栽培种植技术研究、砂仁的药学研究、砂仁的常用药对及经典方剂、砂仁的中成药制剂、砂仁产品开发及药膳，全面总结了近年来国内外对砂仁的相关研究成果和应用情况。对于从事砂仁及其相关产品的生产、研发、经营和管理的相关人员和医药院校的师生具有切实的学术参考价值。

本书结构合理，条理清晰，为深入研究海南特色姜科药用植物砂仁的研究提供了坚实的基础，突出了实际、实用和时间相结合的原则。

本书是在海南省重点学科特色培育建设项目(琼教育 2014，119 号)和海南省重大科技项目(ZDZX2013008-3)的资助下完成的，谨此致谢。

由于编者学识有限，疏漏之处在所难免，敬请同行、读者斧正。

编　者

2016 年 10 月

目　　录

第一章 概 述

第一节 我国豆蔻属植物概况

姜科豆蔻属 *Amomum* Roxh. 最早为瑞典植物学家林奈所确立(1753)，是姜科的第二大属，在全球约有 150 余种，主要生长在热带和亚热带地区的林中阴湿处，需要较高的气温和湿度，我国有 24 种，2 变种，产于福建、广东、广西、贵州、云南、西藏等省区。以花序生于地面上，头状或卵状，无总苞，小苞片通常管状；花冠管长度中等，顶端不呈直角弯曲等特征与姜科其他属植物相区分。本属植物具有分泌细胞，含有较大量挥发油，其主要成分主要是单萜类，亦含有黄酮类等。本属植物大多可作药用或香料，具有化湿开胃、温脾止泻、理气安胎、矫味止呕之功效[1, 2]。目前，国内外可供药用的主要品种有阳春砂 *A. villosum* Lour.、绿壳砂 *A. villosum* Lour. var. *xanthioides* T. L. Wu et Senjen、海南砂 *A. longiligulare* T. L. Wu、红壳砂 *A. aurantiacum* H. T. Tsai et S. W. Zhao、长序砂 *A. thyrsoideum* Gagnep.、海南假砂仁 *A. chinense* Chun、草果 *A. tsaoko* Crevost et Lemarie、爪哇白豆蔻 *A. compactun* Soland ex Maton.、白豆蔻 *A. kravanh* Pierre ex Gagnep.、长柄豆蔻 *A. longipetiolatum* Merr.等，为《中华人民共和国药典》(以下简称《中国药典》)收载物种较多的一个属[3]。

一、姜科主要种属的分种检索表[4]

(一) 山奈属 *Kaempferia* L. s. str.

1 花后叶开放。

  2 根茎块状；叶片近圆形，几无柄，贴近地面生长；花白色，药隔附属体正方形，2 裂。

    3 叶片较小，长 7~13cm，宽 4~9cm(台湾、广东、云南等)。

    3 叶片较大，长 13~20cm，宽 13~17cm(云南)⋯⋯⋯⋯大叶山奈 *K.galanga* L. var. *latifolia* Donn

  2 根茎匍匐，不呈块状；叶片长圆形，叶柄长达 10cm，直立，花淡紫色，药隔附属体近圆形(四川)

    ⋯⋯⋯⋯⋯⋯⋯⋯⋯⋯⋯⋯⋯⋯⋯⋯⋯⋯⋯⋯⋯⋯⋯⋯⋯紫花山奈 *K. elegans* (Wall.) Bak.

1 花先叶开放。

  2 叶未详；花白色，花冠管比花萼长 1 倍；唇瓣裂至 1/3 处；药隔附属体较小(云南)⋯⋯⋯⋯⋯

    ⋯⋯⋯⋯⋯⋯⋯⋯⋯⋯⋯⋯⋯⋯⋯⋯⋯⋯⋯⋯⋯⋯⋯⋯⋯⋯白花山奈 *K. candida* Wall.

  2 叶面中脉两侧有深绿色斑，叶背紫色；花紫色，花冠管与花萼近等长；唇瓣深裂至中部以下；

    药隔附属体较大，鱼尾状(台湾、广东、广西、云南)⋯⋯⋯⋯⋯海南三七 *K. rotunda* L.

(二) 姜黄属 *Curcuma* L.

1 叶两面或背面被毛。

  2 叶较狭，两面被糙伏毛；根茎内部白色(广西、云南)⋯⋯⋯⋯⋯⋯⋯⋯⋯⋯⋯⋯⋯⋯⋯⋯

    ⋯⋯⋯⋯⋯⋯⋯⋯⋯⋯⋯⋯⋯⋯⋯⋯广西莪术 *C. kwangsiensis* S. G. Lee C. F. Liang

  2 叶较宽，仅背面有毛；根茎内部黄色(我国东南部至西南部各省区)⋯⋯郁金 *C. aromatica* Salisb.

1 叶两面均无毛。

  2 植株春季开花，花序单独由根茎抽出；根茎内部黄色或蓝灰色。

3 叶片全部绿色，中央无须紫色带；根茎内部淡黄色(浙江)⋯温郁金 *C. aromatica* cv. Wenyujin

3 叶片中央有紫色带；根茎内部黄色或蓝灰色(台湾、福建、江西、广东、广西、四川、云南)
⋯⋯⋯⋯⋯⋯⋯⋯⋯⋯⋯⋯⋯⋯⋯⋯⋯⋯⋯⋯⋯⋯⋯⋯⋯⋯莪术 *C. zedoaria* (christm.) *Rosc*

2 植株秋季开花，花序由顶部叶鞘内抽出；根茎内部橙黄色(台湾、福建、广东、广西、云南、
西藏)⋯⋯⋯⋯⋯⋯⋯⋯⋯⋯⋯⋯⋯⋯⋯⋯⋯⋯⋯⋯⋯⋯⋯⋯⋯⋯⋯⋯⋯⋯⋯姜黄 *C. longa* L.

(三)山姜属 *Alpinia* Roxb.

1 花有苞片和小苞片或仅有小苞片。

  2 苞片及小苞片相似，平展或内凹，小苞片不包卷成壳状或漏斗状，花通常比较小或中等大。

    3 圆锥花序。

      4 开展的圆锥花序，分支长 8mm 以上；话比较大，唇瓣长 1cm 以上。

        5 苞片和小苞片果时宿存；果长圆形或椭圆形；叶柄长 6cm 或近于无。

          6 花绿白色；药隔无附属体；果长圆形，中部稍收缩，干时棕色或枣红色(台湾、广东、
广西、云南)⋯⋯⋯⋯⋯⋯⋯⋯⋯⋯⋯⋯⋯⋯红豆蔻 *Alpinia galanga* (L.) Willd.

          6 花粉红色；药隔顶端具半月形附属体；果椭圆形，干时红色(云南)⋯⋯⋯⋯⋯⋯⋯
⋯⋯⋯⋯⋯⋯⋯⋯⋯⋯⋯⋯⋯⋯⋯⋯水山姜 *Alpinia aquatica* (koen.) Rosc.

        5 苞片和小苞片早落；果圆球形；叶柄长 1~8cm。

          6 叶背被短绒毛(广东、广西、云南)⋯⋯⋯⋯⋯⋯假益智 *Alpinia maclurei* Merr.

          6 叶背无毛。

            7 叶舌长 5~6mm，质薄；花序无毛，分支顶端有花 3~4 朵聚生(台湾、广东、广西)
⋯⋯⋯⋯⋯⋯⋯⋯⋯⋯⋯⋯⋯⋯光叶山姜 *Alpinia intermedia* Gagnep.

            7 叶舌长 1~2mm，质厚；花序被短绒毛，分支顶端有花 4~8 朵(云南)⋯⋯⋯⋯⋯
⋯⋯⋯⋯⋯⋯⋯⋯⋯⋯⋯⋯⋯⋯⋯脆果山姜 *Alpinia globasa* Horan.

      4 狭窄的圆锥花序，分支长 3~6mm；花较小，唇瓣长 6~7mm(我国东南部至西南部各省
区)⋯⋯⋯⋯⋯⋯⋯⋯⋯⋯⋯⋯⋯⋯华山姜 *Alpinia chinensis* (Retz.) Rosc.

    3 总状或穗状花序；苞片和小苞片宿存。

      4 花排列较疏散，花序不呈球果状或圆柱状。

        5 植株较矮，无地上茎；叶片 2~3 一丛，自根茎生出；叶面常有深浅不同的颜色(广东、
广西、湖南)⋯⋯⋯⋯⋯⋯⋯⋯⋯⋯⋯⋯花叶山姜 *Alpinia pumila* Hook. F.

        5 植株较高，具明显的地上茎；叶片数亦较多。

          6 叶片椭圆形或卵状椭圆形，长 10~15cm，宽 5~8cm；花序长 4cm(广东)⋯⋯⋯⋯⋯
⋯⋯⋯⋯⋯⋯⋯⋯⋯⋯⋯⋯革叶山姜 *Alpinia coriacea* T. L. Wu & Senjen

          6 叶片椭圆状披针形，长 20~40cm，宽 4~7cm；花序长 10~16cm(广东、广西、江西、
贵州、云南)⋯⋯⋯⋯⋯⋯⋯⋯密苞山姜 *Alpinia densibracteata* T. L. Wu & Senjen

      4 花排列紧密，花序呈球果状或圆柱状。

        5 叶柄近于无至 1cm；花序呈球果状，长 4.5~9cm，宽 3~4cm；苞片大，长 1.7~2.2cm，
宽 1~1.5cm。

          6 叶背密生茸毛(广西、云南)⋯⋯⋯⋯⋯⋯球穗山姜 *Alpinia strobiliformis* T. L. Wu & Senjen

          6 叶背除中脉被短绒毛外，余皆无毛(广西)⋯⋯⋯⋯⋯⋯⋯⋯⋯⋯⋯⋯⋯⋯⋯⋯
⋯⋯⋯⋯光叶球穗山姜 *Alpinia strobiliformis* T. L. Wu & Senjen var. *glabra* T. L. Wu

        5 叶柄较长，长 3~4.5cm；花序圆柱形，长 7~9cm，宽 1.5~2.5cm；苞片较小，长和
宽不超过 8mm(广西)⋯⋯⋯⋯⋯⋯⋯⋯柱穗山姜 *Alpinia pinnanensis* T. L. Wu & Senjen

  2 苞片通常无，若有亦不和小苞片相似；小苞片壳状，包裹住花蕾，开花后脱落，花通常比较
大，宿存。

3 小苞片通常壳状，包裹花蕾，开花后脱落，花通常比较大，唇瓣长 2cm 以上。
　　4 花有苞片及小苞片。
　　　　5 苞片长圆状卵形，长 4～4.5cm；唇瓣倒卵形，长 3cm(广东)••••••••••••
　　　　　　••••••••••••••••••••••••••••••••海南山姜 *Alpinia hainanensis* K. Schum.
　　　　5 苞片线形，长 2.5cm；唇瓣长圆状三角形，长 5cm(台湾)•••大花山姜 *Alpinia uraiensis* Hayata
　　4 花无苞片而仅有呈壳状的小苞片。
　　　　5 圆锥花序。
　　　　　　6 植株较细瘦，高约 1.3m；叶狭，长 20～32cm，宽 2～3cm；花序长不超过 10cm(广
　　　　　　　　东、广西)••••••••••••••••••••••••••••••距花山姜 *Alpinia calcarata* Rosc.
　　　　　　6 植株高大，高 2～3m；叶较宽，长 30～60cm，宽 5～10cm；花序长 20～3cm。
　　　　　　　　7 花序直立，具长 1.5cm 的纤细分枝；唇瓣长 3cm；果皮上无显露的条纹(台湾)••••••
　　　　　　　　　　••••••••••••••••••••••••••••••••高雄山姜 *Alpinia koshunensis* Hayata
　　　　　　　　7 花序点垂，呈总状花序式(仅在中下部的分枝上有花 2 朵)，分枝长不及 1cm，唇瓣长
　　　　　　　　　　4～6cm，果皮上有显露的条纹(我国东南部至西南部各省区)••••••••••••••••••
　　　　　　　　　　••••••••••••••••••••••艳山姜 *Alpinia zerumbet* (Pers.) Burtt & Smith
　　　　5 总状或穗状花序。
　　　　　　6 总状花序。
　　　　　　　　7 小花梗明显，长 2～15mm。
　　　　　　　　　　8 花较大，唇瓣长 4.5～5cm(台湾)••••••••••垂花山姜 *Alpinia fluitilis* Hayata
　　　　　　　　　　8 花较小，唇瓣长 3～3.5cm。
　　　　　　　　　　　　9 植株较矮，高通常不超过 1m；苞片绿色(云南、四川)••••••••••••••••••••
　　　　　　　　　　　　　　••••••••••••••••••••••••••••••••••绿苞山姜 *Alpinia bracteata* Roxb.
　　　　　　　　　　　　9 植株较高，高通常在 1m 以上；苞片白色、红色或其他颜色。
　　　　　　　　　　　　　　10 花序下垂；果椭圆形。
　　　　　　　　　　　　　　　　11 叶背被长柔毛(云南)••••••••••云南草蔻 *Alpinia blepharocalyx* K.Schum.
　　　　　　　　　　　　　　　　11 叶背无毛(云南、广西、广东)••••••••••••••••••••••••••••••••••••••
　　　　　　　　　　　　　　　　　　光叶云南草蔻 *Alpinia blepharocalyx* K. Schum. var. *glabrior* (Hand. -Mazz.)
　　　　　　　　　　　　　　　　　　T. L. Wu
　　　　　　　　　　　　　　10 花序直立；果圆球形。
　　　　　　　　　　　　　　　　11 花萼、花冠裂片不密被绢毛。
　　　　　　　　　　　　　　　　　　12 叶柄长 4～8cm，叶背被短绒毛；花稠密；唇瓣长 2.5cm(广东、广
　　　　　　　　　　　　　　　　　　　　西、云南、贵州)••••••长柄山姜 *Alpinia kwangsiensis* T. L. Wu & Senjen
　　　　　　　　　　　　　　　　　　12 叶柄长不逾 2cm，叶背无毛或被极疏的粗毛；花较疏；唇瓣长 3.5～
　　　　　　　　　　　　　　　　　　　　4cm。
　　　　　　　　　　　　　　　　　　　　13 叶片长 50～60cm，宽 6～9cm；总状花序长达 20cm，较粗壮，被粗
　　　　　　　　　　　　　　　　　　　　　　毛；果直径约 3cm(广东、广西)••••草豆蔻 *Alpinia katsumadai* Hayata
　　　　　　　　　　　　　　　　　　　　13 叶片长 35～40cm，宽 3.5～6cm；总状花序长 10～20cm，被绢毛；
　　　　　　　　　　　　　　　　　　　　　　果直径 2～2.5cm(广东)••••••••小草蔻 *Alpinia henryi* K. Schum.
　　　　　　　　　　　　　　　　11 花萼、花冠裂片密被绢毛[西藏、云南、广东(栽培)]••••••••••••••••••••
　　　　　　　　　　　　　　　　　　••••••••••••••••••••毛瓣山姜 *Alpinia malaccensis* (Burm.) Rosc.
　　　　　　　　7 小花梗极短，长 2mm 以下。
　　　　　　　　　　8 叶背无毛；唇瓣长 3cm(台湾)••••••••••疏花山姜 *Alpinia mesanthera* Hayata
　　　　　　　　　　8 叶背有毛。
　　　　　　　　　　　　9 花较小，小苞片长约 1.2cm，花冠裂片具缘毛，唇瓣长约 2.2cm(台湾)••••••••

···················密毛山姜 *Alpinia elwesii* Turr.

  9 花较大，小苞片长 4～5cm；唇瓣长约 7cm(云南)···············
···················宽唇山姜 *Alpinia platychilus* K. Schum

 6 穗状花序。

  7 花较小，唇瓣长 1.5～2cm。

   8 小苞片长约 3.2cm，果时宿存；花冠裂片长 1.8～2.2cm；唇瓣近圆形，长与宽约 2cm(台湾)···············大头山姜 *Alpinia macrocephala* Hayata

   8 小苞片长约 1.5cm，果时不宿存；花冠裂片长 1.5cm；唇瓣卵状菱形，长于宽约 1.5cm(台湾)···············密穗山姜 *Alpinia shimadai* Hayata

  7 花较大，唇瓣长 3～4cm。

   8 花冠裂片长 3～4cm，唇瓣卵状菱形，长 3～4cm，宽 2.5cm，喉部被粗毛，上部中央红色；侧生退化雄蕊小(台湾)···········菱唇山姜 *Alpinia kusshakuensis* Hayata

   8 花冠裂片长 2cm，唇瓣宽菱形，长和宽约 4cm，喉部无毛，上部中央具紫色条纹；无侧生退化雄蕊(台湾)···········紫纹山姜 *Alpinia dolichocephala* Hayata

 3 小苞片漏斗状，宿存；花较小；唇瓣长 5～15mm。

  4 花较大，唇瓣长 1.5mm；果熟时黑色，直径 1.2～1.5cm(云南)···········
···················黑果山姜 *Alpinia nigra* (*Gaertn.*) B. L. Burtt

  4 花较小，唇瓣长 5mm；果熟时红色，直径 0.8～1cm(云南)···········
···················节鞭山姜 *Alpinia conchigera* Griff.

1 花无苞片或小苞片，若有亦极微小。

 2 叶舌长 1～3cm 或更长，膜质。

  3 叶片披针形，宽 3～6cm，基部近圆形，边缘具脱落性刚毛；叶舌 2 裂；果干时纺锤形，果皮上有显露的维管束13～20 条[广东、广西、云南、福建(栽培)]······益智 *Alpinia oxyphylla* Miq.

  3 叶片线形，宽 2cm，基部渐狭，叶缘无毛；叶舌 2 裂；果干时球形，果皮上无显露的维管束(广东、广西)···········高良姜 *Alpinia officinarum* Hance

 2 叶舌较短，长 5mm 以下，质地较厚。

  3 叶两面被毛；花小，成对着生(我国东南部、南部至西南部各省区)···········
···················山姜 *Alpinia japonica* (*Thunb.*) Miq.

  3 叶两面无毛。

   4 总状花序。

    5 花大，唇瓣长 2mm(台湾)···········短穗山姜 *Alpinia pricei* Hayata

    5 花小，唇瓣长 7mm(广东)···········小花山姜 *Alpinia brevis* T. L. Wu & Senjen

   4 穗状花序(广东、广西、湖南、江西、四川、贵州、云南)···箭秆风 *Alpinia stachyoides* Hance

(四)豆蔻属 *Amomum* Roxb.

1 药隔附属体 2～3 裂。草果亚属 *subgen.* Lobulatae(K. Schum.) H. T. Tsai & P. S. Chen]

 2 叶两面被毛或仅叶背被毛。叶背被平贴、黄色绢毛；花白色，较大，唇瓣长 3.5cm；果皮无柔刺。···········长柄豆蔻 *A. longipetiolatum* Merr.

  3 叶两面被毛；花较小，唇瓣长约 1.8cm；果皮疏被柔刺。

   4 总花梗长 13～22cm，花冠淡红色，唇瓣圆匙形，长 1.8cm，宽 1.5cm，侧生退化雄蕊顶端不裂，果卵状球形，成熟时暗紫色。···········细砂仁 *A. microcarpum* C. F. Liang et D. Fang

   4 总花梗长 3cm，花冠黄红色，唇瓣圆形，直径 1.8cm，侧生退化雄蕊顶端 2 裂；果近球形，成熟时橙红色。···········红壳砂 *A. aurantiacum* H. T. Tsai et S.W. Zhao

 2 叶两面均无毛。

5 果皮平滑或具纵条纹，但无翅或刺（长花豆蔻、红花砂仁的果未见，暂列入此项）。

  6 叶片披针形、线状或卵状披针形或卵形。

    7 花小，唇瓣长不逾 1cm，蒴果卵形，稀为长圆状椭圆形，长 2～2.5cm，宽 1～1.5cm；总花梗果时长 30～35cm·······················野草果 *A. koenigii* J. F. Gmelin

    7 花较大，唇瓣长 1.5cm 以上；蒴果近球形，直径 1.2～1.7cm；总花梗果时较上述为短，长不逾 10cm。

      8 叶具明显的柄，长达 3cm；苞片披针形；唇瓣倒卵形，长 2.8～3.2cm。·············· ·····························德保豆蔻 *A. tuberculatum* D. Fang

      8 叶无柄或近无柄；苞片三角形或卵状长圆形；唇瓣椭圆形，长 1.5～1.8cm。

        9 株高 3m，叶揉之无松节油气味；叶鞘口及叶舌密被长粗毛；苞片大，长 3.5～ 4cm。·····························白豆蔻 *A. kravanh* Pierre ex Gagnep.

        9 株高 1～1.5m，叶揉之有松节油气味，叶鞘口无毛叶舌仅边缘疏被缘毛；苞片小，长 2～2.5cm。·················爪哇白豆蔻 *A. compactum* Soland ex ex Maton

  6 叶片长椭圆形、长圆形或倒卵形。

    10 叶舌被短柔毛；花冠白色，唇瓣倒卵形。···长花豆蔻 *A. dolichanthum* D. Fang

    10 叶舌无毛；花冠红或紫红色，唇瓣椭圆形。

      11 叶舌全缘，长 0.8～1.2cm；唇瓣长 2.7cm。··········· ·····························草果 *A. tsaoko* Crevost et Lemarie

      11 叶舌 2 裂，长 5～8mm；唇瓣长 3.2cm。··········· ·····················红花砂仁 *A. scarlatinum* H. T. Tsaiet et P. S. Chen

      12 果皮具 9 条波状翅；叶片长圆形至倒披针形，宽 10～21cm。··········· ·····························腐花豆蔻 *A. putrescens* D. Fang

5 果皮具 9 条波状翅或柔刺。

      12 果皮密生柔刺；叶片披针形，宽 3～7cm。

        13 叶舌长 2～4.5cm。·············海南砂仁 *A. longiligulare* T. L. Wu

        13 叶舌长 3～5mm。··········砂仁 *A. villosum* Lour.

1 药隔附属体全缘。·····························豆蔻亚属 subgen. Amomum

    14 叶背被毛。

      15 果皮具 9 翅。

        16 穗状花序呈圆锥花序状；果梗长不逾 5mm；上部叶的叶柄长约 16cm。··········· ·····················蒙自砂仁 *A. mengtzense* H. T. Tsai et P. S. Chen

        16 穗状花序近圆球形；果梗长 7～20mm；上部叶的叶柄长 0.5～3cm。

          17 叶背被白绿色柔毛；果卵形，熟时三裂，果梗长 7～10mm。·········九翅豆蔻 *A. maximum* Roxb.

          17 叶背被淡褐色绒毛；果椭圆形，熟时不裂，果梗长 1～2cm。·········长果砂仁 *A. dealbatum* Roxb.

      15 果无翅，具棱或纵线条。

        18 叶背被紧贴的银色绢毛，叶柄长 4～11cm，蒴果倒圆锥形或倒卵圆形，长 2.5cm，宽 1.5～2cm，具 3～5 棱。·········银叶砂仁 *A. sericeum* Roxb.

        18 叶背主脉两侧密被贴伏的短柔毛，几无柄；蒴果扁球形或近球形，直径 1～2cm，有 12 条纵线条或有时不明显，表面常有疏短毛和小凸起。……
………广西豆蔻 *A. kwangsiense* D. Fang et X. X. Chen

14 叶两面无毛。

19 果具纵线条或波状翅。

20 蒴果具三钝棱及纵线条；花序硕大，长 9～
15cm。………红草果 *A. hongtsaoko* C.F.
Liang et D. Fang

20 蒴果具 9-多条波状翅；花序较小，长和宽
为 4～5cm。

21 叶舌长 3～4mm；小苞片及花萼裂片顶
端钻状；蒴果具 10 余条波状狭翅………
………香豆蔻 *A. subulatum* Roxb.

21 叶舌长 1.5～3cm；小苞片及花萼裂片顶
端不呈钻状；蒴果具 9 翅，翅上有疏齿。
………波翅豆蔻 *A. odontocarpum* D. Fang

19 果具疣刺。

22 总花梗长 30cm 以上；果皮上的刺尖
细而弯曲；叶中脉未达顶部即变细而
不明显。………
………长序砂 *A. thyrsoideum* Gagnep.

22 总花梗较短，长不逾 10cm，果皮上
具片状、分裂的柔刺；叶中脉直达
叶顶。

23 果较大，宽 2.3～2.5cm，果皮上
的刺长 3～6mm。………
……疣果豆蔻 *A. muricarpum* Elm.

23 果较小，宽约 1.5cm，果皮上的
的刺长 2～3mm。………
……海南假砂仁 *A. chinense* Chun

二、生物学概况

为多年生草本植物，根茎平生而粗厚，或延长而匍匐状，茎基部略膨大成球形。地上茎和花
萼通常各自长出。叶片长圆状披针形、长圆形或线形，叶舌不裂或顶端开裂，具长鞘。穗状花序，
稀为总状花序由根茎抽出，生于常密生覆瓦状鳞片的花葶上；苞片覆瓦状排列，膜质、纸质或革
质，内有少花或多花；小苞片常为管状；花单生或 2～3 朵生于苞片内，仅上部突出；花萼圆筒状，
常一侧深裂，顶部 3 裂；花冠管圆筒形，常与花萼管等长或稍短，裂片 3，长圆形或线状长圆形，
后方的一片直立，常较两侧的为宽，顶端兜状或钻状；唇瓣形状种种，全缘或阔 3 裂；侧生退化
雄蕊较短，钻状或线形；雄蕊及花丝一般长而宽，花药直立，药室平行，基部叉开，常密生短毛；
药隔附属体延长，全缘或 2～3 裂；蜜腺 2 枚，锥形，圆柱形或线形；子房 3 室，有胚珠多数，多
角形，二列；花柱丝状，柱头小，常为漏斗状，顶端常有缘毛。蒴果不裂或不规则地开裂，果皮
光滑，具翅或柔刺；种子有辛香味，多角形或椭圆形，基部为假种皮所包藏，假种皮膜质或肉质，
顶端撕裂状[2, 4]。

三、主要化学成分

豆蔻属药用植物的化学成分有萜类、黄酮类、甾醇类、苯甲酸类、脑苷类等，其中萜类、黄酮类和甾醇类是其主要化学成分[5, 6]。

萜类中的单萜化合物是其挥发油主成分，多为蒎烯型、莰烯型和蒈烯型，如乙酸龙脑酯(bornyl acetate)、樟脑(camphor)、龙脑(borneol)、1,8-桉叶油素(1,8-cineole)、柠檬烯(cinene)、α-蒎烯(α-pinene)、β-蒎烯(β-pinene)、α-松油醇(α-terpineol)、对-聚伞花素(4-isopropyltoluene)、乙酸松油酯、蒈烯[(+)-2-carene]、樟烯(camphene)、月桂烯(myrcene)、桉油精(cineole)、α-律草烯、α-荜澄茄烯、荜澄茄油烯(cubebene)、1-石竹烯(1-caryophyllene)、百里香素、桃金娘烯醇等。

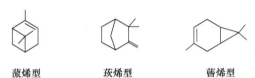

蒎烯型　　　　　莰烯型　　　　　蒈烯型

黄酮类有：槲皮素(quercitin)、槲皮苷(quercitroside)、异槲皮苷(isoquercitroside)、豆蔻素、良姜素、冬茄-3,5-二葡萄糖苷等；另含有一些人体所需的 Zn、Cu、Fe、Mn、Co、Ni、Cr、Mo 等元素，且大多数豆蔻属植物中 Mn 的含量较高。

四、主要药理活性

1. 镇咳祛痰平喘作用[7]　因含有 α-蒎烯、对-聚伞花素、柠檬烯、乙酸龙脑酯、α-松油醇等成分。

2. 刺激、兴奋、发汗、祛痰等作用[7]　因含樟脑、龙脑等成分。

3. 镇痛和抗溃疡作用　建砂仁、红壳砂、阳春砂、海南砂水煎液均有促进肠管运动作用，海南砂、绿壳砂、砂仁挥发油均有极显著的抑制肠管运动作用[8, 9]。

4. 抗菌、抗真菌和消炎作用　研究表明春砂、海南砂和建砂仁水煎液及红壳砂挥发油和水煎液对金黄色葡萄球菌有抑制作用[8]。柠檬烯、α-松油醇、柠檬醛、对-聚伞花素和 α-蒎烯是抗菌作用的有效成分。黄酮类成分豆蔻素、良姜素、冬茄-3, 5-二葡萄糖苷等具有明显的抗真菌作用。α-蒎烯具有祛痛、镇咳、抗真菌等作用，β-蒎烯能抗炎、祛痰；桃金娘烯醇能通过促溶、调节分泌及主动促排作用，使黏液易于排出，适用于急、慢性鼻炎及鼻窦炎，急、慢性气管炎和支气管炎等[6, 7]。

第二节　砂仁的基本概况

一、主要化学成分

砂仁的主要成分为挥发性成分，次要成分为非挥发性成分，但砂仁来源于不同种属的植物，其主要的化学成分也有所差异。阳春砂挥发油中主要成分是乙酸龙脑酯、樟烯、樟脑、龙脑、柠檬烯及 α-蒎烯等[10]。海南砂挥发油中主要成分是 α-蒎烯、β-蒎烯、桉叶醇、对-聚花伞素、柠檬烯、樟烯、乙酸龙脑酯及樟脑等[11]。绿壳砂所含挥发油中主要成分是樟脑、橙花叔醇、乙酸龙脑酯、龙脑、柠檬烯及 α-蒎烯等。这三种来源的植物中乙酸龙脑酯与樟脑组成了砂仁药材的特征成分，并展示了一定的生物活性[12, 13]。

(一)挥发性成分

1. 单萜类化合物 莰烯型化合物是砂仁中的挥发油的主要成分,余竞光[14]等用气相色谱-质谱联用技术(GC-MS)分析阳春砂、海南砂和绿壳砂中挥发油成分,鉴定了57个化合物,其中含量1%以上的有乙酸龙脑酯、樟脑、龙脑、樟烯等8个化合物。曾志[13]等采用GC-MS对阳春砂、绿壳砂和缩砂的挥发性成分进行研究,分别鉴定出36、44、45种化学成分,并测定了其相对含量,阳春砂中含量最高的挥发性成分是乙酸龙脑酯,其含量为59.60%;而绿壳砂和缩砂中含量最高的挥发性成分均为樟脑,分别占挥发性成分的 63.02%和 60.23%。陈璐[15]等研究显示,阳春砂完整果实与种子团挥发油化学成分相似,然而果皮挥发油与两者化学成分差异较大。果皮中乙酸龙脑酯质量分数仅为 3.87%,而果实与种子团中挥发油以乙酸龙脑酯为主要成分,分别占挥发油总量的46.97%和52.39%。基于GC-MS高分辨率的靶点分析方法对砂仁药材中挥发性成分进行研究,结果发现 12 个单萜类化合物,阳春砂中相对含量较高的 8 种挥发性成分含量占阳春砂挥发性成分总量的 98.77%[16];其中乙酸龙脑酯含量最高,樟脑含量次之[17~19]。另外,砂仁中还有莰烯型化合物如莰烯[20]、异龙脑[21]等;萜烯类化合物:月桂烯、柠檬烯、对-聚花伞素、樟烯、右旋萜二烯[(+)-dipentene][22];α-萜品烯(α-terpinene)、β-萜品烯(β-terpinene)[15];蒈烯型化合物:3-蒈烯(3-carene)、4-蒈烯(4-carene)[15];蒎烯型化合物:α-蒎烯、β-蒎烯[22];醇类化合物:4-萜醇(4-terpineol)、芳樟醇(linalool)[22];蓝桉醇(neophytadiene)、薄荷烯醇(bicyclogermacrene)[23];α-松油醇、桉叶醇、橙花叔醇[24]。

2. 倍半萜 α-石竹烯(α-caryophyllene)、石竹烯(caryophyllene)、大根香叶烯(germacrene D)[18];β-榄香烯(β-elemene)、β-荜澄茄烯(β-cubebene)[25];3-侧柏烯(3-thujene)[15]。

(二)非挥发性成分

砂仁中的非挥发性成分主要包括黄酮类化合物、甾醇类化合物、有机酸类、二苯庚烷类和糖苷类物质。

1. 黄酮类 槲皮素、槲皮苷、异槲皮苷[26],山姜素(alpinetin)、3,5,3'-三羟基-7,4'-二甲氧基黄酮(7,4'-dimethoxy-3,5,3'-trihydroxy flavone)[27]。

2. 甾醇类 麦角甾醇(ergosterol)、麦角甾-7,22-二烯-3β,5α,6β-三醇(ergosta-7,22-dien-3β,5α,6β-triol)[28];豆甾醇(stigmasterol)、β-谷甾醇(β-sitosterol)[29]。

3. 有机酸类 香草酸(vanillic acid)[28]、原儿茶酸(protocatechuic acid)[29,30];硬脂酸(stearic acid)、棕榈酸(palmitic acid)[14,28];对甲氧基桂皮酸(4-Methoxycinnamicacid)、对羟基桂皮酸(p-Hydroxy-cinnamic acid)[29]。

4. 二苯庚烷类 1,7-双(4-羟基苯基)-3-庚酮[1,7-bis(4-hydroxyphenyl)-3-heptanone]、1,7-双(4-羟基苯基)-5-庚烯-3-酮[1,7-bis(4-hydroxyphenyl)-5-hepten-3-one]、1-(3,4-二羟基苯基)-7-(4-羟基苯基)-4-庚烯-3-酮[1-(3,4-dihydroxyphenyl)-7-(4-hydroxyphenyl)-4-hepten-3-one]、3,5-二乙酰氧基-1,7-双(3,4-二羟基苯基)庚烷[3,5-diacetoxy-1,7-bis(3,4-dihydroxyphenyl)heptane]、3,5-二羟基-1-(3,4-二羟基苯基)-7-(4-羟基苯基)庚烷[3,5-dihydroxy-l-(3,4-dihydroxyphenyl)-7-(4-hydroxyphenyl)heptane][31]。

5. 糖苷类 白附子脑苷 B(typhonoside B)[28]、腺苷(adenosine)、(1S,2S,4R,6S)-莰烷-2,6-二醇-2-O-β-D-吡喃葡萄糖苷和虎杖苷(polydatin)[32,33]。

(三)其他

根据各种光谱数据及其理化性质鉴定化合物的结构结果如下所示。从阳春砂中分离得到 5 个酚性化合物,分别鉴定为:3-乙氧基对羟基苯甲酸、香草酸-1-D-葡萄糖苷、异鼠李素-3-D-葡萄糖苷、黄烷香豆素和异黄烷香豆素[34]。单糖组分为阿拉伯糖、甘露糖、葡萄糖及半乳糖,4 种单糖含量中戊醛糖阿拉伯糖的含量最高[35, 36]。

二、主要药理活性

(一)胃肠保护作用

砂仁在中医治疗胃肠疾病中应用非常普遍，具有确切的医疗价值。

1. 抗溃疡作用 砂仁在削弱攻击因子和增强黏膜防御因子两方面都具有较好的活性，因而能够达到对胃黏膜的保护[37, 38]。砂仁的挥发油可通过对抗胃肠黏膜的攻击因子产生胃肠保护作用。砂仁挥发油能显著抑制胃液、胃酸、胃泌素分泌及降低胃蛋白酶活性，可下调致溃疡大鼠胃黏膜的高水平血小板活化因子(platelet acti-vating factor, PAF)的表达，从而防止溃疡的形成[39]。砂仁挥发油缓解炎症和促进溃疡愈合的机制可能与清除过量氧自由基、显著下调丙二醛(malonic dialde-hyde, MDA)的含量、下调结肠的异常细胞凋亡、调控致炎和抗炎细胞因子的平衡有关[40]。

砂仁挥发油可通过提高 PS2 的表达、影响胃黏膜氨基己糖及磷脂含量，以及影响胃黏膜疏水性来影响溃疡愈合质量，能促进溃疡愈合[39]。用砂仁挥发油治疗乙酸性溃疡，可使氨基己糖及磷脂的含量显著升高，进一步使胃黏膜的疏水性增强，防止溃疡产生与复发[41]。砂仁挥发油可减少胃酸和胃蛋白酶分泌，对胃黏膜有保护作用。溃疡的愈合受许多细胞因子及其受体的调控[42]，也可通过增强胃肠黏膜的防御因子来保护胃肠[43]。另有研究表明砂仁挥发油可以通过提高胃肠黏膜乳癌相关肽的表达，提高胃黏膜氨基己糖及磷脂含量，通过影响胃黏膜疏水性来影响溃疡愈合质量和促进溃疡愈合[38,41]。海南砂对大鼠胃黏膜损伤具有保护作用，其机制可能与提高 TFF1 和 TFF1 mRNA 蛋白表达有关[44]。

2. 促进胃排空 砂仁可以通过促进胃排空作用，减少胃内残留物，减少胃潴留引起的胃胀，从而起到胃肠的保护作用。砂仁挥发油能显著下调胃液、胃酸、胃泌素分泌及降低胃蛋白酶活性，增加前列腺素 E2 分泌和血管活性肠肽(vasoactine intrestinal peptide, VIP)表达；延长胃排空和番泻叶诱导大鼠排稀便的时间，减少稀便次数[43]。低剂量的砂仁挥发油可促进胃排空，但其促进胃排空的作用随剂量增加而减弱，并逐步转成阻滞胃排空，产生胃潴留[41, 45~49]。

3. 促进胃肠收缩幅度 砂仁挥发油脂质体混悬液可增强离体兔的回肠张力和收缩频率，不增强收缩幅度[50]。杨建省[51]等发现阳春砂种子水煎剂可增强离体豚鼠回肠节律性收缩幅度和频率，其作用随浓度增大而增强，收缩幅度的增加率高于收缩频率。另外，亦有研究证明，砂仁促进胃肠蠕动的功能可能与其促进胃肠神经释放兴奋性递质——胃肠肽有关[46, 52]。张凤玉[53]进一步研究发现砂仁能较快地缓解功能性消化不良患者临床症状，促进体内 P 物质(substance P)及胃动素(motilin, MTL)的分泌释放，改善胃肠蠕动，促进消化。

4. 对胃肠细胞生物电活动的影响 人体表胃电能客观反映胃的电活动[55]。砂仁提取液对清醒、空腹状态下人体表胃电和麻醉大鼠质膜胃电的影响实验表明，阳春砂提取液可以升高清醒、空腹状态下人体和麻醉大鼠胃电慢波的幅度，而不影响其频率[54]，证明砂仁可影响胃肠细胞生物电活动。

(二)镇痛、消炎、止泻作用

李晓光[56]等进行的研究也提示乙酸龙脑酯是中药砂仁中的镇痛活性成分之一，其镇痛机制尚不明确。砂仁提取物具有较显著的镇痛、抗炎作用，并能够显著地抑制番泻叶所致小鼠腹泻、冰醋酸所致小鼠疼痛和离体家兔小肠平滑肌的运动。刺激性泻药是通过刺激合成和释放炎症介质引起肠腔积液而腹泻，因而砂仁抗腹泻机制主要表现在抗感染上[57~60]。海南砂挥发油能明显降低 UC 大鼠结肠形态和组织学评分。结肠组织肿瘤坏死因子 α 和核因子 κB p56 免疫阳性细胞明显减少，提示海南砂挥发油的抗炎用机制可能与其抑制结肠组织中肿瘤坏死因子 α 和核因子 κB p56 的表达，从而抑制炎症级联反应有关[61]。给小鼠灌服阳春砂 75%醇提物，可减少番泻叶性小鼠腹泻的次数[62]。阳春砂挥发油和海南砂挥发油也能显著减少番泻叶性小鼠腹泻的次数[59, 63]，主要药效成分是乙酸龙脑酯[56, 63]。但砂仁对蓖麻油小肠性腹泻效果不佳，甚至加重腹泻，这可能与砂仁及其挥发油具有促进胃肠推进运动有关[37]。

（三）抑菌作用

砂仁的石油醚、甲醇提取物对革兰阳性菌和革兰阴性菌表现出适度抑制活性[64]的作用。唐建阳[65]等在天然植物的酪氨酸酶抑制剂筛选中，发现砂仁对枯草芽孢杆菌、大肠杆菌、沙门菌、铜绿假单胞菌、葡萄球菌及肺炎克雷伯菌有明显的抑制作用，并且具有较强的抗氧化作用。阳春砂种子或果壳的挥发油对部分真菌及细菌的抑制试验表明其对红色毛癣菌、须毛癣菌、石膏样小孢子癣菌、金黄色葡萄球菌和粪肠球菌均表现出显著的抑制活性[66]作用。对 6 种砂仁类中药水煎液及挥发油进行了抑菌作用和对小鼠小肠运动影响的比较研究，结果表明：阳春砂、壳砂和建砂仁的水煎液对革兰阳性菌有抑制作用，阳春砂对金黄色葡萄球菌的抑制作用更加显著等[67, 68]。

（四）调节菌群作用

闫瑶[69]等发现砂仁可帮助菌群失调小鼠恢复，有利于减少抗生素性菌群失调对小鼠的不良影响。砂仁水提物能降低仓鼠肠道中有害微生物的代谢活性，促进有益菌地产生从而提高发酵能力，有助于促进肠道健康[70]。

（五）降血糖作用

砂仁水提物对实验性糖尿病大鼠胰岛细胞具有明显的保护作用，可改善细胞超微结构[71]。砂仁对胰岛素依赖型糖尿病具有一定的治疗价值，砂仁提取物可通过抑制核因子 B (nuclear factor B, NF-B) 的活性来阻止四氧嘧啶诱导的糖尿病[72]。

（六）抗氧化和保肝作用

砂仁多糖具有较强的清除自由基的活性，显著抑制体外丙二醛的形成和四氯化碳诱导肝损伤小鼠的抗氧化酶活性。砂仁提取物具有较强的抗氧化作用，其乙酸乙酯层提取物的抗氧化效果最好[65]。阳春砂根、叶提取物都有一定的抗氧化性质；根、叶水提取物的还原能力最强；对 O^{-2} 自由基清除率大小顺序为：阳春砂叶提取物＞茶多酚＞阳春砂根提取物[73]。

在韩国，以砂仁作为重要组分的 Gamichung-gantang (GCT) 汤，被用来治疗脂肪肝、高脂血症、酒精性肝病等疾病。S[74]研究发现，GCT 汤不但能激活乙醇脱氢酶、醛脱氢酶、肝细胞色素 (hepatic cytochrome enzymes, 2E1 CYP2E1) 酶基因表达，还可以阻止乙醇诱导肝细胞中脂质氧化，降低乙醇诱导肝组织中 Kuffer 细胞数，从而起到促进乙醇代谢的作用；此外，GCT 汤还可以预防或治疗由于吸收及储存外源性及内源性胆固醇引起的高脂血症[19, 75]。

（七）对血小板聚集和免疫系统的作用

对砂仁水煎液灌胃健康雄性家兔进行研究，结果表明砂仁能明显抑制血小板聚集[76]。砂仁能有效抑制异常增高的体液免疫 (IgG) 而提高功能低下的细胞免疫，纠正比例失调的 CD4/CD8 水平，疗效明显优于柳氮磺胺嘧啶[77]。Kim[68]等的研究得出砂仁水提液具有减缓免疫球蛋白 (IgE) 介导的皮肤过敏反应、减少组胺释放、降低 p38 有丝分裂原蛋白激酶活性等作用，证明砂仁具有抑制肥大细胞介导的过敏性反应的作用。

（八）缩尿作用

砂仁盐炙后引药入肾，主归肾经，辛温之性略减，温而不燥，并能引药下行，温肾缩尿。通过将其应用到水负荷小鼠模型,观察到盐炙砂仁低剂量对缩尿有显著性作用[78]。

(九)对骨生长的作用

砂仁对未成年雌性 SD 大鼠有诱导骨纵向生长的作用,砂仁组和基因重组人类生长激素组的骨生长率明显增加[79]。

(十)其他作用

Ying[80]等采用高速逆流色谱和高效液相色谱法相结合的方法,发现砂仁具有大量的双苯庚雌激素活性成分,是一个丰富的天然雌激素资源。砂仁醇提物具有持久的利胆作用,胆汁分泌量呈剂量依赖性特征[81]。砂仁 75%醇提物有弱到中度的利胆作用,这可以解释辛温(热)合归脾胃经中药常具备的开胃消食、祛除脘腹胀满等中医功效,提示排泌胆汁是中医脾胃功能之一[82]。

三、开 发 利 用

(一)药品

《中国药典》(2010 版)收录的含砂仁的成方制剂有 29 种[3],如"香砂六君丸""香砂养胃丸""香砂枳实丸"等。《全国中成药产品录》和《全国医药产品大全》两书收录的中成药和保健品中,以砂仁为主要原料的中成药的更是过百种,如"开胃健脾丸""香砂理气丸""腹痛止泻丸"等[83]。《中国医学大辞典》记载砂仁花"利肺快膈,调中和胃,此物力量逊于仁,证缓者可用之";《饮片新参》记载其功用"宽胸理气,化痰,治喘咳"[84]。

(二)保健品

阳春砂可制成春砂仁蜜、春砂仁糖果、春砂仁蜜饯等保健食品,阳春某酒厂还以砂仁作为主要原料,生产出春砂仁酒、春花白酒,有祛风活血、醒脾健胃、调中化湿的功能[85]。"醉当饮"醒酒口服液,能有效缓解醉酒后的头痛、头晕、反胃、恶心、呕吐、全身发热、心悸、胸闷等症状,对由于长期饮酒可能造成的身体器官受损具有全面的保护作用,可降低乙醇对肠胃及神经系统的影响。"春砂可乐"是以阳春砂仁和多种药用植物为原料,经提取配制而成的一种新可乐型饮料。其含有多种氨基酸、维生素及人体所必需的矿物质元素,具有增进食欲、生津止渴的作用。"春砂仁通便保健饮料"是以阳春砂水提取液配制而成,具有酸甜适度、清爽可口、风味独特的特点,具有通便功能[86]。砂仁叶油加工的砂仁糕点,有助消化和止呕健脾的功能,砂仁叶油有清凉的香味,略带苦味,可用于健胃饮料和烟用香精中[87]。

(三)食品

阳春砂粉味辛,性温,具有去膻、除腥、增味、增香等作用,用于食品的调味及保鲜,有补肺醒脾、养胃益肾、理元气、通滞气、行气宽中、促进消化液分泌和增强胃肠蠕动的作用[88]。

参 考 文 献

[1] 中国科学院中国植物志编辑委员会. 中国植物志[M]. 北京:科学出版社,2005:110.

[2] 吴德邻,陈升振. 中国姜科植物新资料[J]. 植物分类学报,1978,16(3):25-46.

[3] 中华人民共和国卫生部药典委员会. 中国药典(一部)[M]. 北京:化学工业出版社,2010:236-237.

[4] 李永辉,陈锋,张俊清,等. 益智资源现代研究[M]. 北京:科学出版社,2016:2-7.

[5] 范新,杜元冲,魏均娴. 砂仁属药用植物化学成分研究进展[J]. 江西中医学院学报,1993,5(1):46-48.

[6] 韩智强,张虹娟,郭生云,等. GC-MS 法分析姜科豆蔻属两种植物的挥发性成分[J]. 检测分析,2013,34(20):79-83.

[7] 陈军,祝晨陈,徐鸿华. 豆蔻属药用植物研究进展[J]. 广东药学,1998,4:5-7.

[8] 余伯阳，梅其春，王弘敏，等.中药砂仁类资源植物药理活性的比较[J].植物资源与环境，1993，2(3)：18 -21.

[9] 徐国钧，徐珞珊主编.常用中药材品种整理和质量研究.第一册.福州：福建科学技术出版社，1994.

[10] 王迎春，林励.阳春砂果实、种子团及果皮挥发油成分分析[J].中药材，2000，23(8)：462.

[11] 吴忠，许寅超.超临界 CO_2 流体萃取海南砂有效成分的研究[J].中药材，2000，23(3)：157.

[12] 胡玉兰，张忠义，林敬明.中药砂仁的化学成分和药理活性研究进展[J].中药材，2005，28(1)：72-74.

[13] 曾志，席振春，蒙绍金，等.不同品种砂仁挥发性成分及质量评价研究[J].分析测试学报，2010，29(7)：701-706.

[14] 余竞光，孙兰，周立东，等，中药砂仁化学成分研究[J].中国中药杂志，1997，22(4)：231.

[15] 陈璐，敖慧，叶强.阳春砂仁不同部位挥发油成分的 GC-MS 分析.中国实验方剂学杂志，2014，20(14)：80-83.

[16] Kang W, Zhang F, Su Y, et al. Application of gas chromatography-qua-drupole-time-of-flight-mass spectrometry for post-target analysis of volatile compounds in Fructus Amomi[J]. European Journal of Mass Spectrometry, 2013；19(2)：103-111.

[17] Deng C H, Wang A S, Fu D, et al. Rapid analysis of essential oil from Fructus Amomi by pressurized hot water extraction followed by solid-phase microextraction and gas chromatography-mass spectrometry[J]. Journal of Pharmaceutical and Biomedical Analysis,2005, 38(2)：382-331.

[18] 吴志远.气相色谱-质谱技术在砂仁挥发油有效成分分析中的应用.大家健康(学术版)[J].2014：(5)：48.

[19] 陆山红，赵荣华，幺晨，等.砂仁的化学及药理研究进展[J].中药药理与临床，2016，32(1)：227-230.

[20] 宋国新，邓春晖，吴丹，等.静态顶空-固相微萃取-气相色谱/质谱分析砂仁的挥发性成分[J].复旦学报(自然科学版)，2004，43(4)：676-679.

[21] 魏刚，尹雪，何建雄.阳春砂仁 GC-MS 特征指纹图谱"数字化"信息的构建与应用[J].中成药，2008，30(9)：1256-1260.

[22] 叶强，李生茂，敖慧，等.不同产地绿壳砂仁挥发油组分比较[J].中成药，2014，36(5)：1033-1037.

[23] 张生潭，王兆玉，汪铁山，等.中药砂仁挥发油化学成分及其抗菌活性[J]，天然产物研究与开发，2011，23：464-472.

[24] 邢学锋，李学应，陈飞龙，等.GC-MS 法分析阳春砂仁叶和果实的挥发油成分[J].中药新药与临床药理，2012，23(6)：667-669.

[25] 王柳萍，梁晓乐，罗跃，等.砂仁挥发油成分的气相色谱-质谱分析[J].医药导报，2013，32(6)：782-784.

[26] 李宗主，潘瑞乐，李展，等.阳春砂仁中总黄酮、异槲皮苷和槲皮苷含量测定研究[J].科技导报，2009，27(9)：30-33.

[27] 李晓光.砂仁药材质量标准研究[D].广州:广州中医药大学，2000.

[28] 安熙强，李宗主，沈连刚，等.阳春砂仁的化学成分研究[J].天然产物研究与开发，2011，23：1021- 1024.

[29] 付琛，陈程，周光雄，等.阳春砂仁化学成分研究[J].中草药，2011，42(12)：2410-2412.

[30] 付琛，陈程，周光雄.阳春砂仁化学成分研究[D].广州：暨南大学，2010.

[31] 刘金鹏.佩兰和海南砂仁化学成分的分离与其抗氧化研究[D].杭州：浙江工商大学，2013.

[32] Kitajima J，Ishikawa T. Water-soluble constituents of Amomum seed [J]. Chem Pharm Bull，2013，51(7)：890-893.

[33] 范新，杜元冲，魏均娴.西双版纳产砂仁根、根茎及茎的化学成分研究[J].中国中药杂志，1994，19(12)：734-736.

[34] 陈程，付琛，叶文才，等.阳春砂仁的酚性成分研究[J].中药材，2012，35(4)：571-573.

[35] 樊亚鸣，黄晓兰，陈永亨，等.春砂仁多糖的提取及组分分析[J].广州大学学报，2006，5(4)：30-32.

[36] 李世杰，张丹雁，严娅娟，等.响应面法优化阳春砂多糖的超声辅助提取工艺[J].中国实验方剂学杂志，2013，19(22)：47-51.

[37] 张明发，沈雅琴.砂仁临床药理作用的研究进展[J].抗感染药学，2013，10(1)：8-13.

[38] 黄国栋，黄强，黄敏，等.砂仁挥发油对胃溃疡黏膜 PS2 表达的影响及意义[J].山东医药，2009，49(22)：27-28.

[39] 黄国栋，黄嫒华，黄道富，等.砂仁挥发油抗胃溃疡的机制探讨[J].中成药，2009，31(10)：1617-1618.

[40] 胡玉兰，张忠义，王文婧，等.砂仁挥发油对大鼠乙酸性胃溃疡的影响及其机理探讨[J].中药材，2005，28(11)：1022 -1024.

[41] 黄强，黄国栋，方承康.砂仁挥发油对胃溃疡胃粘膜疏水性影响的实验研究报道[J].中医医学报，2009，37(3)：33-35.

[42] Jafri MA，Farah，Javed K，et al. Evaluation of the gas-tricantiulcero- genic effect of large cardamom(fruits of Amomum subulatum R oxb)[J]. Journal of Ethnopharmacology，2001，75(2)：89-94

[43] 黄国栋，游宁，黄嫒华，等.砂仁挥发油对胃肠功能及 VIP 表达的影响[J].中药材，2009，32(10)：1587-1589.

[44] 高漫，孙涛，谢毅强，等.海南砂仁对肝源性溃疡大鼠胃黏膜 TFF1 及 TFF1mRNA 的影响[J].山西中医，2016，32(7)：52-54.

[45] 朱金照，冷恩仁，陈东风，等.15 味中药促胃肠动力作用的筛选研究[J].第三军医大学学报，2000，22(5)：436-438.

[46] 朱金照，冷恩仁.砂仁对大鼠胃肠运动及神经递质的影响[J].中国中西医结合消化杂志，2001，9(4)：205-207.

[47] 王学清，王秀杰，李岩香.砂平胃散对小鼠胃排空的影响[J].世界华人消化杂志，2003，11(5)：571-574.

[48] 李岩，王学清，张卫卫，等.术香冲剂对小鼠胃肠动力的影响[J].世界华人消化杂志，2003，11(5)：575-577.

[49] 张宁，孙军，王秀杰，等.阳春砂挥发油对小鼠胃动力的双向作用[J]世界华人消化杂志，2005，13(15)：1935-1937.

[50] 吴敏，李战，谈珍.砂仁挥发油纳米脂质体对厌食模型动物胃肠功能的影响[J].上海中医药杂志，2004，38(10)：51-53.

[51] 杨建省，王秋菊.砂仁山楂等 5 味中药促进胃肠蠕动作用的筛选研究[J].当代畜禽养殖业，2013，(7)：20-22.

[52] 朱金照，张捷，张志坚，等. 砂仁对大鼠功能性消化不良的作用[J]. 华西药学杂志，2006，21(1)：58-60.

[53] 张凤玉. 砂仁治疗功能性消化不良的临床价值探讨[J]. 临床合理用药杂志，2014，7(4)：124-125.

[54] 石胜刚，黄溢明. 春砂仁提取液对胃电活动的影响[J]. 西北国防医学杂志，2009，30(5)：361-362.

[55] 丁伯龙. 香砂六君子汤对脾气虚证大鼠肠神经和肠神经-ICC 间信号转导通路损伤的作用[J]. 中国中西医结合外科杂志，2013，04(19)：397-400.

[56] 李晓光，叶富强，徐鸿华. 砂仁挥发油中乙酸龙脑酯的药理作用研究[J]. 华西药学杂志，2001，16(5)：356-358.

[57] 吴晓松，李晓光，肖飞，等. 砂仁挥发油中乙酸龙脑酯镇痛抗炎作用的研究[J]. 中药材，2004，27(6)：438-439.

[58] 吴晓松，肖飞，张志东，等. 砂仁挥发油中乙酸龙脑酯的镇痛作用及其机制研[J]. 中药材，2005，28(6)：505-506.

[59] 赵锦，董志，朱毅，等. 海南砂仁挥发油抗炎镇痛止泻的实验研究[J]. 中成药，2009，31(7)：1010-014.

[60] 赵锦，董志，朱毅，等. 海南砂仁挥发油抗炎镇痛止泻的实验研究[J]. 重庆药学会、成都药学会[A]. 2008 年成渝药学学术年会论文都药学会论文集[C]，2008.

[61] 朱毅，赵锦，陈国彪，等. 海南砂仁挥发油对 2，4-二硝基氯苯与乙酸诱发的大鼠溃疡性结肠炎的治疗作用［J］. 中国药理学与毒理学杂志，2009，23(5)：388-394.

[62] 张明发，沈雅琴，朱自平，等. 辛温(热)合归脾胃经中药药性研究(V)抗腹泻作用[J]. 中药药理与临床，1997，13(5)：2-5.

[63] 丁平，方琴，张丹雁. 云南引种阳春砂与阳春砂药理活性对比研究[J]. 中国药学杂志，2004，39(5)：342-344.

[64] Mathew J，Shiburaj S，George V. Antimicrobial activity of Amomum cannicarpum[J]. Fitoterapia，2003，74(5)：476–478.

[65] 唐建阳，刘凤娇，苏明星，等. 砂仁提取物的抗菌及抗氧化效应研究[J]. 厦门大学学报(自然科学版)，2012，51(4)：789–792.

[66] Zhang S T，Wang Z Y，Wang T S，et al. Composition and antimicrobial activities of essential oil of Fructus Amomi[J]. Natural Product Research and Development，2011，23(3)：464-472.

[67] 余伯阳，梅其春，王弘敏，等. 中药砂仁类资源植物药理活性的比较[J]. 植物资源与环境，1993，2(3)：18-21.

[68] Kim S H，Lee S，Kim I K，et al. Suppression of mastcell-mediated allergic reaction by Amomumxanthiodes［J］. Food and Chemical Toxicology，2007，45(11)：2138-2144.

[69] 闫瑶，金美兰，周磊，等. 砂仁对抗生素所致肠道菌群失调小鼠调节作用的探讨[J]. 中国微生态学杂志，2013，25(9)：1040-1043.

[70] 黄雅玲，周志辉. 探讨砂仁及鸡血藤之水萃物对肠道健康及功能的影响[J]. 农产品加工(学刊)，2006，2(8)：95-98.

[71] 赵容杰，赵正林，金梅红，等. 砂仁提取物对实验性糖尿病大鼠的降血糖作用[J]. 延边大学医学学报，2006，29(2)：97–99.

[72] Kwon K B，Kim J H，Lee Y R，et al. Amomum xanthoides extract pre-vents cytokine-induced cell death of R INm5F cells through the inhibition ofnitric oxide formation[J]. Life Sciences，2003，73(2)：181-183.

[73] 尤小梅，李远志，廖有传，等. 春砂仁根和叶提取物抗氧化活性研究[J]. 食品科技，2012(2)：226-228.

[74] Son C G，Choi W J，Shin JW，et al. Effects of gamichunggantang on alcohol metabolism and alcoholic liver disease[J]. Korean Journal of Oriental Medicine，2001，2(1)：89-98.

[75] Son C G，Choi W J，Shin J W，et al. Effects of gamichunggantang on hyperlipidemia[J]. Acta Pharmacologica Sinica，2003，24(2)：133-139.

[76] 吴师竹. 砂仁对血小板聚集功能的影响[J]. 中药药理与临床，1990，6(5)：32.

[77] 郭颂铭，杨巍. 中药组方灌肠对实验性溃疡性结肠炎的免疫影响[J]. 上海铁道医学院学报，1995，9(4)：219-222.

[78] 熊磊，胡昌江，帅小翠，等. 砂仁盐灰前后缩尿作用比较研究[J]. 成都医学院学报，2009，4(2)：105-106.

[79] Lee S H，Kim J Y，Kim H，et al. Amomum villosum induces longitudinal bone growth in adolescent female rats [J]. Journal of traditional Chinese medicine，2012，32(3)：453-458. .

[80] Ying H，Liu J，Du Q. Analysis and determination of oestrogen-activecompounds in fructus amomi by the combination of high-speed counter-currentchromatography and high performance liquid chromatography[J]. Journal of Chromatography B，2014，958：36-42.

[81] 王红武，张明发. 砂仁对消化系统药理作用的实验研究[J]. 中国中医药科技，1997，4(5)：284.

[82] 张明发，朱自平，沈雅琴，等. 辛温(热)合归脾胃经中药药性研究(Ⅰ)利胆作用[J]. 中国中医基础医学杂志，1998，4(8)：16.

[83] 胡耀华，胡新文，何春生. 几种阴生药用植物产销情况调查报告(Ⅱ砂仁)[J]. 热带农业科学，2003，23(4)：35-40.

[84] 陈彩英，詹若挺，王小平. 砂仁的药用文献研究与开发利用[J]. 新中医，2009，41(9)：110-111.

[85] 尤小梅，李远志，李婷，等. 春砂仁的保健功能及春砂仁食品的研究与开发[A]. "食品加工与安全"学术研讨会暨 2010 年广东省食品学会年会论文集[C]，2010，146-149.

[86] 吴广来. 春砂仁保健饮料的研究与开发[D]. 华南理工大学硕士论文，2003.

[87] 樊亚鸣，刘丽娟，等. 春砂仁凝胶软糖的研制[J]. 食品科技，2006，4：57-60.

[88] 凌育赵，曾满枝. 砂仁粉调味料的有效成分研究[J]. 中国调味品，2007，10：70-72.

第二章　本草学考证

第一节　砂仁资源考证

一、砂仁品种来源考证

砂仁品名明清以前称缩砂蜜，明代起有缩砂蜜、缩砂、砂仁之称，至清代出现阳春砂、西砂之名。自古砂仁有国产、进口产品，古文献中记载的国产砂仁，即从宋代至元明清三代主要文献中记载的，产于"生南地""岭南山泽"、"新州""阳春县"的砂仁，即现在的阳春砂。海南砂在古代文献中鲜有记载。古代文献中记载的进口砂仁，即在历代文献中记载的"生西海及西戎诸国产波斯国"的砂仁，则应是现今《中国药典》中的绿壳砂[1]。徐鸿华[2]等将阳春砂又称为砂仁，《广东中药志》[3]称历代所指缩砂为进口砂仁或绿壳砂 *Amomum villosum* Lour. var. *xanthioides* T. L. Wa et Senfen。

关于砂仁的正品历代药典有两种记载，一种说法是姜科植物阳春砂 *A. villosum* Lour.和海南砂 *A. longiligulare* T. L. Wu 的成熟果实；另一种说法是姜科植物阳春砂 *A. villosum* Lour.、绿壳砂 *A. villosum* Lour. var. *xanthioides* T. L. Wu et Senjen 及海南砂 *A. longiligulare* T. L. Wu 的干燥成熟果实。徐国均[4]等在对砂仁品种进行整理后认为，砂仁的正品为姜科植物阳春砂、绿壳砂及海南砂的干燥成熟果实。此后，2005 年版《中国药典》则规定砂仁的正品为姜科 Zingiberaceae 豆蔻属 *Amomum* 植物阳春砂 *A. villosum* Lour.、绿壳砂 *A. villosum* Lour. var. *xanthioides* T. L. Wu et Senjen 及海南砂 *A. longiligulare* T. L.Wu 的干燥成熟果实[4]。同科植物豆蔻属的其他种如海南土砂仁、牛轭缩砂、红壳砂、印度砂、矮砂、长序砂、德保豆蔻、三叶豆蔻、腐花豆蔻、九翅豆蔻、长花豆蔻、广西豆蔻、长柄豆蔻、白豆蔻、疣果豆蔻、草果、红豆蔻及山姜属的山姜、华山姜、艳山姜、长柄山姜、滑叶山姜、节鞭山姜、云南草豆蔻、福建土砂仁等，其果实性状与正品砂仁相似，易于混淆[5~14]。

二、砂仁资源的历史

砂仁始载于《药性论》[15]"缩沙蔤出波斯国（今伊朗）"，其后，五代《海药本草》[16]中云："缩沙蜜，今按陈氏，生西海及西戎诸国……多从安东道来。"波斯国即西戎，指我国新疆以西的波斯湾各国，西海指印度洋、波斯湾、地中海一带地区，具体产地为越南、泰国、柬埔寨、老挝、缅甸、印度尼西亚等国。这表明唐时所用缩砂蜜主要出自西亚、东南亚。至宋代，已发现我国岭南地区也产缩砂蜜，《开宝本草》[17]中述："缩砂蜜，味辛、温、无毒……生南地。苗似廉姜，形如白豆蔻。"苏颂在《本草图经》[18]中对缩砂蜜的产地、形状有详细描述："缩砂蜜生南地，今唯岭南山泽间有之。苗茎似高良姜，高三、四尺。叶青，长八九寸，阔半寸以来。三四月开花在根下，五六月成实，五七十枚作一穗，状似益智而圆，皮紧厚而皱，外有细刺，黄赤色。皮间细子一团，八隔，可四十余粒，如大黍米，外微黑色，肉白而香，似白豆蔻仁。"并附新州缩砂蜜图谱，新州即今广东新兴县。亦有唐慎微[19]曰："新州缩沙蜜。生南地，苗似廉姜，形如白豆蔻，其皮紧厚而皱，黄赤色，八月采。"元、明、清的本草记述基本沿袭宋代描述"产波斯国""生南地"或"岭南山泽"。明《本草蒙筌》[20]中曰："缩砂蜜……产波斯国中，及岭南山泽……故名缩砂蜜也。"缩砂蜜在《本草纲目》[21]中载于草部，载名为"缩砂密"，释名曰："名义未详。藕下白蒻多密，取其密藏之意。此物实在根下，仁藏壳内，亦或此意欤。"其图谱旁注"新州缩砂蜜即砂仁"，古之缩砂蜜逐渐有了"缩砂"和"砂仁"的称谓。到了清代《本草备要》[22]中云："砂仁即缩砂密。"严渣等著的《得配本草》[23]中记"缩砂密俗呼砂仁"，开始将缩砂蜜称为砂仁，一直沿用至今。至清代《南越笔记》[24]中始有"阳春砂"的明确记载，曰："阳春砂仁，一名缩砂蔤，新兴亦产之，而生阳江南河者大而有力。"《植物名实图考》[25]中称："（缩砂密）苗茎似高良姜，今阳江产者，形状殊异，俗呼草砂仁。"。亦有清代《增订伪药条辨》[26]中云："缩砂即阳春砂，产广东肇庆府阳春县者名阳春砂……为最道地。罗定产者……略次。广西出者名西砂……更次。"《药物出产辨》[27]中云："产广东阳春县为最，以蟠龙山为第一。"确认阳春砂不但以广东阳春县产为最好，而且以阳春县蟠龙山产者质量为第一。

近代的医药著作对砂仁的记载也极不一致，而且商品砂仁十分混乱。《中国医学大辞典》[28]中记载："缩沙蜜，芳草类，产于岭南（阳春县者最佳）。"《中国药学大辞典》[29]中载为："产各属及安南等处者，曰缩砂仁，产广东之阳春县者曰阳春砂，阳春砂饱满坚实，气味芳烈，其他砂仁，干缩扁薄，气味具弱，本品醒脾行气，温中去寒，惟阳春砂仁功力可靠，他产者气力薄弱，即收效亦于缓也。"在国外学说栏载："英美学说谓砂仁产安南、泰国等处。初版日本药局方曾收入缩砂，旋改释为小豆蔻，从西洋药局万例也，无日本产，主产于亚洲之泰国及非洲之热带地方。"《全国中草药汇编》[30]中载："砂仁为姜科物阳春砂 A. villosum Lour.的成熟果实，主产于广东。附注载：缩砂（缩沙蜜）A. xantihiodes Wall.主产于越南、缅甸、泰国、印度尼西亚等地。土砂仁：姜科山姜属植物山姜 Alpinia japonica Miq、华山姜 Alpinia. chinensis Roscl.、艳山姜 Alpinia. speciosa K. Schum 的种子。"《中药鉴定学》[31]中载砂仁为"姜科阳春砂和缩砂的果实。"附注中载：除阳春砂及缩砂外，各地尚有用海南砂 Amomum longiligulare T. L. Wu 的果实，山姜、华山姜的种子团作为砂仁应用，或称土砂仁。《中国植物志》[32]载："绿壳砂 A. villiosum Lour.var xanthioides T. L. Wu et Senjen 和缩砂为阳春砂的变种。"《福建植物志》[33]第六卷中记载："砂仁又名阳春砂仁、长泰砂仁，果实药用，为芳香健胃、祛风药"。长泰砂仁是从广东引种而来的阳春砂，长泰县是福建砂仁的主产区。

1990 年版之前的《中国药典》记载了砂仁药材为阳春砂和海南砂的干燥成熟果实，1990 年版之后的《中国药典》记载的砂仁为姜科 Zingiberaceae 豆蔻属 Amomum 植物阳春砂 A. villosum Lour.、绿壳砂 A. villosum Lour. var. xanthioides T. L. Wu et Senjen 及海南砂 A. longiligulare T. L. Wu 的干燥成熟果实。

三、砂仁药材的加工与炮制

目前，临床上砂仁主要有生品和盐炙品两种常用炮制品，生品性辛、温，归脾肾胃经，具有化湿行气、温脾止泻、理气安胎、止吐的功效，从历代本草文献来看，砂仁常用于脾胃虚寒、脘腹胀痛、妊娠恶阻、呕吐泄泻。唐代甄权的《药性论》中谓："化湿开胃，理气止痛；温脾止泻，主冷气腹痛，止休息气痢劳损，消化水谷，温暖脾胃，治冷滑下痢不禁。"元代朱丹溪《本草衍义补遗》中曰："安胎、止痛，行气故也"，表明砂仁安胎之效与其具有行气之功有关。凡湿阻气滞所致的妊娠呕吐，常与半夏配伍。妊娠恶阻偏寒者，配生姜；偏热者，配黄芩，竹茹。脾虚气滞，可配伍白术、苏梗。《药性通考》记载砂仁："祛痰逐冷，醒酒"，临床上可在解酒之品中加入砂仁以强解酒效果。砂仁盐炙后主归肾经，辛温之性略减，温而不燥，并能引药下行，增强理气安胎、温肾缩尿的作用，可用于妊娠恶阻、胎动不安，或与益智仁、巴戟天配伍，用于肾阳不足，小便频数或遗尿者；与藿香、陈皮、木瓜等药同用，用于寒湿伤中所致的霍乱转筋、腹痛吐泻者[34]。砂仁的炮制始见于金代张元素的《医学启源》[35]，书中有"捣细用"的记载。宋代除了沿用前人研、炙的炮制方法之外，还丰富了净制法，增加了炒、制炭、焙、熬的方法，如《太平圣惠方》[36]的"去皮"、《洪氏集验方》[37]的"去壳"、《类编朱氏集验医方》[38]的"去膜皮"的净制法；《普济本事方》[39]"略炒吹去衣研用"首次提出炒制的方法；《太平惠民和剂局方》[40]"凡使先和皮爆火炒令热透，去皮取仁入药用"和《类编朱氏集验医方》[38]"和壳炒六七分焦，去壳用仁"等都有"炒"的记载，并开始有了"火煅存性""去膜皮，轻焙"。《重修政和经史证类备用本草》[41]首次记载有"熬末"的炮制方法。到了明代，在前人的基础上，炮制方法有了新的突破。炒制，如《医学入门》[42]"带皮同炒，勿令焦黑，取仁为末"，《仁术便览》[43]"去皮、熨斗内微火炒用行气，研碎"，《济阴纲目》[44]"于新瓦上炒香""新瓦炒黑为末"。鲁伯嗣在《婴童百问》[45]中首次提出了"煨"的方法。繆希雍《先醒斋医学广笔记》[46]中有"酒炒"，首次提出了用辅料酒炮制。清代多沿用净制、炒制、制炭，新增加了用辅料炮制砂仁，所用辅料包括酒、姜汁、盐、熟地、萝卜等，极大地丰富了砂仁的炮制方法。《嵩崖尊生全书》[47]首次采用了用姜汁制的方法"姜汁拌"，此外还有"姜汁炒"。《得配本草》[23]中云："盐水浸透，炒黑用。"严洁等又在《得配本草》基础上提出"熟地汁拌蒸""萝卜汁浸透，焙燥"的新的炮制方法，并有"安胎，带壳炒熟研用；阴虚者，宜盐水浸透黑用；理肾气，熟地汁拌蒸用；痰膈胀满，萝卜汁浸透焙燥用"的记述。砂仁的近现代炮制方法日趋简化，现主要为净制和盐炙法。"盐炙入肾"是中药炮制重要理论之一。中医使用食盐炮制药物的方法源远流长，盐炙始载于《雷公炮炙论》[48]。现代医学认为，食盐主要含 NaCl 及微量 $MgCl_2$、$CaCl_2$、KCl、NaI 等物质，其中 NaCl 是维持人体组织正常渗透压必不可少的物质，入胃能促进胃液分泌和蛋白质的吸收，并能使肾脏的泌尿功能和利尿作用增加。历代盐炙的药物有 100 多种，明确记述盐炙的有 30 余种，其方法可分为：盐水浸润法、盐水煮法、盐炙法及盐共炒法等[49]。但全国各地砂仁炮制方法不一，各个省几乎都有净制，安徽省、福建省、贵州省、辽宁省，以及全国中药炮制规范都有盐炙的收载，福建省采用净制、盐炙、姜汁炙的炮制方法。1963 年、1977 年、1985 年、1990 年、1995 年、2000 年、2005 年、2010 年版《中国药典》都收载有净制法，1963 年版《中国药典》收载盐炙法。2010 年版《中国药典》一部收载的砂仁，明确规定砂仁炮制：除去杂质，用时捣碎[34]。

第二节 砂仁应用历史沿革

一、砂仁药性记载

砂仁常用于脾胃虚寒、脘腹胀痛、妊娠恶阻、呕吐泄泻。砂仁始记载于唐代甄权的《药性论》[15]，书中谓："化湿开胃，理气止痛，温脾止泻；主冷气腹痛，止休息气痢劳损，消化水谷，温暖脾胃，治冷滑下痢不禁。"五代李珣在《海药本草》[16]中谓"缩沙蜜，生西海及西戎诸地。味辛，平，咸"。宋代《开宝本草》[17]中记述："缩砂蜜，味辛、温、无毒……生南地。苗似廉姜，形如白豆蔻。"明《本草纲目》[50]："肾恶燥，以辛润之，缩砂仁之辛，以润肾燥。"清代严洁等著《得配本草》[23]曰"醒脾胃"。另外还有，"砂仁味辛，有畅达中焦脾胃气机之功，用于脾胃气滞所致之脘腹胀满"。2010 年版《中国药典》一部砂仁项下砂仁为辛、温，归脾、胃、肾经[51]。

二、砂仁临床功效

（一）化湿开胃，行气宽中

砂仁气味芳香，性温味辛，善化湿，其功效最早记于唐代甄权的《药性论》，其记载重在"化湿开胃，温脾止泻，理气止痛"，述："主冷气腹痛，止休息气痢劳损，消化水谷，温暖脾胃，治冷滑下痢不禁"。《本草拾遗》中谓"主上气咳嗽，奔豚，鬼疰，惊痫邪气"。《日华子本草》中云"治一切气，霍乱转筋，心腹痛。"《开宝本草》中曰"主虚劳冷泻，宿食不消，赤白泻痢，腹中虚痛下气"。清代《得配本草》中曰"醒脾胃"。另外，砂仁味辛，有畅达中焦脾胃气机之功，用于脾胃气滞所致之脘腹胀满。黄元御曰："缩砂仁，和中调气。"《医学启源》中曰："治脾胃气结滞不散。"因此，砂仁与其他理气药如木香配合使用可增强行气效果[52, 53]。砂仁在临床中应用广泛，在许多方剂中均有配伍。例如，《玉揪药解》中谓："缩砂仁，和中调气，行郁消滞，降胃阴而下食，达脾阳而化谷，呕吐与泄泻皆良，咳嗽与痰饮俱妙，善疗噎膈，能安胎妊，调上焦之腐酸，利下气之秽浊。""沉香 1 两（1 两=50g），缩砂仁、乌药各 2 两，净香附 4 两，甘草（炙）1 两 2 钱（1 钱=5g），上除沉香不过火，余 4 味锉焙，仍同沉香研细粉。每服 1 钱，用温盐汤无时调服，或空心烧盐汤调下亦好，紫苏、枣汤亦妙"。（《活幼心书》缩砂饮）[52]

（二）温中止呕，暖脾止泻

脾喜燥而恶湿，喜香而恶秽。湿积于脾，使脾胃升降失常，故产生恶心、呕吐症状。砂仁气味香辛，香能达脾，湿邪既去，枢纽之机得复，呕吐得止。明陈家谟《本草蒙筌》中云："除霍乱，止恶心……温脾胃下气。治虚劳冷泻并宿食不消，止赤白泻痢及休息痢证。"张介宾《景岳全书》云："和脾行气，消食逐寒，除霍乱，止恶心，消胀满……却腹痛，治脏寒之泻，止小便泻痢。"《本草纲目》中谓："补肺醒脾，养胃益肾，理元气，通滞气，散寒饮胀痞，噎膈呕吐。"湿邪为病，最易困脾胃，砂仁性温，可温暖脾胃，散寒逐湿，寒湿祛则泻痢止。故《药性论》中谓："温脾止泻，主冷气腹痛，止休息气痢劳损，消化水谷，温暖脾胃，治冷滑下痢不禁。"[54]

(三)行气安胎，降气祛痰

砂仁乃安胎良药，常用于妊娠恶阻、腹痛、胎动不安。安胎作用记载始于宋代。宋代杨士瀛："和中，行气，止痛，安胎。"元代朱丹溪《本草衍义补遗》中"安胎、止痛，行气故也"，则表明砂仁安胎之效与其具有行气之功有关。凡湿阻气滞所致的妊娠呕吐，常与半夏配伍。妊娠恶阻偏寒者，配生姜；偏热者，配黄芩、竹茹。脾虚气滞，可配伍白术、苏梗。明张介宾在《景岳全书》中曰："安气滞之胎。"明陈嘉谟在《本草蒙筌》中曰"却腹痛安胎"。清汪昂在《本草备要》中曰："止痛安胎，气行则痛止，气顺则胎安。"清陈士铎在《本草新编》中曰"安胎颇良"，均指通过砂仁的理气功效达到安胎作用。临床上，砂仁盐炙后主归肾经，辛温之性略减，温而不燥，并能引药下行，增强理气安胎、温肾缩尿的作用，可用于妊娠恶阻、胎动不安，或同益智仁、巴戟天配伍，用于肾阳不足、小便频数或遗尿者；与藿香、陈皮、木瓜等药同用，用于寒湿伤中所致的霍乱转筋、腹痛吐泻者。气虚肿胀、痰饮结聚、脾胃不和、变生诸症者，人参1钱，白术2钱，茯苓2钱，甘草7分(1分=0.5g)，陈皮8分，半夏1钱，砂仁8分，木香7分，生姜2钱，水煎服(《古今名医方论》香砂六君子汤)。孕妇偶因跌仆致胎动不安而肢离者，砂仁去皮，炒燥研细末，以热黄酒送下，每服3～6g，觉腹中温暖胎即安[52]。

(四)解酒醒神，妨碍助运

砂仁古代文献记载其可醒酒，应是缘于砂仁的理气、祛痰功效。《药性通考》"祛痰逐冷，醒酒"；《日华子本草》"能起酒香味"。清姚澜《本草分经》"通行结滞，消食醒酒"。临床上可在解酒之品中加入砂仁以强解酒效果，砂仁盐炙后主归肾经，辛温之性略减，温而不燥，并能引药下行。补药味重非佐消食之药，恐难以开胃，临床上用熟地黄等补益滋腻药配伍少量砂仁，可防止此类药物妨碍脾运，使补而不滞[55]。

(五)润肾达下，化消骨鲠

《黄帝内经》中曰"肾恶燥，即食辛以润之"。李时珍云："肾恶燥，以辛润之，缩砂仁之辛，以润肾燥。"又云："缩砂仁属土，主醒脾调胃，引诸药归宿丹田，香而能窜，和合五脏冲和之气，如天地以土为冲和之气，故补肾药用同地黄丸蒸，取其达下之旨也。"清汪绂在《医林纂要·药性》中云："润肾、补肝、补命门，和脾胃、开郁结。"临床上在补肾药中酌加砂仁，可引诸药归肾，如封髓丹中运用砂仁即取其润肾达下之功。古代文献中亦有记载砂仁可以化消骨鲠，如明李时珍《本草纲目》中载："鱼骨入咽，缩砂甘草等份为粉，绵里含之燕汁，当随消出矣……金银铜钱等物不化者，浓煎缩砂汤饮之下。"《景岳全书》中载："亦善消化铜铁骨鲠。"临床上砂仁可与威灵仙配伍增强化消骨鲠之力[52, 56]。

(六)妇科疾病中的临床应用

在临床实践中，用单味药治疗妇科疾病较为少见，现有的研究报道多为砂仁配伍其他中药材组成一定功效的方剂来治疗妇科各种常见病、多发病及妊娠呕吐[57]。董天豪[58]推荐的一种月经不调酒疗配方，配方中含有砂仁，其以酒疗代替药疗，治疗月经不调简单有效。熊晓东[59]等报道以益气养血为法，以黄芪、益母草、白芍、党参、当归、白术、砂仁、阿胶、甘草等药组方治疗虚证痛经，偏寒加艾叶、炮姜；肾虚加菟丝子、续断，经期后半期开始服用，连服7日，治疗3～4个月经周期即可收效。使用金铃补肾散治疗慢性盆腔炎60例，以阳春砂、香附、延胡索、郁金、川楝子、丹参、法半夏、茯苓、金狗脊、菟丝子等为主，全方以行气活血、化瘀补肾健脾为法，治疗后可以使患者盆腔炎性包块面积明显缩小及血液流变学的有关指标下降[60]。苍砂白芥汤(苍术、砂仁、白芥子、僵蚕、胆南星、肉桂、昆布、没药、丹参、地龙、香附、山楂、炙甘草)治疗痰瘀互结型子宫肌瘤，子宫肌瘤体积均较治疗前明显缩小[61]。周旋[62]通过对近 10 年有关中医治疗复发性流产的122 篇文献共 7315 例病例的中医证治及其用药规律的分析，发现砂仁在脾肾两虚型及肾气亏损型复发性流产中的用药频率相当高，说明砂仁是上述两种证型的复发性流产的常用药物。

(七)其他

韩凤娟[63]等以砂仁、乌药、枳壳、防己、延胡索、茯神、肉桂、白芍、苍术、半夏等 10 余味药为主要药物，根据临床表现随证加减，治疗巧克力囊肿术后复发合并不孕症，取得显著疗效。任桂华[64]等用自拟黄芪桂龙枣仁封髓汤(黄芪、桂枝、白芍、丹参、酸枣仁、云苓等)治疗女性更年期综合征 60 例，亦取得显著疗效。

第三节　砂仁自然资源分布

目前砂仁商品的来源有两个渠道：一为国产砂仁，指姜科植物阳春砂 *A. villosum* Lour. 或海南砂 *A. longiligulare* T. L. Wu 的干燥成熟果实；另一为进口砂仁，主要指绿壳砂 *A. villosum* Lour. var. *xanthioides* T. L. Wu et Senjen 的干燥成熟果实，主要来源于东南亚。近年有较具体的阐述，阳春砂主要产于广东省、海南省，广西、云南和福建少部分地区亦产。绿壳砂主产于越南、缅甸、泰国，以越南产者为佳，国内产于云南。海南砂主产于海南、广东和云南等省[65~67]。

阳春砂是热带亚热带雨林植物，分布地区为东经 99°56′~112°26′，北纬 21°27′~23°27′的热带亚热带季风气候地区，气候温暖，年平均气温 19~22℃。低温期及霜冻期短，光照充足，雨量充沛，年降水量在 1000mm 以上，空气相对湿度在 90%以上的广东、广西、云南、福建及四川等地区[5]。从历史记载和应用历史来看，古代文献记载的国产砂仁指阳春砂，以广东省阳春市产的阳春砂为道地药材，已有 200 多年的栽培历史，自清道光年起，广东省阳春市始有较为详尽的种植记载。广东省阳春砂主要分布在阳春市、信宜市、高州县、广宁县等地，其中以阳春市所产砂仁最著名，称为地道南药砂仁。20 世纪 70 年代，广西壮族自治区的那渡、靖西、德保等县区也开始栽培阳春砂，目前主要分布在宁明县、隆安县、防城港市、百色、藤县、榕县等地。云南阳春砂是中国医学科学院药用植物资源开发研究所云南分所于 1963 年从原产地广东省阳春县引入云南省的，云南省处于西双版纳州北热带地区，终年气温高，昆虫种类和数量多，有昆虫帮助阳春砂授粉，且产量高，因此发展迅猛，主要分布在西双版纳、德宏、普洱、红河、文山、临沧等州市，其中以西双版纳州种植最多，年产量可占全国的 60%以上，为我国最大的阳春砂种植基地[68, 69]。但近年当地由于经济发展需要，大面积阳春砂种植地被用来发展橡胶生产。2005 年以来，云南省总体上阳春砂种植规模逐年明显减少。福建省闽南部分地区于 20 世纪 50 年代引种阳春砂成功。福建林学院于 1977 年开始在南平引种栽培，引种的砂仁能在闽北安全越冬，又能开花结实，阳春砂北移引种基本获得成功。目前福建砂仁产区主要在长泰县、同安县、永春县，主要分布于漳州长泰县，习称长泰砂[70, 71]。

绿壳砂主产于越南、缅甸、泰国，以越南产者奉为佳品。国内主产于云南省西双版纳、临沧、思茅、红河、文山等州市，广东省广宁县也有少量分布，其功效与阳春砂相仿，单产比阳春砂高。云南省西双版纳州是我国野生绿壳砂的主要分布区。其主要生长于海拔 600~800m 的阔叶林下，20 世纪 80 年代以前，西双版纳州尚有大片野生的绿壳砂，但后被大量砍伐。1998 年 5 月调查时已找不到野生绿壳砂。2001 年市场上的绿壳砂多来自东南亚(缅甸、泰国、越南)，经云南进口，多数去壳，称净砂仁，混有豆蔻属或山姜属其他植物的种子，质量较次，价格亦较便宜[65, 72, 73]。

海南省是海南砂的道地产区，海南砂在海南省内广泛分布，主要分布于澄迈县、儋州市、三亚市，野生与栽培均有[74, 75]。乐东县等地海南砂在云南勐腊、景洪等县亦有栽培，广东省南部的湛江市、徐闻县、雷州半岛一带有引种栽培海南砂。海南砂原产海南岛，又叫海南砂仁、壳砂，在海南省境内广泛分布，海南砂多为野生，海南砂花期较长，不需人工授粉，自然结实率高，在海南省境内广泛使用，并以海南壳砂之名销往全国。从 20 世纪 60 年代起逐步开展了人工栽培，种植面积逐渐扩大，产量也逐年增长，但 2001 年调查显示野生的海南砂被破坏严重。海南砂抗逆性、适应性和生产性比阳春砂强，引种到云南省种植的海南砂开花较阳春砂晚 20～30 日，刚好是本地区的正常雨季，克服了花果期对水分和相对湿度的需求矛盾，避免了雨季来临较迟年份对砂仁开花结实的影响，从而保障高产稳产，提高经济效益[76, 77]。

参 考 文 献

[1] 陈彩英，詹若挺，王小平. 砂仁品种、种质资源的考证溯源[J]. 山东中医药大学学报，2011，35(4)：354-376.
[2] 徐鸿华，蔡永光，徐祥浩，等. 热带药用植物栽培[M]. 广州：广东科技出版社，1986.
[3] 《广东中药志》编委员编著. 广东中药志(第一卷)[M]. 广州：广东科技出版社，1994.
[4] 徐国均，徐络珊，王峥涛，等. 常用中药材品种整理和质量研究[M]. 福州：福建科学技术出版社，1994，624-633.
[5] 欧阳霄妮. 阳春砂资源调查与品质评价研究[D]. 广州：广州中医药大学，2010.
[6] 李传印，床春华. 砂仁的真伪鉴别[J]. 时珍国医国药，2005，16(3)：225.
[7] 范磊，窦忠键，王玲珍. 砂仁及其混伪品的鉴别[J]. 河南中医药学刊，2000，15(3)：18-19.
[8] 林徽. 砂仁药材及其混淆品鉴别初探[J]. 海峡药学，1998，10(2)：53-55.
[9] 周海燕，朱筱芬，廖杭莹. 砂仁及其混伪品的紫外光谱鉴别[J]. 中药材，1996，19(1)：17-19.
[10] 郑东浪. 砂仁及其伪品的比较鉴别[J]. 海峡药学，1998，10(3)：35-36.
[11] 林建英. 阳春砂仁与砂仁伪品的鉴别[J]. 成都中医药大学学报，1998，21(4)：43-44.
[12] 李刚，唐生斌. 砂仁类药材的性状研究[J]. 湖南中医药导报，2002，8(7)：435-437.
[13] 李晓光. 砂仁药材鉴别研究进展[J]. 长春中医学院学报，2000，16(3)：57-58.
[14] 陈世文，赖茂祥，覃德海，等. 砂仁及其同属伪品的形态研究[J]. 1988，13(6)：4-7.
[15] 甄权. 药性论[M]. 尚志钧，辑校. 北京：人民卫生出版社，1997，69.
[16] 李珣. 海药本草[M]. 尚志钧，辑校. 北京：人民卫生出版社，1997，29.
[17] 卢多逊，李昉. 开宝本草[M]. 尚志钧，辑校复本. 合肥：安徽科学技术出版社，1998，216.
[18] 苏颂. 本草图经[M]. 尚志钧，辑校. 合肥：安徽科技出版社，1994，85-86.
[19] 唐慎微. 重修政和经史证类备用本草[M]. 北京：人民卫生出版社，1957，232.
[20] 陈嘉谟. 本草蒙荃[M]. 北京：人民卫生出版社，1988，93.
[21] 李时珍. 本草纲目[M]. 北京：中医古籍出版社，1994，812.
[22] 汪昂. 本草备要[M]. 沈阳：辽宁科学技术出版社，1997，32.
[23] 严洁，施雯，洪炜. 得配本草[M]. 北京：人民卫生出版社，2007
[24] 李调元. 南越笔记[M]. 北京：中华书局，1985，60.
[25] 吴其濬. 植物名实图考[M]. 北京：商务印著馆，1959，646.
[26] 曹炳章. 增订伪药条辨[M]. 福州：福建科学技术出版社，2004，56.
[27] 陈仁山. 药物出产辨[M]. 广州：广东中医药专门学校，1930：42.
[28] 中国医学大辞典(四)[M]. 北京：商务印书馆，1955，860，861.
[29] 中国药学大辞典(上)[M]. 北京：人民卫生出版社，1956，860.
[30] 全国中草药汇编(上)[M]. 北京：人民卫生出版社，1975，591.
[31] 成都中医学院. 中药鉴定学[M]. 上海：上海科技出版社，1981，362
[32] 吴德邻. 中国植物志[M]. 北京：科学出版社，1984，12
[33] 林来官，张永田. 福建植物志[M]. 福州：福建科学技术出版社，1995，581.
[34] 王晓清，别甜甜，孙飞，等. 砂仁的炮制历史沿革及现代研究[J]. 广东药学院学报，2014，30(5)：659-662.
[35] 张元素. 医学启源[M]. 北京：人民军医出版社，2009，46.
[36] 王怀隐，陈昭遇. 太平圣惠方[M] 北京：人民卫生出版社，1959，78.
[37] 洪遵. 洪氏集验方[M]. 上海：上海科技出版社，2003，30.
[38] 朱佐. 类编朱氏集验医方[M] 北京：人民卫生出版社，1983，64.
[39] 许叔微. 普济本事方[M]. 上海：上海科技出版，1959，38.
[40] 陈师文. 太平惠民和剂局方[M]. 北京：人民卫生出版社，1959，17.
[41] 唐慎微. 重修政和经史证类备用本草[M]. 北京：人民卫生出版社，1982，264.
[42] 李梴. 医学入门[M]. 北京：中国中医药出版社，1995，51.
[43] 张浩. 仁术便览[M]. 北京：人民卫生出版社，1984，57.

[44] 武之望. 济阴纲目[M]. 上海：科技卫生出版社校印，1958，38.

[45] 鲁伯嗣. 婴童百问[M]. 北京：人民卫生出版社，1961.

[46] 繆希雍. 先醒斋医学广笔记[M]. 清道光辛丑年武林涵古堂木刻本，738.

[47] 景冬阳. 嵩崖尊生全书[M]. 扫叶山房木版刊本，136.

[48] 张春玲，王晓军. 食盐及盐炙法在中药炮制中的应用［J］. 甘肃中医学院学报，2003，20(14)：46-47.

[49] 刘超. 中药盐炙法的沿革初探［J］. 江西中医药，2003，9(34)：45.

[50] 李时珍. 本草纲目[M]. 北京：人民卫生出版社，1982：49-50.

[51] 中华人民共和国卫生部药典委员会. 中国药典(一部)[M]. 北京：化学工业出版社，2010：236-237.

[52] 柯斌，师林. 砂仁临床功效探究[J]. 中华中医药杂志，2012，27(1)：128-129.

[53] 徐开宇，邢学锋，许文学，等. 砂仁的化学成分及相关药理作用研究的新进[J]. 中国中医药现代远程教育，2014，12(15)：100-101.

[54] 林伟强. 砂仁的研究与应用[J]. 中国中医药现代远程教育，2008，6(4)：391-392.

[55] 陈彩英，詹若挺，王小平. 砂仁的药用文献研究与开发利用[J]. 新中医，2009，41(9)：110-111.

[56] 国家中医药管理局《中华本草》编委会. 中华本草[M]. 上海：上海科学技术出版社，1998：2272.

[57] 谢爱泽，黄李平，吕军影，等. 砂仁的现代药理研究及其在妇科常见疾病治疗中的应用近况[J]. 广西中医药大学学报，2016，19(2)：110-112.

[58] 董天豪. 月经不调酒疗配方[J]. 农家之友，2012(9)：38.

[59] 熊晓东，洪家铁. 洪家铁按经期阶段从气血论治痛经[J]. 实用中医内科杂志，2015(2)：18-20.

[60] 黄正茹. 金铃补肾散治疗慢性盆腔炎的临床研究[D]. 广州：广州中医药大学，2007.

[61] 孙宗庆. 苍砂白芥汤治疗痰瘀互结型子宫肌瘤的临床研究[D]. 广州：广州中医药大学，2014.

[62] 周旋. 复发性流产的中医证治及用药规律的文献研究和临床观察[D]. 黑龙江中医药大学，2012.

[63] 韩凤娟，艾贝贝，王秀霞. 王秀霞教授治疗巧囊术后复发合并不孕症的病案分析[A]. 中国中西医结合学会妇产科专业委员会. 全国中西医结合卵巢功能调控专题学术会议论文及摘要集[C]，2014，2.

[64] 任桂华，邓悦. 黄芪桂龙枣仁封髓汤治疗女性更年期综合征60例临床观察[J]. 时珍国医国药，2014，(4)：906-907.

[65] 刘佑波，吴朋光，徐新春. 砂仁产地与品种变迁的研究[J]. 中草药，2001，32(3)：250-252.

[66] 张前德，李铁君，傅雷，等. 草木春秋[M]. 北京：人民卫生出版社，1992.

[67] 张贵君. 常用中药鉴定大全[M]. 哈尔滨：黑龙江科技出版社，1993.

[68] 彭建明，马洁，彭朝忠. 阳春砂在西双版纳的栽培模式及可持续生产建议[J]. 时珍国医国药，2005，16(4)：364.

[69] 陈军，丁平，徐新春，等. 砂仁的药源调查和商品鉴定[J]. 中药材. 2001，18：19.

[70] 吴耀阁，黄国捷. 阳春砂仁北移试种成功[J]. 中药材. 1990，13(11)：48.

[71] 梁金联，洪俊溪，林文荣. 闽西北林区推广应用阳春砂仁的可行性研究[J]. 福建林学院学报. 1990，10(1)：79-84.

[72] 曾元儿，胡冬生，丁平，等. 砂仁药材质量标准研究[J]. 中国中药杂志. 1999，24(11)：651-654.

[73] 朱亮锋，陆碧瑶，徐丹. 中国砂仁属植物精油化学成分的研究(一)——阳春砂仁和广宁绿壳砂仁[J]. 广西植物，1983(1)：80.

[74] 陈振夏，谢小丽，庞玉新，等. 海南砂仁高产种植技术与推广[J]. 热带农业科学，2016，36(6)：33-44.

[75] 张丽霞，彭建明，马洁，等. 砂仁种质资源研究概况[J]. 时珍国医国药，2009，20(4)：788-789.

[76] 罗天诰. 森林药物资源学[M]. 北京：国际文化出版社，1994，531.

[77] 邢正秀. 壳砂引种试种研究初报[J]. 云南热作科技，1994，17(1)：44-45.

第三章 砂仁生物学研究

第一节 砂仁生物学特性

一、砂仁的植物形态学

砂仁是热带和亚热带特有的一种多年生草本植物，它的果实是中医常用的一味芳香性药材，为我国四大南药之一。据《中国药典》记载：药用砂仁主要包括阳春砂 *A. villosum* Lour.、绿壳砂 *A. villosum* Lour.var. *xanthioides* T. L. Wu et Senjen 或海南砂 *A. longiligulare* T. L. Wu 的干燥成熟果实。其中，海南砂的药用品质不如阳春砂和绿壳砂，在国内市场占有率也较低，大多为当地的居民使用。绿壳砂又名缩砂密，实为阳春砂的一变种，主产于东南亚国家，我国仅云南省有少量分布。因此，目前我国市场流通的砂仁主要以阳春砂为主。

阳春砂：多年生草本，株高 1.2～2m。根茎圆柱形，匍匐于地面节上具鞘状膜质鳞片。芽鲜红色，锥状。茎直立，圆柱形。叶无柄或近无柄；叶舌关圆形，长 3～5mm，棕红色或有时绿色；叶 2 列，叶片狭长椭圆形或披针形，长 15～40cm，宽 2～5cm，先端尾尖，基部渐狭或近圆形，全缘，两面无毛或有时下面有微毛。花葶从根茎上抽出，长 7～15cm；总花梗长 3～10cm，被细柔毛；鳞片膜质，椭圆形，褐色或绿色，长 0.8～2.5cm，先端钝圆，基部常连合成管状，穗状花序椭圆形，总苞片膜质，长椭圆形，长约 1.8cm，宽约 0.6cm；苞片管状，白色，长约 1.1cm，膜质，先端 2 裂；花萼管状，白色，长约 1.7cm，先端具三浅齿；花冠管细长，白色，长 1.8～2.0cm；唇瓣圆匙形，白色，长宽 1.6～2.0cm，中央部分稍加厚，呈现淡黄色或黄绿色，间有红色斑点，先端 2 浅裂，反卷；侧生退化雄蕊 2，位于唇瓣的基部，呈乳头状突起；雄蕊 1，长约 1 cm，花药长约 6mm，药隔附属体 3 裂，先端裂片半圆形，反卷，两侧裂片细小，花丝扁平，较花药略短，子房被白色柔毛。蒴果椭圆形，长 1.5～2cm，直径约 1.5cm，具不分枝的软刺，棕红色。种子多数，聚成一团，有浓郁的香气。花期 3～5 月，果期 7～9 月。

绿壳砂：本变种与正种外部形态极相似。其区别点是：本变种根茎先端的芽、叶舌多呈绿色，果实成熟时变为绿色。花期 4～5 月，果期 7～9 月。

海南砂：与砂仁不同之处为本种叶舌极长，长 2～4.5cm。果具明显钝 3 棱，果皮厚硬，被片状、分裂的柔刺，极易识别。花期 4～6 月，果期 6～9 月。

二、砂仁的生物学鉴别

砂仁为历代常用中药材，因化湿开胃、温脾止泻、理气安胎等疗效可靠而著称，同时可以作为调料使用。砂仁的药用需求量较大，而砂仁花的结构比较特殊无法进行自花传粉、自然成活率很低等因素导致产量低和供不应求现象，价格自然较高，造成市场上出现了低价的相似品和混淆品[1]。又因同类品果实、种子相似性较大，加上资料记载分散，查阅不易，以致质量把关困难。这样不仅给正品砂仁的生产和应用带来许多弊端，同时砂仁混淆品不能代替砂仁的功效，将对砂仁的临床疗效和用药安全造成严重影响[2]。

因此，砂仁的真伪品的鉴别显得尤为重要，曾亚军[3]和李晓光等[4]对砂仁及其混淆品的鉴别做了大量的工作，砂仁及其常见混淆品 37 种分别属于姜科植物 2 属 6 亚属(表 3-1)，对砂仁及其常见混淆品进行完整的分类，为鉴别砂仁提供一些较为全面的资料。《中国药典》收载的正品砂仁是姜科植物阳春砂、绿壳砂或海南砂的干燥成熟果实。但是从生物分类的角度，砂仁的正名只有一

个即砂仁 *A. villosum* Lour.，阳春砂、长泰砂仁是砂仁的异名，而绿壳砂、矮砂仁等是砂仁的变种，将砂仁的正品和正名做严格的区分对砂仁的系统与演化研究具有重要的意义。钟小荣[5]根据砂仁的生物学特征认为正品砂仁应为 5 种，即阳春砂、长泰砂仁、绿壳砂、缩砂密、海南砂。

表 3-1　砂仁及其常见混淆品统计表[3, 4]

中文名	拉丁名	异名
1. 阳春砂	*Amomum villosum*	春砂仁、蜜砂仁
2. 海南砂	*Amomum longiliulare*	海南壳砂、长舌砂仁、壳砂
3. 绿壳砂	*Amomum xanthioides*	缩砂密
4. 长柄豆蔻	*Amomum longipetolatum*	砂仁
5. 德保豆蔻	*Amomum tuberculatum*	砂仁
6. 红壳砂	*Amomum anrantiacum*	红壳砂仁、云南红净砂仁
7. 白豆蔻	*Amomum kravanh*	砂仁
8. 草果	*Amomum tsaoko*	砂仁
9. 腐花豆蔻	*Amomum putrescens*	砂仁
10. 长花豆蔻	*Amomum dolichanthum*	砂仁
11. 细砂仁	*Amomum microcarpum*	砂仁
12. 广西豆蔻	*Amomum kwangsiense*	砂仁
13. 九翅豆蔻	*Amomum maximum*	假砂仁
14. 香豆蔻	*Amomum subulatum*	香砂仁、印度砂仁
15. 波翅豆蔻	*Amomum odontocarpum*	砂仁
16. 长序砂	*Amomum thyrsoideum*	土砂仁
17. 疣果豆蔻	*Amomum muricarpum*	大砂仁、牛牯缩砂、疣果砂仁
18. 海南假砂仁	*Amomum chinense*	土荔枝、海南土砂仁
19. 红豆蔻	*Alpinia galanga*	混砂仁
20. 假益智	*Alpinia maclurei*	砂仁
21. 光叶山姜	*Alpinia intermedia*	砂仁
22. 滑叶山姜	*Alpinia tonkinensis*	砂仁
23. 华山姜	*Alpinia chinensis*	砂仁
24. 艳山姜	*Alpinia zerumbet*	川砂仁、土砂仁
25. 长柄山姜	*Alpinia kwangsiensis*	砂仁
26. 草豆蔻	*Alpinia katsumadai*	砂仁
27. 云南草蔻	*Alpinia blepharocalyx*	土砂仁
28. 光叶云南草蔻	*Alpinia blepharocalyx*	土香蔻
29. 益智	*Alpinia oxyphylla*	砂仁
30. 高良姜	*Alpinia officinarum*	砂仁
31. 山姜	*Alpinia japonica*	建砂仁、土砂仁
32. 箭杆风	*Alpinia stachyoides*	土砂仁
33. 节鞭山姜	*Alpinia conchigera*	砂仁
34. 矮砂仁	*Amomum villosum* var.	砂仁
35. 长泰砂仁	*Amomum villosum*	砂仁
36. 珠母砂	*Amomum* sp.	进口砂仁
37. 广西土白蔻	*Alpinia* sp.	砂仁

表3-2 砂仁及其混淆品的性状比较[5, 9, 10]

品名	阳春砂	绿壳砂	海南砂	海南土砂仁	牛枝缩砂	红壳砂	印度砂仁	长序砂	草果	长泰砂仁
形状	椭圆形或卵圆形，具不明显钝三棱	类圆形，椭圆形或卵圆形，钝三角	具椭圆形或卵圆形或圆形，具钝三棱	瘦长椭圆形，三棱形明显，长2~3cm，直径1~1.5cm	类圆球形，长3~4cm，直径2.5cm	类长圆形，稍具三钝棱，长1.3~1.8cm，直径0.8~1.4cm	长卵形，稍弯曲，一侧稍平坦，长1.4-2.5cm，直径0.8~1.5cm	椭圆形或长椭圆形，长1.5~3cm，直径0.8~1.2cm	长椭圆形，具三钝棱，长2~4cm，直径1~2.5cm	椭圆形或卵圆形，具不明显钝三棱
表面	棕褐色，密生刺状突起，皮刺有分叉，具纵棱线	青黄色至黄棕色或灰褐色，刺状突起较稀疏，刺略扁，纵棱明显	棕褐色或浅褐色，刺状突起较稀疏，呈片状分叉	土棕色或暗褐色，具疏而长的扁刺状突起，刺长2~3mm	灰褐色或棕褐色，刺状突起粗疏，刺片状三角形，分枝，刺长3~6mm	棕红色，疏生刺状突起，刺较大，可见不规则纵棱则顶端有短刺状花被残迹	灰褐色至棕褐色，有断续的纵棱线和不规则短刺	棕红色或深褐色，具明显的纵条纹，刺起增厚，柔刺短，尖细而弯曲，完整刺长2mm	灰棕色至红棕色，具明显的纵沟和棱线，刺起基突起	棕褐色，密生刺状突起，皮刺有分叉，具纵棱线
果皮	薄而柔软，与种子团紧贴	较阳春砂稍厚，与种子团不紧贴	比绿壳砂厚硬，与种子团不紧贴	厚，与种子团分离	厚，不易裂开，内果皮红棕色	薄而韧，不易撕裂，内表浅黄棕色	厚实硬，不易撕裂	厚而韧，内表浅棕色或黄棕色，有明显纵向纹理	质坚韧，厚1mm，易纵向撕裂	薄而柔软，与种子团紧贴
种子团	椭圆形或卵圆形，略呈三棱状，分三瓣，每瓣种子6~20粒，暗褐色，隔膜白色至浅棕色	圆形或类圆形，具钝三棱，分三瓣，每瓣种子5~17粒，隔膜白色至浅棕色	长椭圆形，比阳春砂瘦瘪，具明显三棱，分三瓣，每瓣种子5~17粒，隔膜浓棕色至淡棕色	瘦长椭圆形，具明显三棱状，分三瓣，每瓣种子5~10粒，表面黄棕色或浅棕色，有假种皮和细皱纹	分三瓣，隔膜种子，每室种子12~25粒，种子红色或浅红棕色，外被淡棕色假种皮，种子背面常凹陷	类圆形或长三棱形，分三室，每室种子8~16粒，红褐色假种皮，去假种皮后表面可见致密的网状细皱纹	三室，每室种子6~16粒，隔膜较厚，种子用水浸后可见数条齐的突起的纹	种子团长椭圆形，三瓣，每室种子9~11粒，种子有一纵向，表面有细皱纹	分三室，隔膜黄棕色，每室种子9~11粒，直径5mm，种子灰白色的假种皮，种皮有一纵向，质坚硬，胚乳灰白色	与阳春砂比较种子团丰满，充分成熟的种子黑色
气味	气芳香浓烈，味辛凉微苦	微香，味辛，辛凉微苦，较阳春砂浓	气微香，味辛凉微苦	味苦微涩	味苦微凉	气微香，味辛凉而苦，有麻舌感	香气特异，味微辛	气微，味微辛	气特异，味辛微苦凉，微甜	气芳香浓烈，味辛凉微苦，黑色者微甜

续表

品名	细砂仁	山姜	华山姜	艳山姜	草豆蔻	广西土砂仁	光叶云南草蔻	海南假砂仁	缩砂蜜
形状	长圆形或卵圆形，长1.5~2cm，直径0.8~1.2cm	果卵形或长圆形，长1.0~1.8cm，直径6~10cm	果球形，或类球形，直径0.5~0.8cm，顶端有柱基突起	果类球形1.5~2.5cm，直径1~1.5cm	果圆球形，不开裂，直径3.5cm	呈球形，直径0.5~1.5cm	类球形或椭圆形，长1.5~2.5cm，直径1.5~2cm	长椭圆形，具明显三棱，长2.0~3.0cm，直径1.2~1.5cm	类圆形或卵形三棱状，长1.5~2cm，直径0.8~1.5cm
表面	暗紫色，表面软细疏而长	黄棕色至灰绿色，光滑	黄棕色或灰棕色，光滑	淡黄棕色，上被15~20条隆起棱线	黄色，被粗毛，花萼宿厚	表面光滑，土黄色或浅棕色	黄色或黄棕色无柔刺	黄棕色或黄暗褐色，密被短柔毛并片状分枝的疏软刺	黄棕色或棕色
果皮	—	果皮已去除，有残留者紧贴种子团	果皮已去或者残留	果皮易开裂，黄棕色，内果皮白色	果皮已除去	果皮易碎	有三条棱突起的纵棱，果皮薄而脆	厚硬而韧，不易撕裂，与种子团分离	大都已经除去
种子团	分三室，每室种子10~30粒，黑色，具疏浅纹理，长2~3mm，宽2mm	种子团椭圆形，分三瓣（不甚明显），每室种子2~7粒，灰绿或土黄，背面具细皱纹，多面体，坚实	种子团分三瓣（不甚明显），每室种子1~5粒种子，皮灰黄、红棕或灰白，表面具细小点	种子团三室（不甚明显），隔膜白色，每室有种子8~12粒，种子黑色，外被白色假种皮排列疏松种皮易散	种子团类圆球形，顶端稍尖，呈三棱状，长1~1.8mm，直径1.5~2.7cm，表面灰褐色或灰棕色，隔膜黄白色，每瓣有种子22~100粒，种子卵圆多角形，长3~5mm，直径3mm，外被淡棕色假种皮，种背一纵沟，胚乳灰白色	种子团灰白色三瓣，隔膜白色，每瓣含种子7~12粒，种子扁平圆锥形，长4~6mm，直径2~4mm，浅褐色至黑色，外被灰白色假种皮质坚	种子二行排列，每行有3行，偶有种子7~12粒，种子有明显长纵沟，种子长3~7mm，宽2~4mm	种子团细小，具钝三棱，分3瓣，每瓣含种子3~10粒，种子长圆形或不规则卵形，外被膜质假种皮。种仁乳白色，质硬	圆球形，具三棱，直径1~1.5cm，表面灰棕色或有渗出色，多有灰白色粉霜
气味	气微香味凉辣味淡薄	气微味微辛	味辛微辛	味微而浓	气香味辣	味苦凉而不适	气味特异味辛淡凉凉感	气微弱，味微辛，微苦，无凉感	微香，辛凉微苦，较阴阳香砂淡

在砂仁的鉴别中，大多数学者采用的是生物的外形特征，有一定的局限性。这也是砂仁难以鉴别的主要原因之一。经典传统的鉴别方法是在长期的实践中总结和发展起来的，是前人类智慧的结晶，它不但能辨别中药材的真伪，还可以判断中药材的品质和道地性，方法简便、易行、迅速。其中主要包括基原鉴别、性状鉴别、显微鉴别和理化鉴别等[6]。性状与显微鉴别是中药鉴定的 2 种常用方法，对保证用药质量与安全具有重要意义。传统意义上的性状鉴别是通过眼观、手摸、鼻闻、口尝、水试、火试等手段，对中药的形状、大小、色泽、表面、质地、断面、气味等多种特征进行观察，以此辨别中药的真、伪、优、劣。砂仁的混淆品较多，通过归纳总结砂仁及其伪品的性状比较见表 3-2。显微鉴别则是利用显微镜等有关仪器、试剂，观察药材的组织、细胞及内含物的形态特征或矿物的光学性质等，以确定其品种和质量的鉴定方法。

随着材料科学、电子信息技术、生物技术、计算机技术等相关学科的不断发展及其与中药鉴定的交叉结合，中药鉴定工作中出现了许多行之有效的新方法，如电子鼻、电子舌、荧光显微技术和数码显微摄影技术等[7]。值得重点关注的是，基于植物基因组 DNA 的分子标记技术手段对砂仁及其混淆品的系统鉴别是目前学者使用最多的一种手段，其种属鉴别、同源性比较、种群亲缘关系分析最为准确。随着现代科学技术手段的飞速发展，这种方法也将不断普及，展示出更广阔的应用前景[8]。

(一)砂仁性状鉴别

1. 阳春砂 果实椭圆形、卵圆形或卵形，具不明显的 3 钝棱，长 1.2~2.5cm，直径 0.8~1.8cm，表面红棕色或褐棕色，密被弯曲的刺状突起，纵走棱线状的维管束隐约可见，先端具突起的花被残基，基部具果柄痕或果柄；果皮较薄，易纵向开裂，内表面淡棕色，可见明显纵行的维管束及菲薄的隔膜，中轴胎座，3 室，每室含种子 6~20 颗，种子集结成团。种子不规则多角形，长 2~5mm，直径 1.5~4mm，表面红棕色至黑褐色，具不规则皱纹，外被淡棕色膜质假种皮，较小一端有凹陷的种脐，合点在较大一端，种脊凹陷成一纵沟。气芳香而浓烈，味辛凉、微苦。

2. 绿壳砂 果实卵形、卵圆形或椭圆形，隐约呈现 3 钝棱，长 1.2~2.2cm，直径 1~1.6cm，表面棕色、黄棕色或褐棕色，密被略扁平的刺状突起；果皮内表面淡黄色或褐黄色；每室含种子 8~22 颗；种子不规则多角形，长 2~4m，直径 2~4mm，表面淡棕色或棕色，具较规则的皱纹。气芳香，味辛凉、微苦。

3. 海南砂 果实卵圆形、椭圆形、梭状椭圆形或梨形，具有明显的 3 钝棱，长 1~2cm，直径 0.7~1.7cm，表成灰褐色或灰棕色，被片状、分枝的短刺；果皮厚而硬，内表面多红棕色；每室含种子 4~24 颗，种子多角形，长 2.5~4mm，直径 1.5~2mm，表面红棕色或深棕色，具不规则的皱纹。气味稍淡。以个大、坚实、仁饱满、气香浓者为佳。

(二)砂仁显微鉴别

1. 种子横切面

(1)阳春砂：横切面类方形或类菱形，外周微波状。假种皮细胞多列，细胞壁稍弯曲。种皮表应细胞 1 列长至 50μm，直径至 3μm，外被角质层；下皮细胞 1 列。含棕色色素；油细胞 1 列。切向延长，内含油液；色案层细胞 4~5 列，切向延长。含黄棕色或红棕色色麦。内种在厚壁细胞 1 列径向延长，圆柱形，长至 35μm，直径至 25μm，外壁薄，内壁极厚，非木化，胞腔含硅质块。外胚乳细胞含淀粉粒，近内胚乳的细胞多乳含草酸钙方晶；内胚乳细胞皮含糊粉粒。胚细胞内含糊粉粒及油滴。

(2)绿壳砂：类卵圆形，外周微波状。假种皮细胞壁皱缩弯曲。种皮表皮细胞径向延长，长圆形或楔状卵圆形，长至 50μm，直径至 35μm；下皮细胞含红棕色色素；色素层细胞 3~4 列，含红棕色或黄棕色色素；内种皮厚壁细胞圆柱形，长至 32μm，直径至 23μm，胞腔含硅质块。

(3)海南砂：类梯形，外周微波状。假种皮细胞多列，细胞壁皱缩弯曲。种皮表皮细胞径向延长，长椭圆形或长圆形，含红棕色内含物，长至 63μm，直径至 44μm；下皮细胞含红棕色或棕色色素；色素细胞 2～4 列，含黄棕色或红棕色色素；内种皮厚壁细胞圆柱形，长至 28μm，直径至 20μm，胞腔内含硅质块。

2. 粉末特征

（1）阳春砂为红灰色或灰棕色。

1）种皮表皮细胞表面现长条形，末端渐尖或钝圆，长至 346μm，直径 9～54μm，外具角质层。

2）下皮细胞长方形或类长圆形，长 40～100μm，直径 11～34μm，常与表皮细胞上下层垂直排列，胞腔含棕色或红棕色物，易破碎成色素块。

3）油细胞切面现类长方形，有的胞腔可见油滴。

4）内种皮厚壁细胞，表面观多角形，大小（13～23）μm×（20～31）μm，壁厚约 2μm，非木化，胞腔含类圆形硅质块，大小（10～19）μm×（18～29）μm；切面观细胞排成栅状，胞腔位于上端，内含硅质块。此外，有假种皮细胞、色素细胞、外胚乳细胞、内胚乳细胞及草酸钙方晶、簇晶等。

（2）绿壳砂为红灰色或暗灰色。

1）种皮表皮细胞表面观长条形，长至 307μm，直径 17～38μm。

2）下皮细胞表面观长圆形，长 39～110μm，直径 9～44μm。

3）内种皮厚壁细胞表面观多角形，大小（9～18）μm×（10～24）μm，壁厚约 3μm，胞腔内硅质块大小（5～13）μm×（6～19）μm。

（3）海南砂为灰棕色。

1）种皮表皮细胞表面现长条形，长至 405μm，直径 34～54μm。

2）下皮细胞长圆形或类长方形，长 38～132μm，直径 13～38μm，壁较弯曲，常与表皮细胞上下层垂直排列，内含红棕色或黄色色素。

3）内种皮厚壁细胞表面观多角形，大小（9～23）μm×（10～26）μm，壁厚约 1.5μm，胞腔含硅质块，大小（8～20）μm×（9～25）μm；切面观排成栅状。

（三）砂仁的分子鉴别

1. 基于 ITS 序列对砂仁的鉴别

（1）周联等[11]用 ITS 全序列鉴别各地产阳春砂及常见伪品。从各地产阳春砂及常见伪品绿壳砂和海南砂中提取总 DNA，以核基因组通用引物 ITS 为引物进行扩增，扩增产物经纯化后，用 PCR 产物直接法进行测序。结果表明各样品的 ITS 序列总长度均为 626bp，其中 ITS1 序列长度为 248bp，5.8S 序列长度为 155bp，ITS2 序列长度为 223bp；6 个阳春砂和绿壳砂的 ITS2 序列完全一致，各样品的 5.8S 序列完全一致，在 ITS1 中各样品却有不同的碱基位点。ITS1 序列可对阳春砂的道地性作出鉴别，明显区分其伪品。

（2）韩建萍等[12]应用内转录第二间隔区（ITS2）序列及其二级结构对砂仁混淆品进行鉴定。应用 CLUSTALX1.83 软件进行序列比对，比对后的长度为 252bp。用 MEGA4.1 计算种间、种内遗传距离，并构建系统进化树。结果表明 ITS2 序列可以将砂仁的三个来源：阳春砂、绿壳砂或海南砂互相区分开，并与伪品艳山姜、山姜、草果及同属其他近缘种区分开。推荐 ITS2 作为砂仁及其伪品鉴定用条形码序列。

（3）潘华新等[13]分子水平鉴别阳春砂及其伪充品，从阳春砂及其常见伪充品绿壳砂、海南砂中提取，以核基因组通用引物 ITS1 为引物进行扩增，扩增产物经纯化后，用 PCR 产物直接测序法进行测序。结果表明各样品 ITS1 序列长度均为 248bp，但绿壳砂有 7 个碱基与阳春砂不同，海南砂有 12 个碱基与阳春砂不同，ITS1 序列可有效地鉴别阳春砂及其伪充品。

（4）焦文静等[14]基于单核苷酸多态性（single nucleotide polymorphisms，SNP）技术鉴别砂仁 3 个基原（阳春砂、海南砂、绿壳砂）的方法，对这 3 个种共计 60 份材料 ITS2 序列进行分析比较。将实验所得砂仁 ITS2 序列，应用 Codon Code Aligner 软件进行序列拼接比对。用 MEGA5.0 导出各序列变异位点，对变异位点进行分析。为验证结果准确性，下载砂仁 3 个基原 GenBank 的所有 ITS2 序列，共计 34 条，对结果进行验证。结果表明砂仁 ITS2 序列比对后长度为 230bp，3 个不同基原在 135bp 和 199bp 处存在稳定 SNP(s)变异位点。研究开发的两个稳定的 SNP(s)位点可以快速准确地鉴定砂仁药材 3 个基原。

2. 基于 SRAP 技术对砂仁的鉴别 王培训等[15]采用随机扩增多态性 DNA(random amplified polymorphism DNA，RAPD)技术发现姜科植物几种常见的阳春砂与海南砂、绿壳砂、缩砂、草果、益智仁、白豆蔻、草豆蔻等常见的姜科近缘伪充品之间呈现明显指纹差异，呈现多态性的引物占所选的 12.17%，根据这些多态性可进行鉴别。用 NJ 方法构建了分子系统树，揭示阳春砂与绿壳砂、海南砂亲缘关系较近，而与草豆蔻、草果等关系较远，此结果与传统的分类方法基本一致。

3. 基于 DNA 条形码技术对砂仁的鉴别

(1) 黄琼林等[16]采用基于 26S rDNA D1～D3 区和 *matK* 基因序列对阳春砂栽培种长果、圆果、"春选"及海南砂进行分子鉴别，结果测序得到的 26S rDNA D1～D3 序列为 739bp，阳春砂与海南砂在该区域存在 4 个碱基位点的差异。长果阳春砂与圆果阳春砂序列相同，但它们与"春选"阳春砂存在 1 个碱基位点的差异，根据 26S rDNA D1～D3 序列建立的系统发生树揭示了"春选"阳春砂与另外 2 个栽培品种间的区别。测序得到的 matK 序列为 824bp，阳春砂 3 个栽培品种的 matK 序列相同，与海南砂存在 1 个碱基位点差异。因此，从分子水平上可鉴别阳春砂的 3 个栽培品种，"春选"品种比长果(或圆果)品种与海南砂有着更近的亲缘关系。

(2) 杨振艳等[17]利用 DNA barcoding 技术对砂仁属 50 种 121 个个体的 matK、rbcL-a、trnH-psbA 序列及其不同组合进行比较，用 Taxon DNA 计算种间、种内 bar-codinggap，运用相似法的 BLASTn 计算条码的正确鉴定率，筛选适合砂仁属的条码片段。结果表明所有条码的 barcoding gap 均不存在；matK 的正确鉴定率高于 trnH-psbA 和 rbcL-a，联合片段的条码正确鉴定率高于单片段条码，三个片段联合条码的正确鉴定率最高。因此，推荐 matK+rbcL-a+trnH-psbA 作为砂仁属物种鉴定的候选条码。

三、砂仁传粉及其生殖生物学研究

高等植物的繁育系统比高等动物复杂，有以自花授粉为主的，自交异交混合型的，完全异交的，更有行营养繁殖和无融合生殖的[18]。具体到姜科植物传粉模式主要有异花传粉、自花传粉、异花与自花传粉并存三种情况，生殖系统同样具有自交、异交、自交与异交并存的特点。

砂仁是我国四大南药之称的一种重要的中草药，其受自身遗传特性和环境因素的影响，其自然结实率极低，严重制约了其医疗用药。阳春砂花的形态结构较特殊，不易自然授粉，以致其自然结实率仅为 5%～8%，产量很低。由于当前高品质的砂仁原料远远不能满足市场需求，所以对提高砂仁产量的各种技术和影响砂仁产量的生物学特性均展开了大量研究[19]。其中，与砂仁果实和种子发育最为密切的大小孢子发育、传粉、受精等方面的研究有较多报道[20~25]。这些研究对于揭示砂仁果实和种子的发育及影响砂仁产量的环境和内在因素提供了丰富的科学资料，也为生产上阳春砂产量的提高提供了理论指导。李合英等[26]较全面地概述了阳春砂传粉和生殖生物学方面的研究，并对目前存在的问题和今后相关研究领域的发展趋势进行展望。

(一)雄配子体结构与发育

阳春砂的成熟花药为聚药二室，一般情况下，有花粉一万粒左右。在发育早期，由造孢细胞增大发育成小孢子母细胞。阳春砂同大多数高等植物一样，小孢子母细胞经减数分裂形成四分体，分裂类型属于连续型。即减数分裂的第一次分裂后产生分隔壁，将母细胞分为两个子细胞，此时可称为二分体；接着进行第二次分裂，最终形成四个细胞，即四分体。阳春砂四分体有五种排列方式：两轴对称式(最常见)、交互对生式、三核线形排列式、四核线形排列式和 T 形排列式。这反映出了小孢子母细胞形成四分体时排列方式的多样性。随后因四分体的胼胝质壁溶解，四个小孢子彼此分开形成四个花粉。每个花粉经单核居中期和单核靠边期的发育，然后进行一次不均等的有丝分裂，形成 1 营养细胞和 1 生殖细胞。在当日或次日开花的花粉囊里，生殖细胞再次分裂形成 2 精细胞。因此，在花药开裂时，成熟花粉粒为三细胞型。但因栽培地区及品种不同，偶尔有二细胞型花粉出现。

(二) 雌配子体结构和发育

阳春砂的子房一般有 40～60 个胚珠，成熟胚珠斜生或近乎倒生。雌配子体发育可分为两个时期：大孢子发生时期(从孢原细胞分化到功能大孢子成熟)和雌配子体发生时期(从大孢子有丝分裂到成熟胚囊)。

阳春砂大孢子的发育始于珠心中表皮下分化的一个孢原细胞。砂仁属于厚珠心类型，其孢原细胞进行一次平周分裂，产生 1 周缘细胞和 1 造孢细胞(即大孢子母细胞)。一般情况下，一个胚珠只有一个孢原细胞，少数存在两个，但最终只有一个能继续发育成为大孢子母细胞。大孢子母细胞的减数分裂过程同其他高等植物一样，经减数分裂形成的四分体呈线性排列。实际上，由于二分体中靠近珠孔端的细胞分裂异常，最终形成的四分体多为三细胞四核形式。之后，只有靠近合点的一个细胞继续发育成为功能大孢子，其余细胞逐渐退化消失。大孢子再经三次有丝分裂形成八核蓼型胚囊。在胚囊形成的同时，胚珠的形态由直立(大孢子母细胞时期)到横生(大孢子时期)，最后成熟时为斜生或近乎倒生(成熟胚囊时期)。

(三) 传粉特征

砂仁为雌雄同株，是典型的虫媒花植物。砂仁的雌雄蕊在结构上半包于唇瓣内，使花粉囊的开裂面与唇瓣相贴，导致不易被一般昆虫授粉；花柱从两个药室之间穿出且柱头高于花药，也使得花粉难以落到柱头上；花粉表面有刺状突起，彼此之间容易粘连；而且花的着生部位在近地面阴湿环境，不易散播花粉，如仅靠风力进行自然授粉的结果率仅为 0.4%～3%。因此，自然状态下阳春砂的授粉率不高，甚至没有收获，导致农民不愿种植，代之以毁林垦荒，种植他作。在生产中，采用人工辅助授粉能明显提高果实产量，但劳动力耗费颇多。

砂仁的传粉昆虫，除某些访花习性与之相适应的昆虫外，一般昆虫难以传粉。最主要的传粉者是蜜蜂总科中的多种蜜蜂，其中以彩带蜂传粉效果最佳；另外，还有蚂蚁、叩头虫和象鼻虫等昆虫。在彩带蜂较多的地带，砂仁的自然结实率可达 70% 以上。盛花期在花蕊上喷白糖水，引诱蜂、蚁等传粉，也可大大提高其结实率。

1. 访花昆虫种类 张文庆等[27]在 3 个砂仁种植场共采集到砂仁的访花昆虫 21 种，其中蜜蜂类 11 种，蚂蚁类 10 种。蜜蜂类中，以黄绿彩带蜂和东方蜜蜂中华亚种较常见；蚂蚁类中，以细纹小家蚁和黑头酸臭蚁较常见。

21 种访花昆虫为：黄绿彩带蜂 *Nomia strigata* Fabricius，黄胸彩带蜂 *Nomia thoracica* Smith，弯足彩带蜂 *Nomia crassipes* Fabricius，海南回条蜂 *Habropoda hainanensis* Wu，绿条无垫蜂 *Amegilla zonata*，拟小突切叶蜂 *Megachile disjunctiformis* Cockerell，褐胸无垫蜂 *Amegilla mesopyrrha* Cockerell，中国四条蜂 *Tetralonia chinensis* Smith，领木蜂黎白亚种 *Xylocopa (Zonohirsuta) collaris albo-xantha* Maa，东方蜜蜂中华亚种 *Apis (Siamatapis) cerana cerana* Fabricius，切叶蜂 1 种 *Megachile* sp.，细纹小家蚁 *Monomorium destructor* Jerdon，黑头酸臭蚁 *Tapinoma melanocephalum* Fabricius，江华弓背蚁 *Camponotus jianghuaensis* Xiao et Wang，哀弓背蚁 *Camponotus dolendus* Forel，双色曲颊猛蚁 *Gnamptogenys bicolor* Emery，黄立毛蚁 *Paratrechina flavipes* Smith，粗纹举腹蚁 *Crematogaster artifex* Mayr，尼科巴弓背蚁 *Camponotus nicobarensis* Mayr，横纹齿猛蚁 *Odontoponera transversa* Smith，宽结大头蚁 *Pheidole noda* Smith。

2. 访花行为与传粉

(1) 黄绿彩带蜂的访花行为与传粉：黄绿彩带蜂腹部贴着砂仁花的大唇瓣，沿着花蕊正面钻进雄蕊下，动作迅速(约 3s)，在花蕊的基部吸蜜后从原路退回。在吸蜜的同时，彩带蜂用中后足刮刷雄蕊，同时胸腹背面粘着许多花粉，在退出时把花粉传给柱头，完成授粉。访花速度：每朵花需要 6~10s，平均 7.4s。彩带蜂完成 1 朵花的授粉后立即飞到另一朵花上授粉。据此推测，彩带蜂每分钟访花 5~8 朵。彩带蜂一次授粉结实率和座果率分别为 92.92% 和 81.52%，与人工辅助授粉效果相仿。此外，果实性状也与人工授粉者无明显差异。

（2）东方蜜蜂的访花行为与传粉：东方蜜蜂中华亚种访花目的主要有采粉和吸蜜。采粉时，多数情况是蜂体落在雄蕊背面，从雄蕊两侧采粉，一般不触及柱头。少数用前足搬开雌雄蕊，把头伸进去采粉。很少情况下沿着花蕊正面钻进雄蕊下采粉。第 1 种采粉行为基本上无传粉作用，后 2 种行为有一定传粉作用。蜜蜂采粉时动作较快，约持续 5s。吸蜜时，蜂飞落于大唇瓣，然后攀附于花外缘一侧，将喙伸入花管内吸蜜。由于不触及雌雄蕊，无传粉作用。吸蜜时间长短差异较大，最短仅 5s，最长达 2min，平均 40.5s。调查表明，在蜜蜂的 23 次访花行为中，17 次为吸蜜（73.9%），6 次为采粉（26.1%）。

（3）蚂蚁的访花行为与传粉：调查显示 2 种小蚂蚁，细纹小家蚁和黑头酸臭蚁有一定传粉作用。这些小蚂蚁在大唇瓣上爬来爬去，可把花粉带到柱头上。但蚂蚁在一朵花上停留的时间一般较长。

樊瑛等[28]对 14 种访花蜜蜂研究发现，以 3 种彩带蜂的传粉作用最显著，熊蜂次之，褐胸无垫蜂、拟黄芦蜂、切叶蜂较差，其他蜂则无传粉作用。它们的访花和传粉行为简述见表 3-3。何振兴等[29]从调查及观察中可见，广西砂仁较理想的传粉昆虫为兰彩带蜂、近似齿彩带蜂和粗腿彩带蜂，其次为拟黄芦蜂，但这些蜂多为独栖生活，目前人工饲养和繁殖尚未成功。为了利用它们为砂仁传粉，可根据它们多栖息在阴凉湿洞的水沟旁的特点，选择砂仁地最好在荫湿的水沟旁，蜂的数量必然较多，传粉率也会大大增加。无刺蜂传粉效果差，同时在广西越冬困难，排蜂无传粉作用，极难饲养，都不是本地区理想的传粉昆虫。

表 3-3　各种蜜蜂在砂仁上的访花传粉行为[28,29]

蜜蜂种类	采粉或采蜜	访花传粉行为	传粉作用
3 种彩带蜂	采蜜	身体从花蕊正面钻进雄蕊下，并坐落在大唇瓣内吸蜜后从原处退出花朵，身体脚腹背面粘着许多花粉	极好
熊蜂	采粉	身体落在雄蕊背面，用前足将雄蕊扒开，自下而上采粉，触及柱头孔机会较多	较好
	采蜜	蜂从花一侧吸蜜，不触接花蕊	无作用
芦蜂	采蜜	同上	无作用
	采粉	在雄蕊下横向活动，有机会碰到柱头孔	有一定作用
切叶蜂	采粉	同上	有一定作用
揭胸无垫蜂	采蜜或采粉	用前足扒开雄蕊，头部稍钻进小花吸蜜，或用前足扒粉	有一定作用
绿条无垫蜂、木蜂	采蜜	蜂从花一侧吸蜜，不触接花蕊	无作用
	采蜜	同上	无作用
中蜂和意蜂	采粉	大多情况是场体落在雄蕊背面，在雄蕊两侧和大唇瓣同采粉，不触及住头	无作用且很快采光花粉
		少数从正面采粉，头胸触及花粉	有一定作用

3. 黄绿彩带蜂的筑巢行为　在蟠龙村的砂仁种植场有一小木屋横跨小溪，有高大乔木遮阴，木屋周围常有彩带蜂出没。编者于 9：30am 左右在该木屋处观察到黄绿彩带蜂的筑巢行为。在木屋的一个横梁与屋顶梁之间有一干泥团，椭圆形（长约 3cm，宽约 3cm），彩带蜂即利用此泥团筑巢。首先，彩带蜂在木屋附近飞几圈后，在泥团上爬行约 20s，然后离开泥团，在木屋附近转了几圈后飞走。约 10min 后彩带蜂返回，在木屋附近飞几圈后，在泥团的某处用前足和口器挖洞（见到泥尘飞出），持续约 20s，然后在木屋附近转了几圈后飞走。3~4min 后，彩带蜂又返回，在木屋附近飞几圈后，在泥团的另一处（靠近泥团顶部）用前足和口器挖洞约 1min，然后在木屋附近转了几圈后飞走。以后 5~6 次均在该处挖洞，间隔时间从 2~3min 逐渐延长为 7~8min。这样，一个较深的向下走向的巢筑好了，圆形洞口光滑，直径 8~10mm。彩带蜂从巢内退出，先见到腹部，然后转身飞走。黄绿彩带蜂每次筑巢前后，均在巢室附近转几圈，似乎在观察附近有无天敌或在确认巢的位置。整个筑巢过程可分为 3 个阶段：选择合适的泥土（地方）、探索合适的巢口及筑巢

阶段。其中筑巢阶段约 30min，整个过程持续 40～50min。巢室为一小洞，无分叉，深 2～3cm。

4. 彩带蜂的访花植物种类 除砂仁外，还观察到彩带蜂采访黄蝉 *Allemanda neriifolia* Hook、桃金娘 *Rhodomyrtus tomentosa*（Ait.）Hassk、野牡丹 *Melastoma candidum* 等蜜源植物。

5. 昆虫传粉与人工授粉的比较 在砂仁种植过程中，昆虫授粉与人工授粉相比有几方面的优点。①昆虫授粉可大大减轻药农的劳动强度，有利于砂仁的规模化种植。此外，人工授粉耗时费力，种植成本高，也增加了药农生产负担，在很大程度上抑制了药农的生产积极性及砂仁的种植和产品的生产。而且，人工授粉时不经意踩伤砂仁的匍匐茎，易导致病害发生。②人工授粉使阳春砂因自花授粉导致种质抗病性及抗逆性下降，种质老化，不利于优良种质繁育。昆虫授粉是异花授粉，可避免这些问题。③传粉昆虫的授粉率和成果率均接近 100%，明显高于人工授粉。砂仁的传粉昆虫，最主要的是蜜蜂总科中的多种蜜蜂，如黄绿彩带蜂、近似齿彩带蜂、野生中蜂。此外，还有蚂蚁、叩头虫和象鼻虫等。④昆虫授粉的前提下，可以人工繁殖并在砂仁花期释放彩带蜂，可从根本上解决砂仁的传粉问题。近年来，驯化野生蜜蜂（如壁蜂）为作物授粉取得了很快的进展。在美国已经用人工巢床商品化生产黑彩带蜂。这些为驯化和繁殖砂仁传粉彩带蜂提供了借鉴。

（四）受精过程

阳春砂的柱头呈漏斗状，花柱中空。花药开裂后，花粉落到柱头上数分钟内就开始萌发。在花粉管进入胚囊的途中不破坏任何细胞，传粉后 24～28h 抵达胚囊。此时胚囊由七细胞组成，中央两个极核已经融合成次生极核；两助细胞无退化或解体的现象，但核仁较授粉前大为缩小。花粉管进入胚囊时，穿越栅栏状的"珠心帽"，由丝状器部位进入一个助细胞，形成一个圆形开口。至此，助细胞解体，核消失且染色很深，可作为胚囊已受精的标志。稍后解体的助细胞里释放出两个精子，一个精子与卵细胞融合形成合子；另一个与次生极核融合形成初生胚乳核，完成双受精。两次融合的步骤基本相似。阳春砂的受精类型属于有丝分裂前型，胚乳发育属于沼生目型。一般情况下，初生胚乳核比合子的形成要早，两次融合之间看不出有密切联系。在受精时，"珠心帽"细胞可能分泌一些多糖类黏液，有利于花粉管穿过并为卵细胞的发育创造良好的条件。

（五）果实、种子结构和发育

阳春砂的果实包括果皮和种子两部分。授粉后果实即开始发育，3 日左右可见子房膨大出现淡红色或绿色的小蒴果；30 日重增幅达到最大；40 日左右果实基本定型，之后重量增长缓慢；80 d 后果实鲜重开始下降，种皮紫红色且质地坚硬，香味浓郁；90 日时果皮较薄，种皮呈紫褐色，辛辣味强烈。

有关的活性成分在果皮和种子中都有累积，果皮中以 β-蒎烯、芳樟醇、4-松油醇、桃金娘烯醇等为主要成分；种子中主要含乙酸龙脑酯及樟脑。目前关于果实的解剖学研究资料匮乏，其内部结构的发育规律仍不清楚。相比之下有关种子的结构和发育有较多报道，吴七根等[30]通过石蜡切片观察了砂仁的种子结构，包括假种皮、种皮、外胚乳、内胚乳和胚。合点区内种皮出现缺口，其内为色素细胞；珠孔区分化出珠孔领和孔盖。另外，研究表明，种子的有效成分脂类物质（含挥发油）主要存在于胚细胞和假种皮的最内几层细胞，其次为内胚乳最外层的大部分细胞与外种皮细胞。这对于深入探讨果实和种子的结构与有效成分合成及积累的关系提供了重要的基础资料。

遗憾的是，目前还没有关于阳春砂的胚胎发育的研究报道，原因可能是其胚胎发育时期较长，材料较大且质地硬，不易切片。通常一个阳春砂子房中有 40～60 个胚珠，而最终成熟果实中只有 7～16 粒种子，说明大量的雌配子由于传粉受阻而没有受精，或者在胚胎发育过程中败育，其中机制值得进一步研究。

四、砂仁的繁殖生物学研究

目前砂仁的常规繁殖方法主要有种子繁殖和分株繁殖两种方式。但是，砂仁种子不易储藏，种子发芽需要的时间较长，出苗不整齐。分株繁殖时，繁殖系数低，且质量不稳定，每株每年最多仅分出 15～20 株。

彭建明等[31]阳春砂繁殖生物学及种群更新的初步研究，对阳春砂分株繁殖、匍匐茎扦插、种子育苗进行了试验，观察了根状茎的形态、走向及无性系分株的发生规律。结果表明：阳春砂分株繁殖时，保留整株茎叶定植比截杆定植成活率较高；把根状茎分切成段，用根状茎扦插，成活率低；种植两年与种植多年的阳春砂根状茎比较，种植两年的每一无性系的株数较多、株间距较小，而种植多年的阳春砂每一无性系的株数较少、株间距较大，说明阳春砂随着种植年限的增加，营养繁殖减弱。

于志忱等[32]首次对砂仁种子的发芽实验进行了研究，实验结果发现，砂仁种子为不耐藏的"短命种子"，应随采随播，且采果后储藏期不宜超过 10 日，这对规范化种植砂仁提供了理论依据。张丹雁等[33]探讨了不同播种期阳春砂种子发芽的动态变化规律，结果表明湿沙储藏可延长砂仁种子的适用期限，8 月下旬至 10 月中下旬适宜播种，且在此期间迟播其发芽率及发芽势比早播者高，但从生产角度和实际需要考虑，应选择早播。为解决早播出苗率偏低的问题，她们进一步观察不同浸种处理对阳春砂种子发芽的影响，结果发现赤霉素及清水浸种处理可明显提高砂仁种子的发芽力，方法既简单实用又经济实惠，可广泛推广应用到砂仁的播种育苗生产实践中。

为了弥补传统种子繁殖方法的不足，有学者先后对阳春砂进行了组织培养的繁殖实验研究，结果均表明这类繁殖方法的繁殖率高而稳定。刘进平等[34]研究表明，以阳春砂的芽块为外植体，在培养基上可实现丛生芽增值。贺红等[35]也利用组织培养技术对砂仁进行了研究，研究表明植物组织培养技术可在短时间内培养出大量一致的砂仁试管苗，这对砂仁的繁殖栽培提供了新的发展方向。

（一）种子繁殖[36]

从丰产类型的砂仁品种中，挑选历年高产砂仁的地块，再挑选植株生长健壮、无病虫害的母株，选出穗大粒多、完全成熟的果穗留种，于 8～9 月播种。播种前先将种子浸种催芽，选择背阴通风湿润、土地肥沃疏松、排水灌溉方便的地方作为育苗地，提前 1 个月深耕翻晒，风化土地。播种时敲碎土块，施足底肥，平地南北走向起畦，畦高 10～12cm，畅通周围水沟。播种后，立即搭好荫蔽度大的荫棚，经常保持土壤湿润，注意排水，苗高 30～45cm 即可移苗定植。

（二）分株繁殖[36]

选生长健壮、开花结果多的植株，在母株地下茎的 12～15cm 处割断，分出新株，剪去部分长根和叶片，置于阴湿处，以防日晒和折断幼苗。在水分条件好，能保持土壤湿润的地方，可在 3 月定植，否则，则需在雨季到来后定植。定植后 1～2 年间，应勤除草、松土、施肥，并适当培土。在 3 月开花前除草施肥一次，并根据立地条件施肥，旱季最好施水肥。在 9～10 月采果后，进行第二次除草施肥，并将枯枝、衰苗割去。如有条件，在花期进行灌溉和人工授粉，更有利于开花结果，提高产量。

（三）愈伤组织培养[37, 38]

(1)外植体表面消毒：挖取个大饱满的砂仁根茎，切去多余的根和假茎部分，留下带芽根茎段约 2cm，再层层剥去叶鞘，注意最内层叶鞘必须保持完好无损，用洗涤剂洗涤后，自来水冲洗 30min，晾干，用 75%乙醇浸泡 3～5s，再转至 0.11% $HgCl_2$ 溶液浸泡 15min，以无菌水冲洗 3～5 遍，然后切割茎尖生长点接种。

(2)初代培养和增殖培养：以 MS 为基本培养基，附加浓度为 6mg/L 的 BA，同时附加 5ml/L 20%硫代硫酸钠，琼脂均为 7.5g/L，食用蔗糖 3%；pH 在灭菌前调至 5.8，121℃下灭菌 20min；每日光照 8h，光照强度为 2000lx，培养温度为 25～28℃。初代培养后每隔 1 个月继代转接 1 次。接种后 1 个月随机统计 60 个芽块中产生苗芽的芽块百分率(成苗率)。增殖三代后，计算平均每个芽块每代增殖产生的丛生芽数(增殖率)。丛生芽至少增殖 3 代后切取单芽进行生根培养。

（3）生根培养和炼苗移栽：采用生根培养基（1/2 MS+1mg/L IBA+0.5mg/L IAA）。生根培养条件同上，培养 25 日后随机统计 30 瓶生根率、根数/株、根长等指标。当根长至 1cm 时，闭瓶强光（20 000～40 000lx 自然光）炼苗 15～20 日，后开瓶炼苗 3～5d，取出小植株，小心洗去根部培养基，植入装有细沙：土：椰糠为 1：1：1 的盆钵中，置于温室内生长。生根试管苗移栽后，成活率可达 95%。

（四）新品种选育

中药材是中医药事业的源头，其质量优劣直接影响中药系列产品的疗效。优良的药材品种是药材质量稳定的基础，而品种选育研究是中药材规范化生产的保证。只有稳定整齐的品种，才能保障药材质量优质可控。

张丹雁等[39]为了切实解决砂仁的授粉难题，开展了品种选育初步研究工作，广泛收集各种农家栽培种质类型的阳春砂，通过对比分析研究，蹄选并培育抗病及抗逆性强且高产优质的阳春砂优良种质长果 2 号，并以优良种性的阳春砂农家栽培类型长果 2 号为母本开展杂交育种研究，培育出杂交新品种春选 1 号，并对两者植株的性状特征及生长特征进行比较研究。为了进一步探明杂交种的生长特性及分布状况，从砂仁花果形态、分子特性及化学成分等方面对春选 1 号及其母本长果 2 号进行了对比分析研究，为选育优良的阳春砂品种、扩大砂仁品种资源、初步解决砂仁人工授粉难题、提高砂仁产量和质量奠定基础。

郑少燕等[40]针对前期系统选育所获得的 4 个农家栽培类型开展更进一步的分析与对比研究；对杂交育种所获得的春选 1 号进行多代培育和对比研究；同时以长果 2 号为母本，以春选 1 号-F_4 为父本开展回交试验，并对回交苗进行深入研究。这为解决阳春砂品种退化、资源短缺的现状，培育并蹄选优良砂仁种质，初步解决授粉难题，扩大砂仁品种资源奠定基础。

刘艳等[41]直接用阳春砂种子和根茎芽为辐射诱变材料，在摸索适合辐射剂量的基础上进行辐射诱变处蓬、播种，筛选有益变异株系，但与对照植株形态上对比未获得具有显著差异，且对诱变后的材料也进行了 ISSR 分析，也未发现遗传变异。

杨锦芬等[42]以组培不定芽为材料进行了辐射诱变，预试验低剂量组未明显致死，高剂量组辐射后的不定芽再生幼苗生长受到明显抑制，大部分出现了矮化和叶片变异现象。与刘艳等[41]结果相比较，杨锦芬等[42]的研究对阳春砂组培不定芽辐射材料的 ISSR 分析则发现了明显的变异，证明阳春砂组培不定芽对辐射的敏感性高于种子和根茎芽。以上研究成果为获得阳春砂高产优质新品种打下良好基础。

第二节　砂仁遗传多样性研究

遗传多样性是生物多样性的重要组成部分，是生命进化和物种分化的重要基础，对于这个概念的理解存在广义和狭义的定义之分。广义的遗传多样性是指地球上所有储存在生物个体基因之中的各种遗传信息的总和；狭义的遗传多样性是指生物种内显著不同的种群之间及同一种群内不同个体之间的遗传变异总和[43]。因此，通过研究生物的遗传多样性就可以掌握地球上各物种种间及种内群体间遗传结构的动态分布和多态性水平，对物种起源、种源区划、品种鉴定、良种选育、合理开发及利用、濒危药用植物种质资源保护等具有十分重要的指导意义。本节内容主要从形态学水平、细胞学水平、生化水平和分子水平 4 个方面对南药砂仁遗传多样性研究进展进行概述，并对基于多种 DNA 分子标记相结合的方式在今后南药砂仁的种质资源品种鉴定、濒危野生砂仁资源保护和合理开发与利用等方面进行展望。

一、砂仁形态学水平多样性

形态学水平标记遗传多样性研究是指通过利用植物的外部特征特性来检测植物遗传变异的一

种既简便易行又快速的方法, 此方法主要是根据表型上的差异, 如植物的外在株高、株型、花色、花型、叶色、叶型和果实形状等所表现出来的差异来反映植物内在基因型上的差异。而通过表型性状来研究药用植物的遗传多样性, 一般会符合孟德尔遗传规律的单基因性状或多基因决定的数量性状。早期对药用植物种质资源的分类、鉴定和品种培育的选择通常是依据表型性状来开展研究的。随着分子生物学的发展, 逐渐认识到表型性状在生长发育阶段受到外界因素的影响, 且表现的数量极其有限, 因此, 此种方法对植物种质资源更深层次、更细化的研究具有很大的局限性。

何瑞等[44]为了澄清砂仁不同栽培品种的主要差异, 对阳春市的阳春砂栽培品种进行了调查, 对几个栽培种的花和果实性状进行了观察和分析。以花与果实的形态方面特征作为阳春砂的品种认定的依据, 对阳春砂道地产区(广东省阳春市)的阳春砂品种进行调查, 对 2 个主要栽培品种长果、圆果和选育中品种春选的果实形态性状、花形态性状进行测量和统计。通过对长果、圆果和春选阳春砂的花形态参数的分析, 找到了下列有显著性差异的性状: 花萼长、花筒长、花瓣长、柱头长、花柱长、子房纵径、大唇瓣顶端小尖头夹角和夹角边长。根据分析结果, 归纳 3 个品种的花形态性状差异: 长果阳春砂花瓣较短, 柱头较长; 春选阳春砂花萼、花筒、花粉囊和花柱偏长; 圆果阳春砂子房纵径和大唇瓣顶端小尖头夹角边长偏短, 大唇瓣带浅绿色, 并且圆果阳春砂的大唇瓣顶端小尖头夹角较大, 约为 90°, 而另外 2 个品种的夹角较小。春选阳春砂的始花期和盛花期略滞后于另 2 个品种, 且花期明显延长。由于阳春砂的主要授粉昆虫多在 5 月中旬后频繁活动, 盛花期延迟有利于昆虫传粉, 节省人工授粉的劳力消耗, 从这一角度分析, 盛花期延迟是春选阳春砂的有利性状。

阳春市 2 个主流栽培种在果实形态上有明显差异。长果阳春砂果实形状近橄榄球形, 顶端较尖, 而圆果阳春砂果实形状近圆球形, 顶端较平, 因此当地农户也称圆果阳春砂为"平笃仔"。果实纵横径比、果穗柄长和干果皮厚度是长果和圆果阳春砂的极显著差异性状, 其中圆果干果皮平均厚度是长果的近 3 倍, 2 个栽培种在果实纵、横径, 每果穗果实数, 干果种子团质量方面也有显著差异。阳春市砂仁厂的选育中品种春选阳春砂的果实外观和颜色与圆果比较接近, 该品种大多数形态参数的数值比 2 个主流栽培种小, 具显著或极显著差异, 其中干果种子团质量比其他 2 个品种轻 30%以上。果实是阳春砂药材的主要用药取材部位, 从数据中可以看出, 依照《中国药典》取种子团为用药部位的情况下, 长果比圆果更有临床价值和经济意义。而市场上流通药材为干燥果实, 3 个品种的干果质量无显著差异, 因此产量成为从商品角度评价 3 个品种是否具有生产价值的重要因素。调查结果未显示春选种优于现有 2 个主流栽培种的果实性状。

综上所述, 分析了长果、圆果和春选阳春砂的花和果实性状, 筛选出有显著差异的性状, 为品种认定标准的建立和高产品种选育提供了一定的依据。但各性状的相关性及其与环境因素的相关性还有待进一步的研究, 对 3 个品种的综合评价还需要与产量、品质等其他农艺性状等结合起来进行, 来筛选出不同栽培品种间具有显著性差异的性状。获得道地产区阳春砂不同栽培品种在果实和花的形态上具有各自可区别的显著特征。

二、砂仁细胞学水平多样性

细胞学水平标记遗传多样性主要是染色体多样性, 即根据细胞染色体核型及带型特征进行的一种遗传多样性研究方法。染色体是遗传物质的载体, 是基因的携带者, 若染色体发生变异则必然会在生物进化过程中导致遗传变异。因此, 可以通过检测染色体是否变异, 如染色体的缺失、易位、倒位、重复或是染色体数目非整倍体的单体、三体、多体等来研究药用植物的遗传多样性。

陈忠毅等[45~48]对我国姜科的染色体数目进行统计, 姜科植物的染色体基数 $X=8\sim25$(但多为 $9\sim18$, 少为 7 或 8), 大多数种类为二倍体, 个别为三倍体如郁金或四倍体如广西莪术, 其中海南砂(我国的特有种)和阳春砂经实验观察染色体数均为 48。姜科植物中普遍存在三倍体、四倍体与五倍体, 而多倍体的演化也是物种形成的一条重要途径(表 3-4)。

表 3-4　部分姜科植物染色体数目[45~48]

名称	拉丁名	来源	染色体数
海南砂	*Amomum longiligular*	华南植物园栽培(引种海南)	48
阳春砂	*Amomum villosum* Lour.	华南植物园栽培(引种广东)	48
长序砂	*Amomum thyrsoideum*	华南植物园栽培(引种广西)	48
海南假砂仁	*Amomum chinense* Chun	华南植物园栽培(引种海南)	24
茴香砂仁	*Achasma yunnanense*	华南植物园栽培(引种云南)	48
九翅砂仁	*Amomum maximum* Roxb.	华南植物园栽培(引种云南)	48
高良姜	*Alpinia officinarum* Hance	华南植物园栽培(引种广东)	48
益智	*Alpinia oxyphylla* Miq.	华南植物园栽培(引种海南)	48
草蔻	*Alpinia katsumadai* Hayata	华南植物园栽培(引种海南)	48
花叶艳山姜	*Alpinia zerumbet* Variegata	华南植物园栽培(引种海南)	48
滑叶山姜	*Alpinia tonkinensis*	华南植物园栽培(引种广西)	48
革叶山姜	*Alpinia coriacea*	华南植物园栽培(引种海南)	48
红球姜	*Zingiber zerumbet* (L.) Smith	华南植物园栽培(引种广东)	22

三、砂仁生化水平多样性

生化水平标记遗传多样性主要体现在蛋白质水平多样性，如利用储藏蛋白或同工酶等的变异分化来鉴定药用植物物种之间、品种之间是否存在遗传差异，也是鉴定外源 DNA 和物种起源进化的一种有效而广泛应用的遗传多样性研究方法。植物特定的基因编码翻译特定的酶，进而调控次生代谢产物如化学活性成分的产生，特定的 DNA 和蛋白质才是不同地理居群的药材存在差异的关键因素。同工酶是指生物体内因编码基因不同而产生的多种分子结构的酶，而对同工酶的分析也主要是从蛋白质分子水平上进行研究。根据同工酶分子的大小、构象、带电荷数的不同，在电场中运动速度的不同及形成谱带数目、迁徙率的不同，进而直接鉴定生物群体内物种之间、同一物种不同品种间的遗传差异。

汤加勇等[49]利用聚丙烯酰胺凝胶电泳技术分析了姜黄属 6 种郁金类药用植物的酯酶(EST)和过氧化物酶(POD)两种同工酶酶谱特征，结果表明同种材料间的亲缘关系与地理来源关系不大，姜黄与川郁金亲缘关系很近，无法通过同工酶将两者区别开来。

何振兴等[50]对广东新推广品种绿壳砂(1 号种)、广西药用植物园从阳春砂仁品种中选育出来的丰收型阳春砂（2 号种)和目前生产当家品种阳春砂（3 号种)共 3 种进行同工酶电泳分析。这 3 个品种生物特性不同，1 号种和 2 号种不但产量比 3 号种高 70%，而且抗逆性强，尤以 1 号种产量较高，果实以 2 号种较大。①砂仁不同品种酯酶同工酶实验结果表明：3 种(品种)砂仁酯酶同工酶共出现 4 条酶带，迁移率相同，其中 D 带活性最强，A 带较弱，B、C 带最弱，显带不明显，3 种砂仁酯酶的酶谱显色无差异。②砂仁不同品种过氧化物酶同工酶实验结果表明：3 种砂仁过氧化物酶同工酶的酶带共有 6 条，迁移率相同，酶谱中 E、F 两条活性最强，但 2 号种缺乏 A 酶带，1 号种 A 酶带稍弱，2 号种 D 酶带比 1 号种和 3 号种显色稍强。③砂仁不同品种酯酶同工酶的酶带共有 4 条，酶谱显色无差异；过氧化物酶的酶谱有 6 条，而酶谱有差异，即 1 号种 A 带显色较弱，2 号种 A 带缺乏。由此表明主要酶带基本相同，说明它们之间亲缘关系是相同的；而过氧化物酶的酶带中存在差别，其生理意义可能在于砂仁植物体生活力强弱，在田间也确实观察到 1 号种和 2 号种的叶片比 3 号种的枯死晚，比 3 号种的叶片生长旺盛、植株较高大，这样有利于光合作用的增强和产量的提高。

沙玫等[51]采用 PAGE 技术分析砂仁和山姜的种子样品，其中砂仁共出现 5 条谱带，2 条较深的宽带和 3 条稍浅的窄带；山姜共出现 4 条谱带，1 条较深的宽带和 3 条稍浅的窄带。砂仁第 1 条、第 2 条谱带的迁移率、深浅、宽度与山姜的第 2 条、第 3 条谱带基本相同。砂仁与山姜的蛋白电泳图谱具有明显差异，可对两者进行鉴别。

四、砂仁分子水平多样性

DNA 分子水平标记遗传多样性是直接体现在对物种的 DNA 分子进行研究，通过对 DNA 的碱基序列进行比较分析，能够更直接地反映植物间的遗传差异。相对于以上的形态学、细胞学、生化水平等方法而言，DNA 分子水平遗传多样性研究具有直接快速、多态性高、准确性高、特异性强、信息量大、微量分析、不存在上位性效应，以及不受自身生长发育状况、环境条件等因素的影响等优点[52]。因此，可以说是目前研究生物遗传多样性最理想的方法。该技术也被逐渐应用于益智的遗传多样性研究、群体遗传结构研究、种间亲缘关系研究等领域。目前 DNA 分子标记主要有限制性片段长度多态性(restriction fragment length polymorphism，RFLP)、随即扩增多态性 DNA(random amplified polymorphism DNA，RAPD)、相关序列扩增多态性(sequence related amplified polymorphism，SRAP)、扩增长度片段多态性(amplified fragment length polymorphism，AFLP)、简单重复序列(single sequence repeats，SSR)、简单重复序列区间多态性(inter-simple sequence repeat，ISSR)和内转录间隔区(internal transcribed spacer，ITS)序列分析技术等。

(一)RFLP

1. RFLP 基本原理　RFLP 是 1980 年由 Bostein 提出的第一代 DNA 分子标记技术[53]。RFLP 是根据不同品种或个体基因组的限制性内切酶的酶切位点碱基发生突变，或酶切位点之间发生了碱基的插入、缺失，导致酶切片段大小发生了变化，这种变化可以通过特定探针杂交进行检测，从而可比较不同品种或个体的 DNA 水平的差异，多个探针的比较可以确立生物的进化和分类关系。不同生物个体所产生的 DNA 片段的数目和长度是特异的。酶切之后通过凝胶电泳分离酶切片段，形成不同的带谱，然后与探针进行 Southern 杂交和放射自显影，即可获得反映个体特异性的 RFLP 图谱。

2. RFLP 特点　RFLP 标记的等位基因具有共显性的特点，结果稳定可靠，重复性好，是第一代分子标记的代表，特别适用于构建遗传连锁图，目前所构建的遗传图谱多数出自该技术。缺点是，在进行分析时需要用到放射性同位素及核酸杂交技术，这样既不安全又不易自动化。另外，多态性检测出的灵敏度也不高，连锁图上还空有很多大的间区[52]。

3. RFLP 的应用　近年来，RFLP 技术在品种鉴定、物种进化、基因定位、亲缘关系研究，遗传图谱的构上都有一定的应用。其已在多种如北沙参、柴胡、淫羊藿、石斛、人参等中药材中分析品种鉴定、遗传图谱及其不同居群间亲缘关系研究方面有所报道[54]。未见文献报道有利用 RFLP 标记来研究南药砂仁的遗传多样性。

(二)RAPD

1. RAPD 基本原理　RAPD 是 1990 年由 Williams 和 Welsh 开发的一种可对整个未知序列的基因组进行多态性分析的分子技术[55]。原理是将基因组 DNA 作为模板，以约 10bp 人工合成的随机多态核苷酸序列为引物，利用 Taq 酶进行 PCR 扩增，可将同源序列从非同源的竞争位点中识别出来。扩增产物经琼脂糖或聚丙烯酰胺电泳分离、溴化乙啶(EB)或 Goldview 染料进行染色后，在紫外透视仪上检测从而体现 DNA 的多态性。

2. RAPD 特点　RAPD 技术具有方法简便、检测快、模板 DNA 量少、无种属特异性和基因组结构、引物无特异性、成本较低等诸多优点。但 RAPD 通常是标记显性基因，无法对杂合基因型和纯合基因型进行鉴别，扩增产物的长度相同但碱基序列组成不同的 DNA 片断无法在凝胶电泳上分离。因此，RAPD 技术存在共迁移问题，同时该技术的检测受反应条件影响较大，实验的稳定性和重复性难以保证[56]。

3. RAPD 的应用　RAPD 标记能够很好的应用于药用植物种内水平的亲缘关系研究，也可用于种间及近缘属间亲缘关系和品种鉴定。该技术已成功地应用在鉴别不同地域的车前、菊科苍术属、铁线莲属的药用植物，并且对姜黄属等药材具有鉴别作用[57]。

王培训等[58]用 RAPD 标记技术研究了姜科植物几种常见的中药材，结果表明扩增结果具有良好的分辨性。阳春砂与海南砂、绿壳砂、缩砂、草果、益智仁、白豆蔻、草豆蔻等常见的姜科近缘伪充品之间呈现明显指纹差异，呈现多态性的引物占所选的 12.17%，根据这些多态性可进行鉴别。

欧阳霄妮[59]采用 RAPD 标记技术对 4 种农家栽培类型的基因组 DNA 进行鉴定和分析研究，以筛选到的 2 条引物对 6 个样品进行 PCR 扩增，扩增结果表明 4 种农家栽培类型的基因条带并未出现实质性的差异，它们的形态差异归咎于气候及生态环境的不断变化，以及药农长期的栽培及管理技术上的差异，阳春道地产区所出现的 4 种农家栽培类型阳春砂在品种上并未产生变化，它们均来源于姜科豆蔻属植物阳春砂。

徐吉银等[60]对来自不同居群(春湾、蟠龙和云南 3 个居群)的 49 个阳春砂样品进行 RAPD 分析，得出 3 个居群阳春砂的聚合树状图，表明春湾和蟠龙两个居群的亲缘关系较近，云南居群与春湾、蟠龙两居群的亲缘关系较远，为从分子水平上探讨道地药材的形成提供客观依据。

(三) SRAP

1. SRAP 基本原理 SRAP 是由 Li 和 Quiros 于 2001 年提出来的一种无需任何序列信息即可直接 PCR 扩增的新型分子标记技术[61]。其原理是利用基因外显子里 G、C 含量丰富，而启动子和内含子里 A、T 含量丰富的特点设计两套引物，对开放阅读框进行扩增。它主要是通过独特的引物设计对开放阅读框进行扩增，分为正向引物和反向引物。正向引物长 17bp，5′端的前 10bp 是一段非特异性的填充序列，无任何特异组成，接着是 CCGG 序列，这 14bp 组成核心序列，随后为 3′端的选择性碱基，正向引物对外显子进行扩增。反向引物的组成与正向引物类似，区别在于反向引物长 18bp，填充序列为 11bp，接着是特异序列 AATT，它们组成核心序列，3′端仍然为 3 个选择性碱基，反向引物对内含子区域和启动子区域进行扩增，因内含子、启动子和间隔序列在不同物种甚至不同个体间变异很大，从而与正向引物搭配扩增出基于内含子和外显子的 SRAP 多态性标记。引物大小和 2 个引物的结合是扩增 SRAP 条带成功与否的关键。

2. SRAP 特点 SRAP 标记的优点如下所示。首先，该技术是基于 PCR 反应的标记技术，不需要像 RFLP 标记那样对 DNA 纯度及浓度要求较高，这样就减少了对试剂质量、仪器设备的要求，同时也减少了对实验操作人员身体的伤害。其次，该技术由于在设计引物时正反引物分别针对序列相对保守的外显子与变异大的内含子、启动子与间隔序列。因此，多数 SRAP 标记在基因组中分布是均匀的，比 RAPD 标记稳定且多态性强。而且，SRAP 标记将 RAPD 和 AFLP 两者的优点有机地结合在一起，具有简便、稳定、中等产率的优点，高频率共显性也明显优于 AFLP，且比 AFLP、RAPD、SSR 等其他方法更能反映表型的多样性及进化历史，是近几年较为受欢迎的分子标记技术。虽然 SRAP 具有上述的诸多优点，但由于此技术没有利用扩增区域序列的任何信息，产生的分子标记是随机地分布在染色体上的，在筛选与目标性状连锁的分子标记时，必须与混合分组分析法等方法联合使用。

3. SRAP 的应用 伴随着分子生物学的迅猛发展，SRAP 标记技术也将逐步应用于濒危物种的遗传多样性研究。目前，SRAP 已经成功应用于丹参、石斛、黄芪、青葙子、芫花荆、半夏等DNA 指纹图谱、品种鉴定、遗传多样性分析、分子标记辅助育种和质量综合评价等方面[62]。高丽霞等[63~65]对姜花属的 SRAP-PCR 反应体系进行了优化，并用优化后的体系对姜科其他 14 个属进行了扩增，均可得到良好的扩增效果，而且揭示的多态性很高，证实了 SRAP 标记可以用来进行姜科各属内及属间分类和亲缘关系分析，且采用该标记对姜花属进行了遗传连锁图谱构建。利用SRAP 技术来研究南药砂仁遗传多样性未见文献报道。

(四) AFLP

1. AFLP 基本原理 AFLP 于 1993 年由荷兰科学家 Zabeau 和 Vospieter 建立[66]。其基本原理

是用限制性内切酶对基因组 DNA 进行酶切,形成不同的酶切片段,将双链人工接头与基因组 DNA 酶切片段相连接后作为扩增的模板。AFLP 引物包括 3 部分:5'端的与人工接头序列互补的核心序列(CORE)、限制性内切酶特控序列(ENZ)和 3'端带有选择性碱基的黏性末端(EXT)。其中 AFLP 接头的设计是关键之处,接头与接头相邻的酶切片段的碱基序列是引物的结合位点。AFLP 分析既可采用单酶切也可采用双酶切。为了使酶切片段大小分布均匀,一般采用双酶切,一种是切割位点可以识别 4 个碱基序列的内切酶(如 Mse I),一种是切割位点可以识别 6 个碱基序列的内切酶(如 EcoR I)。由于不同物种的基因组 DNA 大小不同,基因组 DNA 经限制性内切酶酶切后,产生相对分子质量大小不同的限制性片段。使用特定的双链接头与酶切 DNA 片段连接作为扩增反应的模板,用含有选择性碱基的引物对模板 DNA 进行扩增,选择性碱基的种类、数目和顺序决定了扩增片段的特殊性,只有那些限制性位点侧翼的核苷酸与引物的选择性碱基相匹配的限制性片段才可被扩增。扩增产物经聚丙烯酰胺凝胶电泳分离,然后根据凝胶上 DNA 指纹的有或无来检出多态性。

2. AFLP 特点 AFLP 技术是在 RAPD 和 RFLP 技术基础上建立和发展起来的,兼具 RAPD 与 RFLP 的优点,既有 RFLP 的可靠性,又有 RAPD 的灵敏性。AFLP 所需 DNA 量少,很少的样品也可用来分析;其可靠性好,重复性高,多态性高;AFLP 分析不受环境、季节、时间的限制,遗传性稳定,易操作且样品适应性广,聚类敏感,定位专一。随着其技术的不断进步和完善,AFLP 分析的效率会进一步提高,并在构建遗传图谱、种质鉴定、遗传多样性研究、基因定位、基因的克隆和序列分析中发挥重要的作用。

3. AFLP 的应用 近年来,应用 AFLP 标记分别对高良姜、益智、人参、西洋参、石斛及天麻等进行分析,得到了清晰的 AFLP 指纹图谱,结果表明 AFLP 指纹技术具有稳定性高、重复性好等优点[67, 68]。利用 SRAP 技术来研究南药砂仁遗传多样性未见文献报道。

(五)SSR

1. SSR 基本原理 SSR 又叫微卫星 DNA,是指以少数几个核苷酸(一般 1~6 个)为单位多次串联重复的 DNA 序列,是 1974 年 Skinner 在研究寄居蟹的卫星 DNA 时发现的[69]。微卫星广泛均匀地分布在基因组上,其重复数和重复单位序列都是可变的,故多态信息含量大。微卫星两侧区域的 DNA 序列较为保守和专一,且重复基因数变化不一,可以与两侧保守的 DNA 序列相互补的方式设计特定的寡聚核苷酸引物进行 PCR 扩增,扩增产物可用电泳进行分离。

2. SSR 基本特点 该标记具有稳定性好、位置确定、所需 DNA 用量少、一次性可检测到基因座位数达几十个等优点。另外,该标记多态性同连锁群或染色体具有对应关系,有助于图谱的连锁群或染色体的归并和不同连锁群的整合,并能有效准确区分大量的等位基因,因而可以区分同一物种不同基因型,甚至亲缘关系非常近的材料。但缺点是获得基因组 SSR 标记一般都需建立和筛选基因组文库、克隆、测序等一系列操作。因此消耗人力、物力、成本较高,这限制了 SSR 技术的应用。

3. SSR 的应用 SSR 标记已在遗传多样性研究、亲缘关系、物种鉴定与分类研究、功能基因研究、遗传作图等几个方面获得广泛应用,如南药益智、广西莪术、丹参、青天葵、麻黄、三七等[70, 71]。利用 SSR 技术来研究南药砂仁遗传多样性未见文献报道。

(六)ISSR

1. ISSR 的基本原理 ISSR 是 Zietkeiwitcz 等于 1994 年发展起来的一种微卫星基础上的分子标记[72]。其基本原理是:用锚定的微卫星 DNA 为引物,即在 SSR 序列的 3'端或 5'端加上 2~4 个随机核苷酸,在 PCR 反应中,锚定引物可引起特定位点退火,导致与锚定引物互补的间隔不太大的重复序列间 DNA 片段进行 PCR 扩增。所扩增的 inter SSR 区域的多个条带通过聚丙烯酰胺凝胶电泳得以分辨,扩增谱带多为显性表现。

2. ISSR 的特点 ISSR 标记具有很多优点,如下所示。①该标记操作简单、快速、高效。②该标记技术不需要繁琐地进行基因文库构建、杂交和放射性同位素标记等步骤。③利用微卫在整个基因组中数量丰富的特点，其产物多态性远比 RFLP、SSR、RAPD 更加丰富。④DNA 用量较少，且不需要活体材料，无组织特异性，实现了全基因组的无编码取样。⑤引物设计非常容易，不需知道任何靶标序列的 SSR 背景信息，从而降低了技术难度和试验成本。⑥引物较长，一般为 20bp 左右（RAPD 是 10bp），退火温度较高，从而保证了 PCR 扩增的稳定性和可重复性。⑦在 SSR 的 3′端或 5′端锚定 1～4 个嘌呤或嘧啶碱基，引起特定位点退火，使引物与相匹配 SSR 的一端结合，从而对基因组中特定片段进行扩增，提高了 PCR 扩增的专一性。

ISSR 标记也存在一些缺点：在 PCR 扩增时需要一定时间摸索最适反应条件，并且其标记呈孟德尔式遗传，即显性遗传标记不能区分显性纯合基因型和杂合基因型，因此在解决交配系统、计算杂合度和父系分析等问题上效果不佳。

3. ISSR 的应用　目前，ISSR 标记已在山姜属植物品种鉴定、遗传作图、基因定位、遗传多样性、进化及系统发育等方面被广泛应用[73]。

黄琼林等[74]采用单因素实验和正交实验两种方法，对 DNA 模板、引物、dNTPs、Taq DNA 聚合酶等因素进行优化，以及采用温度梯度筛选引物的退火温度。建立起适合阳春砂的 ISSR-PCR 反应体系，为阳春砂的 ISSR 分析奠定了基础。

杨锦芬等[42]采用 ISSR 分子标记技术，对部分诱变材料进行遗传变异分析，16Gy 辐照获得的 2 个植株 AV16-1 和 AV16-2 在遗传上发生了明显变异，与对照的遗传相似系数分别为 0.549 和 0.563，为基于 ISSR 分子标记技术的诱变育种提供了参考。

张忠廉等[75]采集了砂仁样品共 21 份，样品信息见表 3-5，样本经中国医学科学院药用植物研究所云南分所李学兰研究员鉴定，其中第 21 份样品表型性状介于阳春砂与绿壳砂之间，故种名待定。

表 3-5　砂仁种质资料来源[75]

样本编号	种名	采集地点	经纬度	海拔/m	样本数
1、2		云南省勐腊县象明乡	101°17′868″ 22°08′022″	719	2
3、4		云南省勐腊县象明乡	101°19′630″ 22°08′443″	845	2
5、6		云南省勐腊县尚勇乡	101°46′345″ 21°15′020″	855	2
7、8	阳春砂	广东省阳春县蟠龙乡	111°54′343″ 22°11′915″	20	2
9		云南省澜沧县拉巴乡	99°40′008″ 22°29′640″	1093	1
10		云南省西盟县勐梭乡	101°24′716″ 21°38′510″	870	1
11	海南砂	海南省陵水县吊罗山乡	109°53′013″ 18°41′926″	626	1
12		云南省景洪市基诺乡	101°00′951″ 22°04′386″	1016	1
13		福建省长泰县美岭乡	117°50′249″ 24°42′617″	209	1
14、15		广东省阳春县春城乡	111°44′512″ 22°12′722″	32	2
16	绿壳砂	海南省屯昌县乌坡乡	110°07′154″ 19°09′811″	120	1
17		广西南宁市药植园	108°22′254″ 22°51′600″	13	1
18		云南省景洪市关坪乡	100°53′076″ 22°15′749″	894	1
19、20		云南省景洪市景哈乡	101°37′927″ 22°18′787″	856	2
21	*Amomum* sp.	云南省景洪市关坪乡	100°53′040″ 22°15′697″	895	1

张忠廉等[75]对 21 个不同居群的砂仁样品进行遗传多样性分析，共检测到 54 个位点：多态性位点为 22 个，PPB 为 40.74%，H 为 0.1161，I 为 0.1842，多态性较低，见表 3-6。引物 UBC835 扩增结果表明砂仁不同供试材料的主谱带基本一致，说明它们的遗传背景有很大相似性。各个砂仁样品间的遗传距离与不同砂仁种有直接关系，所有阳春砂聚为一支，然后与海南砂(样品 11)聚为一支，最后与绿壳砂(样品 12)及样品 21 聚在一起。砂仁不同供试材料间的遗传距离较小，相似系数达 0.8 以上，其遗传背景有很大的相似性。所有样本中，遗传距离最大的是样品 11 与样品 21，其 Nei's 遗传距离是 0.3001，两者亲缘关系最远。

表 3-6　ISSR 引物及其扩增结果[75]

引物	序列	退火温度/℃	扩增条带数	多态性条带数
UBC807	$(AG)_8T$	50	3	2
UBC808	$(AG)_8C$	50	7	6
UBC809	$(AG)_8G$	52	4	1
UBC811	$(GA)_8C$	52	1	0
UBC812	$(GA)_8A$	50	9	2
UBC813	$(CT)_8T$	50	3	3
UBC816	$(GA)_8T$	50	3	2
UBC835	$(AG)_8YC$	52	6	0
UBC840	$(GA)_8YT$	52	8	3
UBC841	$(GA)_8YC$	55	7	1
UBC842	$(GA)_8YG$	55	3	2

在阳春砂样本中，样品采集地点地理位置距离越远，样本的亲缘关系越远，距离越近，亲缘关系越近，这与文献报道的结果相类似。样品 1～6 全部采于云南省勐腊县，聚类分析结果表明 6 份样品的遗传关系很近，遗传一致度均在 0.95 以上；样品 7、8 均来自于广东省阳春县，聚类分析结果也表明了两者之间高度的遗传相似性。但也有个别情况，如采集于云南省澜沧县的砂仁样品 9，其遗传背景却与采于广东省阳春县的样品 7、8 相近。另外，未经鉴定的样品 21 表型特征介于阳春砂与绿壳砂之间，种名难以确定，但从聚类图上可以看出，样品 21 与样品 12 聚为一支，说明其与绿壳砂有很好的亲缘关系，种名有待进一步研究。

综上所述，砂仁 3 个种间遗传距离较近，相比之下，阳春砂与海南砂遗传距离较小，海南砂与绿壳砂间遗传距离较远。砂仁不同品种间及不同居群间都有很好的遗传关系。物种分布的地理范围与遗传多样性紧密相关，即物种分布越广泛，其遗传多样性越丰富，反之亦然。但收集不同产地的砂仁样品，利用 ISSR-PCR 法对其进行遗传多样性分析，发现不同居群间的砂仁样品遗传一致度较高。一个物种，其种内遗传多样性或遗传变异越丰富，物种对环境变化的适应能力越强，其进化潜力越大。因此，对于砂仁这一种质资源来说，采取相应的资源保护措施势在必行。个别出现形态与遗传不一致的情况(如样品 21，其表型特征介于阳春砂与绿壳砂之间，而遗传关系却与绿壳砂相近)，其原因可能有两种：一是生长环境造成与当地品种在形态上的相似性；二是品种间出现杂交的情况。另外，表型性状变异程度或变异幅度越大，对种质变异和创新贡献率越高。目前看来，单纯的引种栽培并不能解决砂仁资源匮乏的现状。对砂仁种质资源进行有效保护的首要任务是进行大规模的种质采集，保护现存自然种群，保存尽可能多的砂仁样品，以达到保护基因资源的目的。其次，通过人工授粉、种质杂交、人工移植等方法，加强种群之间的基因交流，以提高砂仁的遗传多样性和对环境的适应能力。

（七）ITS

1. ITS基本原理　ITS是自Gonzalea 1990年提出后逐步在植物学研究中普遍采用的分子标记基因之一[76]。rDNA是一种中等重复并有转录活性的多基因家族，每一基因组有近千个拷贝，每个拷贝又分为编码区和不编码的间隔区。编码核糖体小亚基rRNA的18S、5.8S与26S基因共同构成一转录单位。ITS包含18～26S基因间的两个区段，其中18～5.8S基因间的区段为ITS1，5.8S～26S基因间的区段为ITS2。rDNA中18S、5.8S与26S的基因序列在真核生物中高度保守，而ITS承受的选择压力较小，相对进化速度较快，具有很高的可变性，且在核基因组中高度重复，这样可以根据保守序列中的变异位点设计特殊引物对ITS区进行PCR扩增。ITS区的可变性为物种鉴定提供了丰富的变异位点和信息位点，对ITS区进行PCR扩增、测序及序列分析后再设计特异引物，来诊断和检测植物病原菌及植物类群等，已得到越来越广泛的应用。

2. ITS特点　ITS序列由于所受的选择压力小、进化速率较快、稳定性好、测序方便，具有快速、准确、微量、灵敏度高、程序简单等优点[77]。

3. ITS的应用　目前，ITS序列在中药资源近缘物种鉴定、种内不同品种遗传差异分析、种内系统发育等方面广泛应用。赵志礼等[78]采用PCR直接测序法对山姜属中药草豆蔻和益智核糖体DNA ITS区序列进行了测定，表明益智序列长度（ITS1+ITS2）为404bp，序列间具有27个变异位点（包括5.8S编码区），就序列中插入片段或位点缺失的情况来看，在ITS2区，益智插入1个片段，长度为2bp。在ITS1区，益智有1个位点的缺失。对位排列比较后发现序列间有27个变异位点；其中有3个是在高度保守的5.8S编码区发现的，它们均存在于草豆蔻的序列中。为山姜属中药材的DNA分子鉴定提供了必要的序列资料。

欧阳霄妮[59]运用ITS序列测序分析杂交种春选1号与母本长果2号之间的分子特性差异，分析结果显示杂交种春选1号和母本长果2号在两个序列区域出现了较高频率的基因突变，在ITS1区出现了8个突变位点，ITS2区域出现6个碱基突变位点，而在5.8S核糖体基因序列区域出现的碱基突变频率较低。

焦文静等[14]基于ITS2序列建立了单核苷酸多态性（SNP）技术鉴别砂仁3个基原（阳春砂、海南砂、绿壳砂）的方法，对这3个种共计60份材料ITS2序列进行分析比较，见表3-7。

表3-7　GenBank数据库获得砂仁三基原及其混伪品ITS2序列GenBank登录号信息[14]

种名	拉丁名	GenBank登录号
阳春砂	*Amomum villosum*	AY769828，AY352009，AY925161，JF292430，JF292431，FJ972777，FJ972778，GQ118667，GQ118668，GQ434439，EF488008，JN689237，KC878612，KC896706
绿壳砂	*A. villosum var. xanthioides*	FJ9732781，GQ118671，FJ980311，GQ434448，JF421467
海南砂	*A. ongiligulare*	FJ972780，FJ980309，GQ118670，GQ434444
草果	*A. saoko*	JF421466，AY352007
华山姜	*Alpinia chinensis*	EU909426
大高良姜	*Alpinia galanga*	GQ434441，GQ434440
山姜	*Alpinia japonica*	AH008306，AF192722
益智	*Alpinia oxyphylla*	AF254463，GQ434450
艳山姜	*Alpinia zerumbet*	AJ388309，AB049287

（1）砂仁及其近缘种的NJ树聚类分析：基于ITS2序列构建的砂仁及其近缘种的NJ树显示，ITS2序列能够将砂仁与伪品益智、艳山姜及草果等同属的其他近缘种分开，同时绿壳砂形成一大支，与海南砂和阳春砂分开，Bootstrap为98%。海南砂和阳春砂聚为一大分支，由此可见，阳春

砂与海南砂亲缘关系较近，这与韩建萍等人观点是一致的。阳春砂主要形成了两大分支，海南砂以 90% 的支持率聚为另一分支，SR20、SR31、SR32、SR33、SR35 和 SR36 这几个样品未聚在分支内，表明阳春砂和海南砂没有表现单系性，通过建 NJ 树方法不能将这两个物种区分开。对阳春砂的种内序列进行进一步分析，在阳春砂的 57 份样品中，主要表现为两个生态型：生态型 1 有 30 份，占阳春砂比例 52.6%，生态型 2 有 21 份，占 36.8%，阳春砂生态型的不同导致其种内变异较大。

　　(2)基于 ITS2 序列的 SNPs 位点分析：分析种间差异很小的种群，SNP 位点解析是一个有力工具。分析砂仁 ITS2 序列，三基原种间有 19 个稳定的变异位点(表 3-8)。砂仁 3 个基原 ITS2 序列长度为 230bp，对表 3-8 的 SNP 位点分析，可以发现：135bp 处海南砂和绿壳砂均为 T、阳春砂为 C；199bp 处绿壳砂和阳春砂均为 G、海南砂为 A，由此就用这两个位点可以将海南砂、阳春砂与绿壳砂区分开。在 135bp 和 199bp 位点为 T 和 A 则为海南砂，T 和 G 则为绿壳砂，C 和 G 则为阳春砂。对 GenBank 中所有砂仁的 ITS2 序列进行分析，结果表明这两个 SNP(s)位点稳定存在于 3 个基原间。综上所述，ITS2 序列的 SNP 位点能明显地将 3 种砂仁鉴别开。

表 3-8　砂仁三基原 ITS2 片段长 230 bp 处 19 个变异位点(bp)[14]

种名	5	30	36	37	41	135	160	166	189	199	200	207	208	211	218	223	224	226	228
绿壳砂	T	T	T	C	T	T	T	A	A	G	T	G	C	G	C	T	T	G	T
海南砂	A	C	C	G	A	T	C	G	T	A	C	A	T	C	A	C	C	A	C
阳春砂	A	C	C	G	A	C	C	G	T	G	C	A	T	C	A	C	C	A	C

　　对比砂仁 3 个基原种内和种间遗传距离，结果表明阳春砂的种内遗传距离是 0.004～0.046，与绿壳砂、海南砂的种间距离分别为 0.085～0.113、0.009～0.037，阳春砂的种内遗传距离大于其与海南砂的种间遗传距离。从种内间距离和 NJ 树的分析表明海南砂和阳春砂不能得到准确区分，但三基原的种间 SNP 却稳定存在。通过 SNP 方法鉴定实验商品砂仁，结果见表 3-9。目前市场主流产品为阳春砂，绿壳砂和海南砂占的市场份额较小，购买的 14 份绿壳砂经 SNP 鉴定，11 份是阳春砂，3 份是海南砂。

表 3-9　砂仁样品及鉴定结果[14]

商品名	样品编号	采集地	鉴定结果	是否属实
绿壳砂	SR01、SR03～SR06	安徽亳州	阳春砂 *Amomum villosum*	否
绿壳砂	SR02、SR09	安徽亳州	海南砂 *A.longiligulare*	否
砂仁	SR07、SR08、SR10～SR16	安徽亳州	阳春砂 *A.villosum*	是
砂仁	SR17～SR25	北京某药店	阳春砂 *A. villosum*	是
砂仁	SR26～SR28	广西玉林	阳春砂 *A. villosum*	是
砂仁	SR29～SR36	广州	阳春砂 *A. villosum*	是
砂仁	SR37～SR39	河北安国	阳春砂 *A. villosum*	是
阳春砂	SR40、SR41	河北安国	阳春砂 *A. villosum*	是
阳春砂	SR42、SR43	江西赣州	阳春砂 *A. villosum*	是
阳春砂	SR44～SR52	四川某药市	阳春砂 *A. villosum*	是
绿壳砂	SR53～SR56、SR58、SR59	四川某药市	阳春砂 *A. villosum*	否
绿壳砂	SR57	四川某药市	海南砂 *A. longiligulare*	否
阳春砂	SR60	四川某药市	阳春砂 *A. villosum*	是

综上所述，本研究基于此技术，且为了更准确反映实际市场情况，对大样本未知砂仁样本分析，建立了砂仁 ITS2 序列 NJ 树，结果表明砂仁能与其混伪品区分开，且绿壳砂能与海南砂和阳春砂以 99% 的支持率鉴别开，但却不能区分海南砂和阳春砂，海南砂与阳春砂以 98% 的支持率聚为一支，说明两物种亲缘关系较近。序列分析表明海南砂与阳春砂种间变异位点较少，阳春砂种内变异较大，NJ 树上未表现单系性。从分子角度解释了阳春砂与海南砂亲缘关系较近，与绿壳砂亲缘关系较远这一现象。通过分析 ITS2 序列发现砂仁 3 个基原种间有两个稳定且明显的 SNP(s) 位点：即 135 bp(T/C) 和 199 bp(A/G) 位点，这两个 SNP(s) 位点可以作为区分阳春砂、海南砂、绿壳砂的分子标记。

（八）基于转录组分析

1. 转录组(transcriptomics)**概念**　　转录组指在某个特定生长周期或生理条件下，某个细胞或组织基因组所转录出来的核糖核酸（RNA）总和，包括编码蛋白质的 mRNA 和非编码 RNA(ncRNA)，如 rRNA、tRNA、microRNA 等[79]。转录组研究属于功能基因组学研究的范畴，是连接基因组与蛋白质组的纽带。转录组研究着重于功能基因的表达，阐述生物学过程中的分子机制，已经成为生物学领域较为成熟的研究手段。RNA-Seq 作为一种新的高效、快捷的转录组研究手段正在改变着人们对转录组的认识。RNA-Seq 利用高通量测序技术对组织或细胞中所有 RNA 反转录而成的 cDNA 文库进行测序，通过统计相关读段(reads)数计算出不同 RNA 的表达量，发现新的转录本。如果有基因组参考序列，可以把转录本映射回基因组，确定转录本位置、剪切情况等更为全面的遗传信息，已广泛应用于生物学研究、医学研究、临床研究和药物研发等。应用高通量转录组分析技术，可以从基因层面上解读中医药的现代内涵，阐述中药有效成分的代谢通路，为高通量发掘新型活性药物成分奠定了坚实的基础[80]。

近年来，人们对转录组的研究逐渐深入，已建立了多种转录组测序技术，主要有：DNA 芯片技术(gene chip)、大规模平行测序技术(MPSS)、基因表达序列分析(SAGE)及高通量测序技术等。转录组学的发展为相关研究开辟了新的道路，但其不可否认也存在着一些缺陷，如测序成本过高、如何对获得的大量数据进行分析等，这些问题亟须研究解决。

2. 转录组的特点　　与基因组相比，转录组的特点表现在如下方面。①具有时间性和空间性特征。与基因组不同，转录组受外源和内源因子调控，其基因转录情况会随生长周期、生理条件和外界环境改变而变化，如干细胞和成熟分化的细胞，虽然基因组完全相同，但是基因表达谱却存在显著差异。②信息量相对较小。转录组是以基因组 DNA 为模板，合成 RNA 为来源，但由于仅有少量的基因组 DNA 被转录，信息量大大缩小，如人类 mRNA 仅占全基因组总长度的 1.5%。

3. 转录组在中药材领域的应用　　转录组学研究作为一种宏观的整体论方法，改变了单个基因的研究模式，将基因组学研究带入了高速发展的时代。以往对中药材的研究多是单基因研究其单成分活性物质，忽略了从整体水平阐明中药材的活性成分与药效的关系。将转录组学应用于中药材领域，结合了转录组学具有的整体性、时空性等特点，有利于从基因水平解释中药材道地理论和中药材作用机制等问题。

自 2009 年以来，已有青蒿 *Artemisia carvifolia*、西洋参 *Panax quinquefolius*、淫羊藿 *Epimedium brevilornu*、金银花 *Lonicera japonica* 等数种传统中药材进行了高通量转录组的测序和分析[81]。转录组测序技术在中药材活性成分生物合成及调控研究中的应用研究转录组信息可发现，许多中药材可能参与次生代谢产物生物合成，调节植物生长发育及环境响应的基因，为鉴定中药材参与有效成分生物合成的功能基因提供极为丰富的参考资料。对传统中药进行高通量转录组研究，可以从整体水平上了解目标物种的功能基因概况，明确活性成分的代谢通路，为中药研究奠定分子生物学基础，为传统中医药理论提供现代生物学阐释，伴随测序技术的发展与完善，转录组与蛋白质组、代谢组等组学的联合应用，将为开创高通量筛选与高效率研发相结合的新型中药产业发展模式奠定坚实基础。

于安民[82]利用新一代高通量测序技术，对阳春砂进行转录组测序，以获得该物种的参考序列。通过对幼果、成熟中期果实和成熟末期果实进行表达谱测序，分析各不同发育时期果实中基因表达量的变化，建立基因表达量与糖含量、糖代谢酶活性及挥发性萜类含量之间的联系，探索限制阳春砂果实产量和有效成分含量的因素。结果表明：通过高通量 RNA-seq 测序获得了阳春砂全转录本信息，共得到 144 020 个 unigenes 序列。对 unigenes 进行基因功能注释，通过 COG 功能分类，26 303 个 unigenes 归到 25 个功能类别。通过 GO 数据库注释，31 978 个 unigenes 被归类到 44 个功能类别中，其中归类到代谢过程的 unigenes 有 14 456 个。通过 KEGG 代谢通路分析，将 21 254 个 unigenes 分为 270 类，淀粉和蔗糖代谢通路相关的 unigenes 有 567 个，萜类骨架生物合成途径的 unigenes 有 154 个。搜索到了 12 715 个 SSR 位点，其中重复次数最多是三核苷酸重复。通过构建分子进化树，对阳春砂的 HMGR、DXR 和 DXS 的多个 unigenes 进行了分类和功能预测。单萜合成途径中除了月桂烯/罗勒烯合酶注释到 KEEG 通路外，还挖掘出了 3 个单萜合酶、2 个倍半萜合酶可能的 unigenes。

王焕[83]通过不同浓度荣莉酸甲酯(MeJA)溶液喷施阳春砂植株的果实和叶片，分析果皮和种子团中挥发性萜类成分的变化情况。运用第二代高通量测序技术，对 MeJA 诱导后的阳春砂果实和叶片进行 RNA-Seq 测序，获得 MeJA 诱导后阳春砂的转录组数据。同时，将不同浓度 MeJA 诱导的阳春砂果实(分为种子团和果皮)进行表达谱测序，分析不同浓度 MeJA 喷施阳春砂不同部位后对阳春砂种子团和果皮中基因表诘的调控差异，初步探索 MeJA 调控阳春砂果实中挥发性荫类合成的分子机制。研究结果发现 MeJA 可有效调控阳春砂果实中挥发性萜类成分的变化和萜类合成相关基因的差异表达，并且 JA 信号转导与部分萜类合成相关基因及挥发性萜类成分之间具有较强的相关性，推测 MeJA 可通过调控 JA 信号转导途径中关键酶基因的表达，进而调控荫类合成相关基因的表达及挥发性萜类成分的合成和积累，这些数据为深入研究 MeJA 调控阳春砂中萜类代谢的分子机制奠定了基础。

参 考 文 献

[1] 林建英. 阳春砂仁与砂仁伪品的鉴别[J]. 成都中医药大学学报, 1998, 21(4): 43-44.

[2] 陈彩英, 詹若挺, 王小平. 砂仁品种、种质资源的考证溯源[J]. 山东中医药大学学报, 2011, 35(4): 354-376.

[3] 曾亚军, 陈训, 彭惠蓉. 砂仁及其常见混淆品分类鉴别[J]. 贵州科学, 2005, 23(3): 60-64.

[4] 李晓光. 砂仁药材鉴别研究进展[J]. 长春中医学院学报, 2000, 16(3): 58-59.

[5] 刘敏莉, 李柏. 常用中药鉴别方法研究进展[J]. 吉林中医药, 2005, 25(10): 56-57.

[6] 吴娜, 杨诗龙, 严丹, 等. 粉末中药鉴别方法的研究进展与思考实践[J]. 中草药, 2015, 46(10): 1413-1419.

[7] 赵中秋, 郑海雷, 张春光. 分子标记的发展及其在植物研究中的应用[J]. 生命科学研究, 2000, 4(2): 68-74.

[8] 张学高. 砂仁及其混淆品种子鉴别研究[J]. 中草药, 1994, 25(11): 595-616.

[9] 赖小平. 中药砂仁五个品种的生药鉴定[J]. 广州中医学院学报, 1989, 6(4): 242-247.

[10] 周联, 王培训, 黄丰, 等. 阳春砂的 ITS 序列分析[J]. 中草药, 2002, 33(1): 72-75.

[11] 韩建萍, 李美妮, 石林春, 等. 砂仁及其混淆品的 ITS2 序列鉴定[J]. 环球中医药, 2011, 4(2): 99-102.

[12] 潘华新, 黄丰, 王培训, 等. 阳春砂与绿壳砂、海南砂的 ITS-1 测序鉴别[J]. 中药材, 2001, 24(7): 481-483.

[13] 焦文静, 张鹏, 廖保生, 等. 基于 SNP 位点鉴定砂仁药材物种[J]. 世界科学技术——中医药现代化, 2014, 16(2): 295-300.

[14] 王培训, 黄丰, 周联, 等. 阳春砂与几种常见姜科伪充品的 RPAD 分析[J]. 中药材, 2000, 23(2): 71-74.

[15] 黄琼林, 杨锦芬, 段中岗, 等. 基于 26S rDNA D1-D3 区和 matK 基因序列分析的阳春砂分子鉴别[J]. 广州中医药大学学报, 2010, 27(2): 151-155.

[16] 杨振艳, 张玲. 姜科砂仁属植物 DNA 条形码序列的筛选[J]. 云南植物研究, 2010, 32(5): 393-400.

[17] 王洪新, 胡志昂. 植物的繁育系统、遗传结构和遗传多样性保护[J]. 生物多样性, 1996, 4(2): 92-96.

[18] 郭本森, 陈耀武, 汪婉芳. 绿壳砂仁和阳春砂仁开花结实生物学特性的初步研究[J]. 云南植物研究, 1980, 2(4): 459-467.

[19] 于志忱, 韩德聪. 春砂仁(*Amomum villosum* Lour.)小孢子母细胞的减数分裂和花粉粒发育的研究[J]. 中山大学学报(自然科学版), 1982, (4): 78-85.

[20] 韩德聪. 春砂仁(*Amomum villosum* Lour.)精子的形成和发育[J]. 中山大学学报(自然科学版), 1985, (4): 69-74.

[21] 钱南芬，张振钰. 砂仁雌配子体发育与受精过程的观察[J]. 植物学报，1984，26(4)：365-371.

[22] 韩德聪. 春砂仁(*Amomum villosum* Lour.)胚珠的形态结构及其某些发育特征[J]. 中山大学学报(自然科学版)，1982，(3)：77-81.

[23] 于志忱，韩德聪，黄庆昌. 春砂仁(*Amomum villosum* Lour.)大孢母细胞的减数分裂和胚囊发育的研究[J]. 中山大学学报，1979，(3)：75-81.

[24] 林文荣，洪俊溪，梁金联. 砂仁开花结实率的研究初报[J]. 福建林学院学报，1989，9(S1)：85-87.

[25] 李合英，吴鸿. 春砂仁传粉及其生殖生物学研究进展[J]. 亚热带植物科学，2012，41(4)：75-78.

[26] 张文庆，杨沛，陈东，等. 春砂仁的访花昆虫种类及其访花和筑巢行为[J]. 昆虫知识，2006，43(5)：678-680.

[27] 樊瑛，刘英慧，王成福，等. 砂仁传粉蜜蜂的研究[J]. 热带作物学报，1986，7(1)：131-138.

[28] 王修竹，陈炎平，高向东. 对砂仁理想授粉蜂类昆虫的筛选[J]. 中药材科技，1988，2：4-5.

[29] 何振兴，胡延松. 广西砂仁昆虫传粉的研究[J]. 中国中药杂志，1992，17(5)：273-274.

[30] 吴七根，廖景平. 砂仁种子的解剖学和组织化学研究[J]. 热带亚热带植物学报，1995，3(2)：52-59.

[31] 彭建明，张丽霞，彭朝忠，等. 阳春砂繁殖生物学及种群更新的初步研究[J]. 时珍国医国药，2010，21(12)：3297-3298.

[32] 于志忱，韩德聪，黄庆昌. 春砂仁种子发芽的实验研究[J]. 中山大学学报，1981，(1)：102-108.

[33] 张丹雁，欧阳宵妮，徐志东. 不同浸种处理对阳春砂种子发芽的影响[J]. 广州中医药大学学报，2010，27(1)：62-64.

[34] 刘进平. 阳春砂仁微繁殖技术研究[J]. 亚热带植物科学，2004，33(3)：37-38.

[35] 贺红，刘婷娜. 阳春砂的组织培养与植株再生[J]. 植物生理学通讯，2005，41(1)：57.

[36] 陈振夏，谢小丽，庞玉新，等. 海南砂仁高产种植技术与推广[J]. 热带农业科学，2016，36(6)：33-44.

[37] 张雅明，董燕，周联，等. 阳春砂愈伤组织诱导与植株再生[J]. 广州中医药大学学报，2007，24(1)：66-68.

[38] 莫饶，朱文丽，吴繁花，等. 海南砂仁的离体快繁[J]. 热带农业科学，2003，23(4)：1.

[39] 张丹雁，梁欣健，石莹莹，等. 阳春砂杂交子代与母本的鉴别研究[J]. 中草药，2011，42(5)：996-999.

[40] 郑少燕. 阳春砂优良品种选育及品质评价研究[D]. 广州：广州中医药大学硕士论文，2014.

[41] 刘艳. 阳春砂组织培养与辐射诱变育种的初步研究[D]. 广州：广州中医药大学硕士论文，2010.

[42] 杨锦芬，刘卉，彭苑霞，等. 阳春砂辐射诱变及基于 ISSR 的变异分析[J]. 植物遗传资源学报 2012，13(5)：748-753.

[43] 葛淑俊，孟义江，李广敏，等. 我国药用植物遗传多样性研究进展[J]. 中草药，2006，37(10)：1584-1589.

[44] 何瑞，杨锦芬，詹若挺，等. 道地产区不同栽培品种阳春砂果实与花形态特征调查与分析[J]. 广州中医药大学学报，2010，27(1)：57-61.

[45] 陈忠毅，陈升振. 国产姜科植物的染色体计数初报[J]. 广西植物，1982，2(3)：153-157.

[46] 陈忠毅，陈升振，黄少甫. 国产姜科植物的染色体计数 2[J]. 广西植物，1984，4(1)：13-18.

[47] 陈忠毅，陈升振，黄向旭，等. 国产姜科植物的染色体计数(四)[J]. 广西植物，1987，7(1)：39-44.

[48] 陈忠毅，陈升振，黄向旭，等. 国产姜科植物的染色体计数(6)[J]. 广西植物，1989，9(4)：331-334.

[49] 汤加勇，李青苗，杨瑞武，等. 6 种郁金类药用植物的同工酶研究[J]. 中国中药杂志，2008，33(12)：1381-1386

[50] 何振兴，冯世鑫. 砂仁不同品种同工酶的研究[J]. 广西植物，1996，16(2)：186-187.

[51] 沙玫，陈玉枝，朱恒英. 闽产砂仁与山姜的蛋白电泳鉴别[J]. 福建中医学院学报，1997，7(2)：32-33.

[52] 温海霞，蔡家利，邹姝姝. DNA 分子标记在药用植物中的应用[J]. 细胞生物学杂志，2005，27：153-156.

[53] Bostein D，White R L，Skol nick M，et al. Construction of genetic linkage map in man using restriction fragment length polymorphisms[J]. Am. J. Hum. Genet. ，1993，31：314-318.

[54] 赵中秋，郑海雷，张春光. 分子标记的发展及其在植物研究中的应用[J]. 生命科学研究，2000，4(2)：68-74.

[55] 任爱农，秦民坚. 基于 RAPD 分子标记技术的中药材鉴定研究进展[J]. 中南药学，2008，6(3)：338-341.

[56] 肖哲丽，柳金凤. 分子标记技术在药用植物研究中的应用[J]. 中国农学通报，2011，27(05)：300-303.

[57] 肖小河，刘峰群，史成和，等. 国产姜黄属药用植物 RAPD 分析与分类鉴定[J]. 中草药，2000，31(3)：209-212

[58] 王培训，黄丰，周联，等. 阳春砂与几种常见姜科伪充品的 RAPD 分析[J]. 中药材，2000，23(2)：71-74.

[59] 欧阳宵妮. 阳春砂资源调查与品质评价研究[D]. 广州：广州中医药大学硕士学位论文，2010.

[60] 徐吉银，丁广. 道地药材阳春砂不同居群的 RAPD 分析[J]. 中药新药与临床药理，2005，16(3)：194-196.

[61] Li G，Quiros C F. Sequence-related amplified polymorphism(SRAP)，a new marker system based on a simple PCR reaction：its application to mapping and gene tagging in Brassica[J]. Theor Appl Genet，2001，103：455.

[62] 李廷春，高正良，汤志顺. 丹参 SRAP 反应体系的建立与优化[J]. 生物学杂志，2008，25(1)：40-44.

[63] 高丽霞，刘念，黄邦海，等. 姜花属 SRAP-PCR 体系的优化与建立[J]. 广西植物，2008，28(5)：604-607.

[64] 高丽霞，胡秀，刘念，等. 中国姜属基于 SRAP 分子标记的聚类分析[J]. 植物分类学报，2008，46(6)：899-905.

[65] 高丽霞, 刘念, 黄邦海, 等. 姜花属 SRAP 分子标记连锁图谱构建[J]. 云南植物研究, 2009, 31(4): 317-325.

[66] Vos P, Hogers R, Bleeker M, et al. AFLP: a new technique for DNA fingerprinting[J]. Nucleic Acids Research, 1995, 23(21): 4407-4414.

[67] Pang Y X, Wang W Q, Zhang Y B, et al. Genetic diversity of the Chinese traditional herb Blumea balsamifera (Asteraceae) based on AFLP markers[J]. Genetics and Molecular Research, 2014, 13(2): 2718-2726.

[68] 高炳淼, 潘坤, 田建平, 等. 南药益智 AFLP-PCR 体系的建立与优化[J]. 生物技术, 2015, 3(25): 251-255.

[69] Skinner D M, Beattie W G, Blattner F R, et al. The repeat sequence of a hermit crab satellite deoxyribonucleic acid is (-T-A-G-G) n-(-A-T-C-C) n [J]. Biochemistry, 1974, 13: 3930-3937.

[70] 杨妮, 王建. 利用 SSR 分子标记初步分析广西莪术种质资源的遗传多样性[J]. 湖北农业科学, 2015, 54(10): 2408-2415.

[71] 邹颖. 益智姜科遗传多样性和遗传结构的研究[D]. 北京: 中国科学院大学硕士学位论文, 2013.

[72] Zhang X, Zhang F, Zhao H, et al. Comparative analysis of genetic diversity among species of Chrysanthemum and its related genera using inter-simple sequence repeat and sequence-related amplified polymorphism markers[J]. Genet Mol Res, 2014, 13(4): 8469-8479.

[73] 刘颖嘉, 黄宇, 荣俊冬, 等. 巴戟天遗传多样性的 ISSR 分析[J]. 福建林学院学报, 2011, 31(3): 203-206.

[74] 黄琼林, 杨锦芬, 严萍, 等. 阳春砂 ISSR-PCR 反应体系的建立和优化[J]. 时珍国医国药, 2010, 21(10): 2478-2480.

[75] 张忠廉, 李学兰, 杨春勇, 等. 砂仁遗传多样性的 ISSR 分析[J]. 中草药, 2011, 42(3): 570-574.

[76] Li Y, Wang S H, Li Z Q, et al. Genetic diversity and relationships among Chinese Eucommia ulmoides cultivars revealed by sequence-related amplified polymorphism, amplified fragment length polymorphism, and inter-simple sequence repeat markers[J]. Genet Mol Res, 2014, 13(4): 8704-8713.

[77] 赵志礼, 徐珞珊, 董辉, 等. 核糖体 DNA ITS 区序列在植物分子系统学研究中的价值[J]. 植物资源与环境学报, 2000, 9(2): 50-54.

[78] 赵志礼, 周开亚, 王峥涛, 等. 山姜属中药草豆蔻和益智 nrDNA ITS 区序列的测定[J]. 植物资源与环境学报, 2000, 9(3): 38-40.

[79] 张召宝, 侯林, 潘晴, 等. 中药高通量转录组研究进展[J]. 中国中药杂志, 2014, 39(3): 1553-1558.

[80] 祁云霞, 刘永斌, 荣威恒. 转录组研究新技术: RNA-Seq 及其应用[J]. 遗传, 33(11): 1191-1202.

[81] 张晓萌, 李健春, 王琼, 等. 转录组测序技术在中医药领域的应用[J]. 中国现代中药, 2016, 18(8): 1084-4087.

[82] 于安民. 基于 RNA-Seq 的阳春砂果实发育过程中糖和萜类代谢的研究[D]. 广州: 广州中医药大学硕士论文, 2014.

[83] 王焕. MeJA 影响阳春砂挥发性萜类和转录组变化的研究[D]. 广州: 广州中医药大学硕士论文, 2015.

第四章　砂仁栽培种植技术研究

第一节　栽　培　条　件

砂仁的生长发育和它周围的生态环境是互相联系、互相影响的，有着直接密切的关系，只有在适宜的温度、光照、湿度、土壤、地形地势等条件下，才能生长发育良好，产量较高。因此，我们必须了解生态环境中各种因子如温度、光照、湿度、土壤、地形地势、动植物等与砂仁的关系，并从中找出主要矛盾，掌握变化规律，创造适宜的条件，以满足砂仁生长发育的需要。

一、温　度[1, 2]

砂仁是热带植物，分布于东南亚的热带雨林、季雨林中，属于东南亚热带植物区系成分，温度是影响砂仁地理分布的主要因子之一。砂仁最适宜的生长温度为年平均22~28℃，对冬季短时期的低温比槟榔等热带植物有较强的耐受力。一般直立茎比叶耐寒，而根茎又比直立茎耐寒，当气温下降至 0℃左右或有严重霜冻、冰冻时，直立茎受冻害死亡，但匍匐茎一般越冬后仍能分生植株。冬季气温稍低，抑制营养生长，促进生殖生长，使翌年花芽较多，但也抑制花芽分化发育的速度。早春气温过低，花芽延迟萌发，致使花期也推迟。此外，在寒潮侵袭的过程中还可以见到，有荫蔽植株比较耐寒，无荫蔽植株耐寒力较弱。

韩德聪[3]研究了温度对阳春砂花粉萌发的影响，结果发现阳春砂花粉萌发和花粉管生长的最适温度是24~28℃，在该条件下花粉萌发率在50%以上，花粉管的长度可达910~1300μm（表4-1）。

表4-1　温度与花粉萌发及花粉管生长的关系

温度(℃)	视野中花粉(粒)	萌发的花粉(粒)	花粉萌发率(%)	花粉管长度(μm)
16	95.6	2.0	2.1	26~104
19	65.5	5.6	8.5	32.5~455
22	54.6	12.3	22.5	130.0~682
24	66.3	36.7	55.3	281.6~1300
28	65.5	33.7	51.4	260.0~910
31	87.2	4.6	5.2	26.0~195
33	159.0	2.0	1.2	29.9~78.0

二、光　照[4~6]

砂仁是半阴生植物，喜漫射光。在整个生长发育过程中都要求一定的荫蔽，由于荫蔽度除了影响光照强度外，还直接影响种植地的其他环境，如温度、湿度等。种植后 2~3 年内，要求较大的荫蔽度，一般为70%~80%为宜，这有利于植株的分生和生长；种植 2~3 年后，苗群生长密集，进入或即将进入结果年限，荫蔽度可以减少为 50%~60%才利于花芽的形成；到了结果年限时，若苗群荫蔽度偏大，则会导致植株相对稀疏、走茎少及花芽少，产量低。

荫蔽度的大小，还应与种植地地势、土质和灌溉条件等协调配合。平原地区，日照长，沙质土易干旱，荫蔽度宜稍大；山区有涧流或山高谷深的地方，日照短，湿度大，荫蔽度应小些。不同季节要求荫蔽度亦有差异，冬季需要保温、防霜，荫蔽度宜大；春季荫蔽度宜小，以利于花芽发育。

欧阳霄妮[7]研究了不同光照度对阳春砂生长发育的影响，结果表明 50%左右的荫蔽度可能为进入结果年限砂仁的最适宜的荫蔽度，而荫蔽度为 61.1%和 40.6%的砂仁产量虽然比 52%荫蔽度的产量有所降低，但降幅不是很大，而且影响砂仁产量的因素错综复杂，这些小幅度减产不一定是因荫蔽度的小变动这个单因子造成的，因而初步认为该两种荫蔽度仍属于基本适宜的范围(表4-2)。

表4-2 不同光照度对阳春砂生长发育的影响

组别	$I_{光照强度}$(lx)	$S_{荫蔽度}$(%)	$N_{植株数}$(株)	$H_{老苗株高}$(cm)	每平方花芽数			鲜果产量 (g/m²)
					$N_{总数}$	$N_{有效数}$	$P_{有效率}$(%)	
种植区1	48480	52	39	157	20	16	80.0	125
种植区2	17675	82.5	20.3	228	7	5	71.4	25
种植区3	39289	61.1	31	165	15	11	73.3	93
种植区4	59994	40.6	44.3	151	23	16	69.6	102
种植区5	79588	21.2	61	121	25	15	60.0	45

三、湿　　度[8, 9]

湿度是影响砂仁生长发育的主要因子之一，包括土壤湿度(含水量)和空气湿度。从叶面的结构来看，砂仁属于中性植物，适于在中等程度的水分环境下正常生长发育，对干燥环境具有一定的耐受力，但是缺水会导致植株长势差，寿命短，以致产量低甚至无产量。从发育阶段与水分的关系来看，除花芽分化前期要求水分较少外，从孕蕾期至开花期，空气相对湿度一般要求在 75%以上，土壤含水量为 22%～27%，有利于授粉结果。花期如遇干旱，花序易枯萎，幼果发育缓慢；雨多又兼高湿，易发生病害，造成烂果。

欧阳霄妮[7]研究了不同湿度对阳春砂花芽发育期生长状况的影响及不同土壤湿度(含水量)对阳春砂结实率和座果率的影响，结果表明阳春砂生长的花芽发育期(花芽分化～开花期)，地块 1的老、壮龄苗占总苗数的 80.6%，地块 2 为 66.6%，且此期间，地块1(高产区)的功能叶(青叶)(665片/m²)远多于地块2(低产区)者(313.6 片/m²)，即阳春砂适宜的空气湿度需在 90%以上；而 3 个不同土壤湿度中，结实率从高到低的顺序依次为湿润区＞过湿区＞干燥区；座果率从高到低的顺序依次为湿润区＞干燥区＞过湿区，湿润区与干燥区相比结实率及座果率有显著性差异，说明阳春砂适宜的土壤含水量应为25%～27%(表4-3，表4-4)。

表4-3 不同湿度对阳春砂花芽发育期生长状况的影响

测量项目		地块1		地块2	
		$H_{空气湿度}$(%) 90～95	$H_{土壤湿度}$(%) 25～27	$H_{空气湿度}$(%) 66～88	$H_{土壤湿度}$(%) 21.5～23.5
花芽发育期每平方米苗数	笋	5		3	
	幼龄苗	1		5	
	老、壮龄苗	25		16	
	合计	31		24	
	$P_{老、壮龄苗}$(%)	80.60		66.60	
各个时期平均功能叶片	平均每株	26.60		19.60	
	平均每平方米	665.00		313.60	

表 4-4　不同土壤湿度（含水量）对阳春砂结实率及座果率的影响

小区类别	$H_{土壤含水量}$(%)	$N_{人工授粉花朵数}$	$N_{结实数}$	$P_{结实率}$(%)	$N_{座果树}$	$P_{座果率}$(%)
干燥区	21.2～22.1	400	150	37.50	64	42.60
湿润区	25.2～26.5	400	288	72.00*	169	58.60*
过湿区	29.3～29.8	400	220	55.00	90	40.90

*表示 $P<0.05$，与干燥区比较

四、土壤和养分[10]

砂仁对土壤要求不甚严，多种类型的土壤，甚至能种植在混有石砾的土壤。但砂仁是多年生、常绿植物，一年四季均需从土壤中吸收大量的水分和养分，且匍匐茎密布地表，不便松土，根系浅，怕干旱。所以，要高产，应选择底土为黄泥，表土层肥沃疏松，富含腐殖质，保水保肥性强，pH 为 4.8～5.6 的黑色沙泥，并夹有小石砾，群众称为"石花地"的土壤为佳。沙土、黏土或瘠薄的土壤，只要注意增施有机肥和合理施肥，合理灌溉，也可以种植，并使其生长正常，并丰产。而坚硬贫瘠、卵石很多，或过于低洼潮湿的黏质土，虽能生长，但结实不丰，不宜种植。从施肥增产效果看，施氮、钾和氮、磷、钾的产量大于单施各元素；单施钾的产量大于单施氮，单施氮的产量又大于单施磷。砂仁高产区云南省景洪县研究了追肥对砂仁的增产效果（表 4-5）。

表 4-5　追肥对砂仁的增产效果

肥料	N	P	K	N、P	N、K	P、K	N、P、K
产量(kg/亩①)	28.6	18.6	36.5	22.0	61.7	34.0	39.5
对照	1.39	0.90	1.77	1.07	3.00	1.65	1.92

五、地 形 地 势[1, 10]

种植砂仁的适宜海拔高度，与当地的气候条件有关。广东省、广西壮族自治区冬季常受寒潮侵袭，于北纬 28°以南的地区，一般以海拔 500m 以下种植适宜，若在高海拔（如 780m）的山区种植，则易受冻害，花期较晚，开花时间推迟。而云南省南部、西部受热带季风的影响，气温较高，湿季明显，在海拔 700m 以下种植，花期于雨季之前，气候干旱，对开花结果不利。相反在海拔 800～1100m 地区种植，花季恰好在雨季开始，有利于开花结果。所以云南省南部、西部地区，宜在海拔较高地区种植。

砂仁栽培在林下，荫蔽度为 50%左右，但荫蔽树木逐年长大，根系也随着增多增大，大量争夺水肥，砂仁竞争不过，因而生长不良，开花不多，结果很少，以致迅速衰退，砂仁植株徒长纤弱，会导致倒伏减产，每年春季进行砍伐荫蔽树枝叶，亦易压伤砂仁，影响砂仁开花结果。近年来发现，在山谷、近溪流附近，同样可利用山和树林的荫蔽减少光照时间，同时能缓解高温并保持较好的湿度。

砂仁的生活习性是长期在一定的气候和土壤条件下形成的，因此，它对环境条件的要求是综合的。分析环境条件与砂仁的生长发育的关系，可以看出，荫蔽条件、水分条件和温度条件在其生长发育中起重要作用，其中荫蔽条件是起主要作用的。因为荫蔽条件改变会引起光照、温度、水分等一系列条件的改变，也会关系到肥力的增减、利用和授粉昆虫活动的变化等。

①1 亩=666.67m²

第二节 繁 殖 方 法

砂仁常规繁殖方法有有性繁殖(种子繁殖)和无性繁殖(分株育苗或分株苗直接移栽)。

一、种子繁殖[11, 12]

此法便于从外地引种,解决种苗缺乏,有利扩大生产和培育良种,防止品种退化。

1. 种子选择和处理 留种的砂仁要经过"三选"手续,首先从丰产类型的品种中,挑选历年高产的砂仁,建立留种田,待成熟收果时,再挑选生长健壮、无病虫害的母株,选出穗大粒多的果穗作为留种,经过这样严格挑选手续,才能选出良好的品种。种子成熟一般在处暑前后,外果皮显红褐色,果肉与荔枝肉一样,带有甜蜜气味,种子变成黑色,便充分成熟。将摘下的鲜果置于较柔和的阳光下晾晒 2～3 日,每日晒 2～3h,然后除去果皮,放在清水里,加入油沙或谷壳,用手擦去团粒果肉,换水多次,洗去胶质糖分,放在阴凉处晾干,立即进行秋播为好,8～9 月种子新鲜,气温较高,出苗率齐。春播,则用毛罐储存,果壳晒干作商品。

2. 苗地整理 选择背阴湿润、通风凉爽的环境,土地肥沃疏松、排水灌溉方便的地方作为育苗地。在播种前一个月深耕翻晒,风化土地。播种时土块犁耙细碎,平地起畦,畦高 10～12cm,周围水沟畅通,畦宽 80～100cm。为了便于搭盖荫棚,除草浇水管理工作,畦不宜过宽,起畦好耕成南北方走向,有利于搭成背西向东倾斜的荫棚,控制西面下午阳光的照射。

3. 适时播种 播种期越早出苗率越高,出苗速度越快;播种期过迟,出苗率低,生长慢。播种期分为春播和秋播两种,秋播宜于处暑摘果后,白露至秋分时期,若延迟播种,气候干燥水分少,气温低,种子不发芽,待第二年春雨季节,气温上升才发芽成长。春播宜于在春分前后,若提早播种,气温低,水分少,会延迟出土。秋播发芽率高,一般是采用秋播,不采用春播。

4. 播种方法 有条播、点播等方式,以条行点播种子均匀,便于浇水、除草、施肥管理,故多采用条行点播。春播种子干燥,播种前先将种子浸种催芽,提前萌动,发芽齐。催芽时将种子放入冷水里浸 1～2h,再放入 45% 温水浸一昼夜,再换水复浸,共达 24h,取出晾开即待播种。播种时按行距 13cm,株距 8cm 点播,公顷①播量为 15kg,播后盖以基肥。基肥含土杂肥、牛尿糠、鸡屎、草木灰等,混合沤制腐熟后,1 公顷施 22 500～30 000kg,盖过种子 3cm 为适度,基肥如过薄,可撒上细土。施用鸡屎肥,害虫较多,应用石灰撒入堆沤腐熟,杀死害虫才可施用。

5. 苗期管理 应切实做好苗期管理工作,以保证全苗和壮苗。播种后,立即搭好荫棚,使荫蔽度达 80%,并经常保持土壤湿润,低凹地注意排水。苗子怕杂草,除草应做到除早、除小、除了。如出苗过密,在苗高 3cm 左右,结合除草松土进行间苗,追施稀薄人粪尿。在苗高 15cm 时定苗,株距 6～12cm,并培土、施土杂肥,促进分根发芽,此时可逐步调整荫蔽,使荫蔽度降低到 60% 左右。苗高 30～45cm,即可移苗定植。

二、分 株 繁 殖[13]

1. 分株苗选择 选择历年丰产、生长健壮、分生能力强、无病虫害、穗大果多的母株,从中挑选株高 0.6m,叶 4～6 片,具 1～2 条新萌发的带有鲜红色嫩芽的匍匐茎的苗,茎秆粗壮,作为繁殖用的分株苗。过嫩、过老和瘦弱的分株苗,均不宜作繁殖用。分出的新植株可视天气和苗高情况适当剪去部分叶。最好当日挖苗,当日种植,以提高成活率。如要远途运输则应置于阴湿凉爽的地方。

2. 栽种季节 春秋两季均可种植,但以春季 3～5 月为好,这时气候温和,雨量充沛,且多

---

① 1 公顷=10 000m²

为阴天, 植后易成活; 秋季 8~9 月亦可定植, 但由于雨水较少, 应选择阴雨天, 剪去 1/3~1/2 的叶片, 减少水分蒸发, 需注意淋水或灌溉。种苗如需长途运输, 要注意保护根茎的生长点, 主要是保持湿润, 可用苔藓等湿物覆盖。

3. 栽种方法 分株苗一般不经育苗, 可直接种植, 定植前挖穴, 穴的规格为 40cm×40cm×30cm。将老匍匐茎埋入土中, 深 6~9cm, 并把土压实, 嫩匍匐茎用松土覆盖。栽后要淋定根水, 加盖茅草, 以提高成活率和促进分株生长。每穴栽 1 丛。

有些地区采用"以苗育苗"的方法繁殖种苗, 即选择水肥条件较好的平坦地作育苗地, 加强水肥管理, 一年后从育苗地割取种苗。这种育苗方法种苗不易发病, 为解决当前种苗不足提供了好经验。

三、组织培养繁殖[14]

1. 外植体表面消毒 挖取个大饱满的根茎, 切去多余的根和假茎部分, 留下带芽根茎段约 2cm, 再层层剥去叶鞘, 注意最内层叶鞘必须保持完好无损, 用洗涤剂洗涤后, 以自来水冲洗 30min, 晾干, 用 75%乙醇浸泡 3~5s, 再转至 0.11% $HgCl_2$ 溶液浸泡 15min, 以无菌水冲洗 3~5 遍, 然后切割茎尖生长点接种。

2. 初代培养和增殖培养 以 1/2 MS+1mg/L IBA+0.5mg/L IAA 为基本培养基, 同时附加 5ml/L 20%硫代硫酸钠, 琼脂均为 7.5g/L, 食用蔗糖 3%; pH 在灭菌前调至 5.8, 121℃下灭菌 20min, 每日光照 8h, 光照强度为 2000lx, 培养温度为 25~28℃。初代培养后每隔 1 个月继代转接 1 次。丛生芽至少增殖 3 代后切取单芽进行生根培养。

3. 生根培养和炼苗移栽 当根长至 1cm 时, 闭瓶强光(20 000~40 000lx 自然光)炼苗 15~20 日, 后开瓶炼苗 3~5 日, 取出小植株, 小心洗去根部培养基, 植入装有细沙、土、椰糠为 1∶1∶1 的盆钵中, 置于温室内生长。

第三节 移 栽 定 植[15, 16]

一、选地和整地

砂仁种植地一般均远离居民区, 可听到水声、风声、雨声、鸟声及虫声, 周围森林的荫蔽树种应以阔叶常绿乔木树为主, 选择山区有长流水的溪沟两旁的自然杂木林下, 凉爽、湿润、传粉昆虫资源丰富的地块种植; 盆地或平原种植, 应有自然林或人工林, 并有水源灌溉和人工授粉条件。施农家肥困难的, 应选疏松肥沃的土壤。砂仁的产量受环境条件的综合影响, 因此, 选择和创造一个良好的栽培环境, 是获得高产稳产的基础。

选地后, 应根据地形地势进行规划。先清除林间杂木, 砍去过多的荫蔽树, 适当选留壮年树和优良的幼树, 确保适宜的荫蔽度和保证森林的繁衍。在云南省山区沟谷林下, 土层深厚, 疏松肥沃, 可不翻地, 以免雨水冲走表土, 只要清除树根、草根即可定植。在广东省产区为了旱涝保收, 坡地可开梯田种植。丘陵、平原等土质差的地应全垦, 用枯枝、落叶压青或施有机肥改土。平地筑畦种植, 以利排水、管理和通风透光。

二、定 植

1. 种植时间 春季 3~5 月, 秋季 8~10 月, 阴雨天进行。

2. 种植密度 70cm×60cm, 或 70cm×40cm, 每亩种植 1500~2000 株。

3. 种植方法 将种苗的匍匐茎向下或水平放置, 使新生匍匐茎顶端露出土面, 用松土覆盖。老根茎覆土 6~9cm, 基部压实, 穴面略低于地面。植后淋定植水并用落叶覆盖穴面。需长途运输的种苗，应放于阴湿处，经常淋水以免凋萎。分株苗每穴 1 丛。

第四节 田 间 管 理

一、除 草 割 苗[17, 18]

种植后第 1~2 年，由于植株尚小，还未形成群体，林地空隙大，杂草生长迅速，与砂仁幼苗争肥水抢阳光，同时砂仁幼苗期对外界恶劣环境抵抗力弱，如不及时除草，将影响砂仁的正常生长，甚至会引起病虫害的传播。在此期间每年需除草 2~3 次，并铲松土壤，但要注意勿伤根茎。第 3 年开始进入开花结果期，植株生长茂盛，一般每年除草 1~2 次。第 1 次在 2 月进行，割除杂草和枯苗，清除地面过厚的落叶(不要把落叶全部清除，可留一些落叶盖地保水)，以利于花芽发育；割除过多的幼笋，以利于供应花芽的养分。割除的枯苗宜烧毁，防止传染病的发生；杂草落叶可堆沤作肥。第 2 次在 8~9 月收果后及早进行，割除病枯苗外，还应将衰老苗割除，以促进新分生植株的生长，增加壮苗比例，使其多开花、多结果。由于砂仁的根茎沿地匍匐生长，故不能用锄头除草，只能用手拔。

二、施 肥 培 土[19, 20]

施肥培土是促进砂仁生长发育及丰产的重要措施之一。新种的砂仁及幼龄期每年施肥 2 次，第 1 次在 3 月上旬，这时气温回升，湿度大，雨水多，是砂仁生长旺盛时期，适时施肥以促进分株生长健壮，使匍匐茎上长出更多的不定根，以增强植株对水分、养分的吸收。除施堆肥、牛栏肥、火烧土、过磷酸钙和猪粪水沤制的肥料外，还要适当增施氮肥。第 2 次施肥在 8 月底，主要以提高苗群抗寒性为主，每亩施火土灰，或火烧土 1500~2000kg，草木灰 100kg，混入适当磷肥，均匀撒施，然后培表土、肥泥适量，为促进第 2 年开花结果打下物质基础，药农称之为施"壮身肥"。

砂仁定植 3 年后即进入开花结果期，需肥量较大，每年施肥 4 次。一般每亩施尿素 10~15kg、复合肥 20~30kg、过磷酸钙 30~40kg、腐熟厩肥 1000kg，在每年 3~4 月间的花蕾和初花期分 2 次施下，均匀撒于面上，施后撒上一层薄土。为了防止落花落果，还应根外追肥，用 0.3%磷酸二氢钾和 0.01%硼酸混合液喷施叶面、花苞，每亩用量 100kg。但是，根外追肥和生长素的应用，都应在加强培育管理和施肥的基础上，作为辅助措施，才能效果明显。从施肥与提高产量的关系来看(表4-6)，在同样进行人工授粉的情况下，其结果率基本相同，而施肥者果重、果大、饱满、种子多、产量高，比不施肥者每亩增产91斤[21]。

表 4-6 施肥措施与提高产量的关系

项目	授粉花数(朵)	结实数(个)	结实率(%)	座果数(个)	座果率(%)	实收产量(斤)	果实考种			
							果大		果重(克/个)	种子数(粒/果)
							纵径(cm)	横径(cm)		
施肥	7860	5794	73.7	4255	73.4	21.5	1.93	1.80	2.92	47.2
不施肥	7694	5504	71.5	3879	70.5	17.04	1.81	1.70	2.33	29.5

砂仁施肥更为关键的是掌握好施肥时机。产区生产经验以"四看"为标准，如下所示。

1. 看天施肥 宜在阴雨天土壤湿润时施肥。此时肥料易溶于土壤溶液中，很快被砂仁吸收利用，并可以防止烧苗，不宜在干旱或土壤缺水时施肥。

2. 看地施肥 种植地肥力差应适当增加施肥量，肥力高的则适当减少施肥量。保肥性差的种植地施肥量宜少次数多，保肥性好的施肥量宜多次数少，还要注意地里缺什么肥就补什么肥。

3. 看苗施肥 苗群生长黄弱，施肥次数和量应适当增加；苗群生长繁茂，施肥次数应适当减少。当年开花结果多的地块宜增加施肥量和次数，以利于保花保果及果后苗群尽快恢复长势，促进秋笋长出。

4. 看时施肥 根据砂仁不同生长发育期对养分的要求，适时施肥。植株一般在抽笋期、花蕾形成和发育期、开花结果期需要大量的养分，应及时将肥料施下。

砂仁是多年生常绿草本，匍匐茎在地表蔓延，不定根分布较浅，一般在 30cm 左右，且以 15cm 内较密集，故种植后地面不能进行松土，受雨水冲刷，地表易板结，水土流失严重，因此每年必须培入适量的松土，以促进分株和根系生长。培土一般在秋季摘果除草后进行，将土撒在砂仁窝边，借雨水将泥冲下，窝中间可撒些土，培土不要过多，以不覆没匍匐茎为宜。

三、清园、防旱排涝[4, 22]

清园是砂仁冬管的主要措施，目的是除去病虫在园内的越冬场所。据对砂仁产区的调查，坚持抓好冬季清园，病虫害发生率明显下降，一般为 1%～2%，而忽视这项工作的，植株发病率一般达 10%，严重的达 20% 以上。冬季清园的具体做法是：在 11～12 月割除老株后立即将园内杂草铲除干净，并清理出园外，同时将园地周围 2～3m 范围内的杂草、灌木铲净，连同园内清出的杂草、枯枝叶等一起晒干堆集烧毁作肥料。清园后用 2～3 波美度①的石硫合剂或石灰水喷洒，预防病虫害的效果更好。

砂仁根系浅生，喜湿怕旱，所以砂仁种植地的土壤和环境需经常保持湿润，才有利于砂仁的正常生长发育。为了满足砂仁不同的生长发育阶段对水分的要求，应适当进行排灌。新种植的砂仁，需经常灌水或淋水，保持土壤湿润。种植 3 年到达开花结果年限的砂仁，秋季施肥后，为促进秋笋生长，恢复生势，要求水分多。冬春花芽分化期要求水分少一些。开花期和幼果形成期要求土壤湿润，空气相对湿度 90% 以上，才有利于开花、授粉、结实，如遇干旱必须即时淋水抗旱，如花期雨水过多，可将植株十几株捆为一束，以利通风，蒸发水分，减少湿度。果期和果实成熟期要求土壤含水量少些，如雨水过多则易造成烂果。根据砂仁不同生长发育阶段对土壤水分的要求进行适当的排水和灌水，做到防旱排涝保丰收。

四、调整荫蔽度[2]

砂仁喜荫凉湿润环境，怕强光直射，喜漫射光，根据砂仁不同生长发育阶段，应适时调整不同的荫蔽度。砂仁种植后 1～2 年进入分株繁殖阶段，要求 70%～80% 的荫蔽度；进入开花结实年龄，花芽分化期，需要较多的阳光，荫蔽度以 50%～60% 为宜。但在保水力差或缺水源的地段，不能灌溉的砂仁地应保持荫蔽度在 70% 左右，以减少水分的蒸发。荫蔽度过大，砂仁苗细弱、稀疏，叶色较浅，叶片薄，花果少；荫蔽度太少或无荫蔽者，砂仁苗枯黄，植株矮小，茎短，叶片易引起日灼病。因此，适当、适时调整荫蔽度，满足砂仁生长发育对光照的要求是很重要的。如到了冬季，尤其是有轻微霜冻出现的地区，应疏除过于荫蔽的部分枝叶，使园内荫蔽度保持在 50% 左右，以利于阳光照射，提高土温，促进植株生长健壮，减少病害发生。

荫蔽树的选择应因地制宜、就地取材，根据当地日照时间、海拔、地形、地势、土质及树种综合考虑。例如，计划在杂木林的丘陵地或平坝种植，开垦时应保留叶片细小、易于腐烂、树叶稀疏、树冠开阔、根深的豆科树种及其他中、小型常绿树种，将其他杂木砍去。荫蔽树是砂仁越冬的自然屏障，所以应选择冬天不落叶的树种为好。原则上先种荫蔽树，后种砂仁。日照时间较长的平坝地区种植地或沙质偏重的土地容易失水，荫蔽树可多种些；山谷、涧流两侧日照时间短，荫蔽树可少些。

五、授　粉

1. 人工授粉[4, 10] 由于砂仁的花器构造较特殊，雄蕊的花药在雌蕊的柱头之下，雌蕊的药柱

---

①波美度是过去用于间接表示比重的单位，现改用密度表示。在 15℃下，1 波美度相当于 1.007g/cm³。

嵌生于两个药室的沟内，柱头稍高于花药，花粉很难落到柱头上，因而不能自花授粉，又由于砂仁花序着生于匍匐茎上，雌雄蕊包在大唇瓣内，和外界近于隔离状态，不适合风媒传粉，因此在缺少传粉昆虫的情况下，砂仁不宜授粉结实，这是砂仁结实率低的主要原因，故必须进行人工辅助授粉，提高砂仁的结实率和产量。

砂仁开花期为 4 月上旬～6 月上旬，人工授粉是在砂仁花期每日 6：30～16：00 进行。根据砂仁开花数量分为 3 个阶段。第 1 阶段是初花期，15～20 日，开花占总花数的 10%～20%；第 2 阶段是盛花期，15～20 日，开花占总花数的 60%～80%，是人工授粉最佳时期；第 3 阶段是末花期，5～10 日，开花占总花数的 10%～20%。目前生产实践中常用如下两种方法进行人工授粉。

(1)推拉法：由于授粉人员与花的着生方向不同，操作时可分为正向推拉法和反向推拉法。正向推拉：即花的唇瓣正对授粉人，以大拇指与食指夹住雄蕊与唇瓣，拇指将雄蕊向下轻拉，拇指不要松开，再将雄蕊向上推，使黏附在唇瓣上的花粉擦在柱头上(图 4-1)；反向推拉，即花的唇瓣背向授粉人，操作时仍以拇指和食指夹住雄蕊和唇瓣，拇指将雄蕊向下轻推，然后再将雄蕊往上拉(图 4-2)。操作时用力要适度，太轻授粉效果差，太重则伤害花朵。

(2)抹粉法：操作时先用左手的拇指和中指夹住花冠下部，右手的食指(或用小竹片)挑起雄蕊，再用左手食指将花粉轻轻抹在柱头上。如用竹片抹粉，则用竹片挑起雄蕊后，左手的食指和拇指夹住花丝，然后用竹片(或其他授粉工具)将花粉轻轻抹上柱头(图 4-3)。

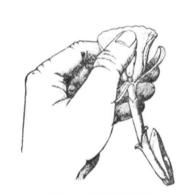 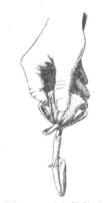 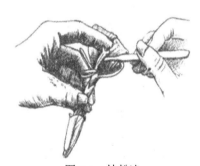

图 4-1　正向推拉法　　　　图 4-2　反向推拉法　　　　图 4-3　抹粉法

人工授粉最佳时期是盛花期，最佳时间是上午 8：00～10：00，即花药开裂撒粉最多时进行。阴天温度低，花粉开裂撒粉时间推迟，授粉时间也相应推迟，可根据具体情况灵活掌握。末花期开花数量减少，气温较高，传粉昆虫活动较频繁，砂仁自然结实率高，一般不搞人工授粉。

不论采用哪种方法授粉，都要掌握正确方法，严肃认真，一丝不苟，轻手轻脚，才能达到目的，应尽量避免踩伤匍匐茎和折伤幼笋。

2. 昆虫授粉[1, 2]　砂仁花器构造特殊，不能自花授粉，也不适合风媒传粉，故昆虫是它最好的传粉媒介。据产区调查，传粉昆虫多的地段，自然结实率可高达 50%～60%。传粉昆虫以彩带蜂、排蜂和小酸蜂为主，彩带蜂喜栖息在阴凉湿润环境，多在水沟两旁的泥土及土墙做窝，繁衍子孙，因此，可以加强林地管理，创造适宜的环境条件，保护和加速它的繁殖，有利于更好地进行授粉，提高砂仁产量。排蜂和小酸蜂一般于 5 月中、下旬即砂仁盛花后期至末期出巢活动，从唇瓣与雌雄蕊间钻入，采蜜后，后退而出，如此进出花朵采蜜，将附着在它胸背的花粉传到柱头上，起到良好的传粉作用，对提高砂仁的自然结果率有很大的影响。

六、落果及预防方法[4, 23, 24]

砂仁的落果主要发生在幼果期，一般于开花授粉后 15 日左右出现，果实大小在 1cm 以下。初花期形成的幼果较少脱落，盛花期、末花期形成的幼果约脱落 50%。落果的原因受各种因素的综合影响，在砂仁幼果形成期，如雨量适宜，即天气晴朗，空气相对湿度在 90%以上，土壤含水量为 25%~27%，幼果能够正常发育，就不会落果或落果较少。如连续阴雨或大雨，一方面由于日照强度减弱，降低植株进行光合作用合成营养物质的效率；另一方面，由于土壤含水量增加，甚至是积水，砂仁根系的通气组织又不发达，影响植株的生理代谢，从而引起落果。但是，如果天气干旱，空气湿度低于 80%，土壤含水量不足时，幼果又会因水分亏缺而蔫萎脱落。土壤瘦瘠、缺乏养分会使植株生长纤弱，不能供给幼果充足的养分，使幼果的发育受影响而脱落。

防止落果的主要措施[25]：搞好栽培管理，培育壮苗群；幼果大量形成时，进行根外追肥，生产上用含 3%过磷酸钙、0.1%硫酸铵的浸出液效果较好，能提高坐果率 15%~30%。在末花期和幼果期，喷 5×10^{-6} 的 2,4-D 水溶液，或者 5×10^{-6} 的 2,4-D 加 0.5%磷酸二氢钾，可提高保果率 14%~40%，用 0.5%尿素喷施花、果、叶，或 0.5%尿素加 3%过磷酸钙溶液喷施花、果，保果率可提高 52%~55%。

七、补苗与割苗[1]

定植后，发现缺苗及时补种，以保证群体有足够数量。为改善通风透光条件，减少养分消耗，保证植株生长健壮，防止烂花烂果，提高坐果率，应视整个群体的长势，适时割苗。对多年结果、衰退的群体，割苗宜多，以利于更新复壮。通常每年割苗 2 次，第 1 次宜少割，以利于开花结果。可于 2 月上中旬，距地面 10cm 左右处割去枯、病苗，并集中烧毁。第 2 次宜多割，以利于新生苗生长。可于 8~9 月割去枯、病苗及仅有 6~8 片叶的老苗或纤弱苗。每平方米保留 40~50 株，即一般山区每亩留苗 2.5 万株以下，丘陵平原地区 3 万株以下，而且分布均匀。株高 2~2.5m，具有 15 片以上绿叶的老壮株占 70%以上的园地时，砂仁产量最高。密度过大过小，产量下降。

八、衰退苗群的管理

砂仁苗群种植 6~7 年后，植株开始逐渐衰退，分生植株逐渐纤弱矮小，产量下降，甚至无花无果。衰退老苗群，应重割老苗和枯老匍匐茎，挖松空地，重施有机肥，于 4~5 月生长季节，加强田间管理，及时追肥培土，促苗增长，恢复苗群长势。对于苗群严重衰退、土壤板结的种植地，可以整片全垦，经风化、熟化一段时间后施入土杂肥或绿肥，进行改土，重新种植。

第五节　病、虫、草害防治

一、病　害

砂仁的病害有叶斑病、苗疫病、果疫病、纹枯病、茎枯病和炭疽病等，下面主要介绍叶斑病、苗疫病和果疫病的发病症状特点和防治方法。

1. 叶斑病[4, 10, 26]

(1)发病症状及特点：该病由真菌中一种半知菌侵染叶片和叶鞘引起，是砂仁的主要病害。发病初时叶片出现水渍状、不规则的暗绿色病斑，以后迅速扩大变为褐色，边缘棕褐色，后期病斑中央灰白色。终年均可发病，但发病高峰多在每年的 3 月和 9~10 月。潮湿时，病斑上布满黑霉层，叶片上常有数个或数十个病斑，这些病斑扩大后相互融合，使叶片干枯。病重时病害从老叶向上部叶片蔓延，导致全株叶片枯死，随后茎秆干枯死亡。通常在栽培管理粗放、土质贫瘠、种植地过于暴晒或长期潮湿、积水，苗群长势差的情况下易发病，特别是冬季干旱、霜冻后发病尤为严重。

(2)防治方法

1)清除病源。收果后，结合秋季管理，把枯老、病株割除，集中烧毁，以消灭越冬菌源。

2)搞好田间管理。保持适宜的荫蔽度，增施草木灰、石灰和过磷酸钙；冬旱期要适时喷水，使植株长势健壮，增强植株抗病能力。

3)药剂防治。在发病初期，可用70%甲基托布津可湿性粉剂1000～1500倍液，或40%富士1号乳剂600倍液，或20%二环唑可湿性粉剂400倍液，或50%代森铵水剂1000倍液，每隔7～10日喷1次，直至控制病害为止。

2. 苗疫病[27]

(1)发病症状及特点：该病由真菌中一种藻类菌引起，但在发病过程中，往往还有细菌并发危害。发病初期，嫩叶叶尖或叶缘出现暗绿色不规则的病斑，随后病斑扩大联片，颜色变深，病部变软。叶片似开水烫过，呈半透明水渍状下垂而枯在茎干上。严重时，迅速蔓延至叶鞘和下层叶片，使全株叶片干枯而死。枯死的病株，一般根系尚好，第2年多能萌发分株。病菌以菌丝及孢子附着于病叶残株上越冬，翌年4月侵染发病，5～8月气温高，台风雨频繁，育苗地过于荫蔽，通风条件较差，湿度大，低洼积水易发病。少雨干旱，天气转凉后病害减轻。

(2)防治方法

1)苗圃的消毒。育苗播种前7日用2%福尔马林溶液或3ml/L的石硫合剂喷洒畦面消毒。

2)苗期加强管理。3～4月，调整苗期荫蔽度，做好开沟排水，增施火烧土、草木灰、石灰和喷药预防。在发病初期，及时剪除病叶集中烧毁。

3)药剂防治。发病初期喷洒1:200波尔多液，或50%甲基托布津可湿性粉剂1000倍液，每10日1次，连续喷2～3次，以控制病害发生和蔓延。

3. 果疫病[28]

(1)发病症状及特点：果疫病俗称果腐病。该病由真菌中一种藻状菌引起，在高温多雨季节，植株密度大，荫蔽度高，低洼积水，养分积累不足的情况下发生。该病主要危害果实，造成落果，甚至腐烂。一般减产20%～30%，严重时50%以上。初时果实出现淡棕色病斑，后扩大至整个果实，使之变黑、变软、腐烂，果梗受害后成褐色软腐状。在潮湿环境下，患部表面生有白色棉毛状菌丝。

(2)防治方法

1)收捡病果。当病果开始蔓延时，及时把病果采摘，进行加工，减少病原菌的传播。

2)抓好管理。春季注意排水，增施草木灰、石灰，增强果实抗病力；冬季及时清园，减少病菌越冬场所；幼果期，把苗群分隔出通风道，改善通风条件。

3)药剂防治。6～8月收果前，用1:1:150波尔多液，或70%甲基托布津可湿性粉剂400～800倍液，或1%福尔马林溶液等喷洒防治，每10日1次，连喷2～3次；也可用1:3的石灰、草木灰混合粉，在病害严重的植株周围撒施，每亩25～35kg，可控制病菌的发生和蔓延，或在果期用0.2%高锰酸钾溶液喷洒1次。

二、虫　害[4, 27]

砂仁的虫害主要有黄潜蝇，还有地蚕。地蚕在夜间咬食嫩苗嫩叶，可用毒饵诱杀，白天潜伏洞内，可挖洞捕捉。下面主要介绍黄潜蝇的发病症状特点和防治方法。

1. 黄潜蝇

(1)发病症状及特点：该虫又名钻心虫，形态特征如下所示。成虫，体较小，全身灰褐色，有金属光泽；腹面黄白色，胸部两侧各有一乳白色的斑点；卵，白色，椭圆形；幼虫，乳白色略带淡黄色，头部极小，腹足退化，尾端很小；蛹，乳白色至棕红色。以幼虫蛀食砂仁幼笋的生长点，尤其是生长衰弱的老砂仁的幼笋，使生长点停止生长或腐烂，造成枯心，俗称"枯心病"。被害的幼笋先端干枯或腐烂，直至死亡。在管理粗放、长势衰弱的砂仁地段，受害率可达40%～60%。

(2)防治方法

1)加强水肥管理，促进植株生长健壮，减少钻心虫危害。

2)及时割除被害幼笋，集中烧毁。

3)成虫产卵盛期可用40%乐果乳剂1000倍液,每隔5~7日喷1次,连喷2~3次。

2. 其他 有花螺、老鼠和果子狸。花螺在夜间咬食嫩苗嫩叶,可用毒饵诱杀,或在清晨捕捉。老鼠和果子狸等动物偷吃砂仁果实。

大板鼠于每年4~8月危害砂仁花及果实,使植株花残缺不全,果实被咬碎,种子被吃光,严重影响产量。

防治方法:可利用鼠夹、鼠笼于傍晚设置于砂仁地里进行人工捕杀。用炒香的谷、糠或杂粮、炼熟的植物油及磷化锌以100:3:4拌匀,制成毒饵进行诱杀。

三、草 害[1]

对砂仁造成草害的杂草主要有曼秀柱、白茅等禾本科植物类杂草。这些杂草不仅与砂仁争夺土中的营养和水分,而且还恶化环境,传播病虫害,严重影响砂仁的产量与质量。因此,人工防除砂仁的田中杂草是一项经常性的田间管理工作。在杂草的防治过程中,针对不同的杂草采用不同的方法进行防治,选用合适的化学药剂除草,不仅省工省时,而且比较彻底可靠,能收到较好的防除效果。

1. 种植前除草 化学除草应以药材种植前土壤施药为主,争取一次施药便能保持整个生长期不受杂草危害。种植前土壤处理的常用药剂如下所示。

(1)48%氟乐灵乳油:氟乐灵乳油除杂草谱广,能有效防除一年生靠种子繁殖的禾本科杂草,如马唐、牛筋、狗尾草、稗、千金子和画眉草及小粒种子的其他阔叶杂草等。喷药时间多在种植前5~10日杂草萌发前,每亩地用量根据说明书上的规定用水兑制,对药田表土进行均匀喷洒处理。因氟乐灵易挥发和光解,应随喷随进行浅翻,将药液及时混入5~7cm土层中,有条件的最好是机械喷药耙混一次完成。也可喷药后随即浇透水,但效果不如浅翻混土。施药后一般隔5~7日才可种植,除草效果可达90%以上。

(2)50%乙草胺乳油:该药剂主要通过杂草地上部分吸收药液后,抑制其蛋白质合成,使芽和根停止生长,而导致杂草在出土前、出苗前和出苗后不久死亡。对多种一年生禾本科杂草有特效,并可兼除部分小粒种子的阔叶杂草。喷药时间多在种植移栽前3~5日进行,注意必须在杂草出土前施用。每亩用该药剂70~75ml兑水40~60L,均匀喷洒土表即可。

2. 种植后除草 砂仁在苗期和定植初期会有很多杂草萌发生长,不仅消耗土壤中水分,影响土壤升温,还将推迟生长周期。种植后的砂仁地一般不用除草剂,最好用手拔,但田地周边的杂草可用除草剂除尽。

3. 化学除草剂使用注意事项

(1)化学除草剂的选择:必须注意化学除草剂的选择性、专一性、时间性,不可误用、乱用除草剂,防止杀死幼苗。

(2)严格掌握限用剂量:除草剂使用应综合具体土质、考虑农田小气候,严格按药品说明规定的剂量范围和用药浓度、用药量使用。例如,一般贫瘠沙性土壤除草施药渗透性很大,药材易受药害,用药量要小,甚至忌药;多雨季节土壤墒情好,应低剂量用药;杂草出芽整齐、密度低,剂量应小些;地膜覆盖因温湿度条件好,用药量也应减小。

(3)合理混用药剂:两种以上除草剂混合使用时,要严格掌握配合比例和施药时间及喷洒技术,并要考虑彼此间有无拮抗作用或其他副作用。可先取少量进行可混性试验,若出现沉淀、絮结、分层、漂浮、变质,说明其安全性已发生改变,则不能混用。此外,还要注意混剂增效功能,如杀草丹和敌稗混合剂的除草功效比各单剂除草功效的总和要大,使用时要降低混合药剂量(一般在各单剂药量的1/2以内),以免发生药害,保证药材安全。

(4)掌握用药时间和方法:掌握好施除草剂的最佳时间和技术操作要领,妥善保存好药剂,防止错用,并搞好喷药器具的清洗,以免误用,使其他作物产生药害。

(5)注意环境条件对除草剂的影响:温度、水分、光照、土壤类型、有机质含量、土壤耕作和整地水平等因素，都会直接或间接影响除草剂的除草效果。

(6)其他：目前，市场上还没有专门用于药材的除草剂，多为借用农作物，如蔬菜、果树等除草剂，因此，必须在有实践经验的专家或技术人员指导下购买除草剂和实施除草作业，以免造成经济损失和不良后果。

第六节　采收与加工

一、采　　收[4, 10]

砂仁种植后 2～3 年便开花结果，果实的成熟时期因各地种植的气候不同而有先后之别，一般于立秋至处暑前后收获。成熟时果实由鲜红色转为紫红色，果肉呈荔枝肉状，种子由白色变为褐色或黑色而坚硬，用嘴嚼时有浓烈辛辣味时为准。采收过早，加工折干率低(为 16%～18%)，品质差，药用效果差；采收过迟，则果实熟透，果肉含糖分高，加工成品容易回潮发生霉变，难于保管。采收时，组织好人力分片采收干净，山区自下而上进行，平原则分畦采摘，用小刀或剪刀将果序剪下，不宜用手摘，以防伤害匍匐茎的表皮，影响次年开花结果，同时应尽量避免践踏根茎。收果后，再剪去过长的果序柄，果实一般分为两级。

一级鲜果：果大成熟均匀，果皮红褐色；果穗呈球状，柄短；种子黑褐色，味辛辣；无空壳、杂质。

二级鲜果：果大小中等，成熟度比一级稍差，抽检果实的未成熟白色种子占 20%～50%，辛辣味较淡。

二、初　加　工[29~31]

1. 烘焙法　先用砖砌成高 1m，宽 1m，长 3m 的炉灶，三面密封，前面留一个火口。加工过程分"杀青"、"压实"和"复火"3 道工序，即先在灶内 2.5 尺(1 尺=0.33m)高处横架竹木条，上面放竹筛，每筛放鲜果 75～100kg，面上用草席盖好封闭，后把燃烧着的木炭放入灶内，再盖上谷壳防止火过大，每 2h 翻动一次，待焙至 5～7 成干后，将果取出，放入桶内或麻袋内压实，使果皮与种子紧贴，将压实的果实放置筛上摊平，重放炉上用文火慢慢焙干即成。果实焙干率一般为 20%～25%。此法的优点是成品质量好，果皮深棕褐色紧贴种子，种子成团，味辛辣，果肉不易发霉变质；缺点是必须集中加工，鲜果运输困难，如不能及时焙干，果实堆放时间长后，焙干率低。

2. 晒干法　加工过程分"杀青"和"晒干"2 道工序。一般用木桶盛装砂仁 50kg 左右，置于烟灶上，用湿麻袋盖密桶口，升火熏烟，至砂仁发汗(即果皮布满小水珠)时，取出摊放在竹筛或晒场上晒干。此法的优点是加工比价简单，可分散加工；缺点是成品果皮鼓胀，颜色淡褐，种子松散，存放时果肉容易发霉。

三、炮　　制

1. 砂仁　取原药材，除去杂质及果柄，去壳取子。用时捣碎。

2. 盐砂仁　取净砂仁，用盐水浸泡拌匀，置锅内，用文火加热炒干，取出放凉。每 100kg 砂仁，用盐 2kg。盐砂仁形如砂仁，色泽加深，味微咸。

3. 姜制砂仁　取净砂仁与姜汁拌匀，闷透至姜汁尽，置锅内用文火微炒，取出，放凉。姜制砂仁形如砂仁，稍具姜辣气味。

4. 炮制作用　砂仁生品辛香，长于化湿行气，醒脾和胃。常用于脾胃湿阻气滞，脘腹胀痛，纳呆食少，呕吐泄泻。盐砂仁辛温之性略减，温而不燥，降气安胎作用增强，并能引药下行，温肾缩尿。用于妊娠恶阻，胎动不安，或小便频数、遗尿。

第七节 包装、储藏及运输[1]

一、包 装

砂仁晒干后，用专用袋包装，每件约 35kg。按照《中药材生产质量管理规范》(试行)的要求，包装前应再次抽查，清除劣质品和杂质，包装器材应无污染，要清洁干净、干燥、无破损；包装袋上应有包装标签，内容应包括：药材名称、产地、采收日期、批号、规格、重量、产地、注意事项。

二、储 藏

1. 储藏条件　因其含有挥发油，应存放于阴凉、干燥的药材仓库，并防回潮、防蛀虫。存放温度在 30℃ 以下，相对湿度控制在 70%～75%，商品安全含水量为 10%～13%。按照国家规定，储存保管 3 个月、6 个月、1 年及 1 年以上的库房定额损耗率分别为 1%、1.3%、1.6%、2% 以内。

2. 防虫蛀，防受潮霉变，防鼠　本品易被虫蛀，受潮发霉，久存泛油，会造成气味散失。染霉品表面可见菌丝；泛油后，色泽加深，表面呈油样物，种子团黏手，易散碎，泛油与生霉相伴发生，并相互影响。危害的仓虫有小圆皮蠹、大谷盗、烟草甲等，多蛀蚀种子团的纵薄膜隔及果皮，使其散碎。另应防鼠害。

储藏期间，多用密封抽氧充氮(或二氧化碳)养护。小件可在包装内置生石灰、无水氯化钙等吸潮。轻度吸潮或生霉、虫蛀品，可摊晾，忌暴晒。

三、运 输

药材批量运输时，注意不能与其他有毒、有害的物质混装；要防止吸潮、防止曝晒。按照国家规定，运输距离 200km、201～500km、501～1000km、1000km 以上运输定额损耗率应分别控制在 1.5%、1.8%、2.4%、3% 以内。

第八节 砂仁种植基地建设

随着人们医疗保健意识的增强，砂仁的市场需求量逐年递增，单靠野生资源已难以满足医疗用药的需要，发展人工种植是解决供求矛盾的唯一途径。

宁明县[32]是广西壮族自治区砂仁的主产区之一，近年来，该县采取积极措施，力促中草药产业发展，取得明显成效，出台了《宁明县中草药产业发展规划》和《宁明县促进中草药产业发展奖励办法》，并与广西中医学院等高校签订发展中草药产业科技合作协议，确保中草药产业发展有保障；通过引进科技项目，建立砂仁试验示范基地，进行品种研究与示范。2013 年，该县科技部门与广西中医学院合作，引进自治区科技项目，在峙浪乡长桥村开发 50 亩荒坡地，用于砂仁规范化新品种研究与示范，利用 12 亩多年宿根砂仁地进行衰退苗群更新的研究与示范；该县科技、农业部门技术人员经常深入田间地头，开展砂仁栽培技术指导工作，今年共下乡进行技术指导 362 人次。目前，该县砂仁规范化种植生产已初具规模，2014 年全县种植砂仁 1.48 万亩，预计总产量约 360 吨(1 吨=1000kg)，产值约 1300万元。目前，砂仁市场价格为每千克 100～120 元，仅此项收入就为该县砂仁种植户人均增收 486 元。

阳春市阳春砂的种植面积和年产量均为广东省之最[33, 34]，全市阳春砂种植面积 6.45 万亩，投产面积 4.5 万亩，年产干果 441 吨。现有两个 200 公顷、数个 100 公顷左右的阳春砂生产基地。全市 12 个镇有 2.1 万户 10 多万人从事阳春砂生产、加工，每人年平均收入因此增加近 700 元。目前，阳春砂种植示范基地主要在阳春市砂仁试验示范场、春城镇蟠龙金花坑、永宁镇沙牛塘及春湾镇的钟蕉垌、亲村大石田。近年来，阳春市委市政府十分重视南药的生产和发展，提出了"南药强市"的战略，并制定了具体的发展规划。相关部门和科研单位也加大了对砂仁的投入力度。据调查，参与砂仁课题研究的有广州中医药大学、中山大学、暨南大学等重点知名院校，其中广州中医药大学投入的力度最大，该校是新中国最早建立的 5 所高等中医药院校之一，经过四十多年的建设和发展，已经成为我国中医药行业的骨干高校。该校对"南药"的研究在全国同行中具有领先地位，先后设立了"春砂仁中药材规范化生产关键技术研究""阳春砂仁新品种认定的数据采集及辐照育种的栽培管理和数据采集项目"等课题，还与阳江市农业龙头企业"广东一片天医药集团制药有限公司"在阳春市春城盘龙建立了"广州中医药大学产学研基地"。在阳春市，还设有对砂仁研究的专职机构——阳春市试验示范场。该场始建于 1962 年 6 月，是计划经济时代全国唯一一所直接向国家农业部定期汇报生产进度的阳春砂科研专业机构，现有阳春砂专业技术人员 7 人，其中中级职称 3 人；有生产科研实验基地 110 亩，阳春砂示范基地 60 亩，苗圃地 50 亩，在春湾、永宁镇还有共 100 多亩的阳春砂试验生产区。

参 考 文 献

[1] 刘军民，徐鸿华编著. 阳春砂规范化栽培技术[M]. 广州：广东科技出版社. 2003.

[2] 周俊雄，杨承烈编著. 砂仁[M]. 昆明：云南科学技术出版社. 2006.

[3] 韩德聪. 温度对春砂仁花粉萌发的影响[J]. 中山大学学报，1983，(2)：114～119.

[4] 中国科学院华南植物研究所华南植物园，广东省阳春县医药生产供应公司编. 砂仁栽培[M]. 广州：广东科技出版社. 1983.

[5] 郭本森，陈耀武，汪婉芳. 光照强度对砂仁生长和干物质积累的影响[J]. 植物生理学通讯，1990(5)：39-40.

[6] 韩德聪，黄庆昌，冯明开，等. 不同荫蔽条件对春砂仁水分状况和产量的影响[J]. 中山大学学报，1984，(3)：10-15.

[7] 欧阳霄妮. 阳春砂资源调查与品质评价研究[D]. 广州：广州中医药大学，2010.

[8] 中国医学科学院药物研究所，广东省药品公司编. 春砂仁[M]. 北京：人民卫生出版社. 1973.

[9] 罗亚红. 不同条件对香料砂仁产量的影响[J]. 贵州农业科学，2002，30(4)：27-28.

[10] 武孔云等主编. 三七 巴戟天 黄连 川芎 乌头 砂仁 罗汉果 益智 车前 广藿香 穿心莲 半枝莲 绞股蓝[M]. 南京：江苏科学技术出版社. 2001.

[11] 刘进平. 阳春砂仁微繁殖技术研究[J]. 亚热带植物科学，2004，33(3)：37-38.

[12] 砂仁种植技术[J]. 农村实用技术，2008，(6)：38-39.

[13] 肖培根，杨世林主编. 砂仁[M]. 北京：中国中医药出版社. 2001.

[14] 陈蔚文主编. 岭南本草 1[M]. 广州：广东科技出版社. 2010.

[15] 郭巧生主编. 药用植物栽培学[M]. 北京：高等教育出版社. 2009.

[16] 张亦诚，雷朝云，卢加举，等. 香料砂仁的生物学特性及栽培技术[J]. 中国野生植物资源，2013，32(3)：67-69.

[17] 晏小霞，王建荣著. 益智 砂仁 巴戟天栽培技术[M]. 海口：海南出版社. 2014.

[18] 邓丽云. 砂仁引种栽培管理技术[J]. 福州：福建农业科技，2012，(12)：41-43.

[19] 彭朝忠，段立胜，彭建明，等. 西双版纳砂仁高产高效栽培关键环节[J]. 中国热带农业，2006，(5)：65.

[20] 张含藻，肖波，张晓波. 砂仁-草果无公害高效栽培与加工[M]. 北京：金盾出版社. 2003.

[21] 张丹雁. 阳春砂种质资源研究[D]. 广州：广州中医药大学，2008.

[22] 陈蔚文，徐鸿华主编. 岭南道地药材研究[M]. 广州：广东科技出版社. 2007.

[23] 韩德聪. 春砂仁(Amomum villosum Lour.)开花、落果的实验生态学研究[J]. 中山大学学报(自然科学版)，1978，(3)：75-80.

[24] 春砂仁开花、落果的生态学实验研究[J]. 中药材科技，1978，(3)：1-10.

[25] 陆善旦. 防止春砂仁落果措施[J]. 中药材，1985，(6)：45.

[26] 李向东，杨明英，曹继芬，等. 砂仁叶斑病田间发病影响因素调查研究[J]. 西南农业学报，2011，24(4)：1363-1366.

[27] 张丹雁，刘军民，徐鸿华. 阳春砂的病虫害调查与防治[J]. 现代中药研究与实践，2005，19(4)：15-17.

[28] 陈锡沐主编. 南方名贵药材栽培与加工[M]. 广州：广东科技出版社. 2002.

[29] 陆善旦. 春砂仁采收加工[J]. 中药通报，1988，(6)：15-16.

[30] 韩学俭. 香味品砂仁的采收加工技术[J]. 蔬菜，2002，(4)：21.

[31] 杨俊杰，张振凌. 中药材产地加工与道地药材相关性研究[J]. 时珍国医国药，2006，17(5)：676-677.

[32] 黄荣真，罗小兵. 广西宁明：砂仁规范化种植初具规模[N]. 中国中医药报，2009-09-18002.

[33] 胡朝仁，陆丽英，黄荣真，等. 砂仁种植基地环境质量检测与评价[J]. 安徽农业科学，2013，41(7)：2898-2899.

[34] 苏景，罗世创，周妹. 道地药材阳春砂生产基地现状及对策研究[J]. 广东科技，2009，210(8)：83-84.

第五章　砂仁的药学研究

第一节　砂仁的化学成分研究

中药砂仁始载于《药性论》，为历代常用中药。砂仁现为姜科豆蔻属植物阳春砂 *Amomum villosum* Lour.、海南砂 *A. longiligulare* T. L. Wu 或绿壳砂 *A. villosum* Lour. var. *xanthioides* T. L. Wu et Senjen 的干燥成熟果实[1]。以广东省阳春县所产阳春砂最著名，称为地道南药砂仁[2]。近年来对砂仁的研究日趋深入，已进行了大量的有关其化学成分方面的研究工作。以往对其化学成分的研究主要集中在挥发油方面，目前对其水溶性成分黄酮类、有机酸类、苷类、多糖类成分也进行了较多的研究。

一、挥 发 油 类

砂仁药材主要挥发油成分为单萜类化合物，属莰烷型双环单萜化合物和薄荷烷型单环单萜化合物。

砂仁种子含挥发油，其含量因品种、产地不同而有差别，一般在 3%左右[3]。砂仁所含的挥发油类成分相对较多，主要有樟脑、橙花叔醇、乙酸龙脑酯、龙脑、柠檬烯、α-蒎烯、樟脑烯（camphorene）、香叶烯（myrcene）、芳樟醇、β-蒎烯、对-聚伞花素、香木兰烯（aromadendrene）、乙酸异龙脑酯（isobornyl acetate）、β-甜没药烯（β-bisabolene）、δ-杜松烯（δ-cadinene）、丁香烯（caryophyllene）、β-金合欢烯（β-farnesene）、莰烯、β-水芹烯、月桂烯、1，4-桉叶素（1，4-cineole）、α-萜品烯、间异丙基甲苯（m-cymene）、4-异丙基甲苯（4-isopropyltoluene）、右旋萜二烯[(+)-dipentene]、桉叶油醇（cineole）、萜品油烯（terpinolene）、4，6，6-三甲基二环[3.1.1]庚-3-烯-2-酮、1，3，3-三甲基-二环[2.2.1]庚-2-醇乙酸酯、4-异丙基苯甲醛（4-isopropylbenzaldehyde）、(2Z)-(橙花醇)、(E)-3，7-二甲基-2，6-辛二烯醛、乙酸松油酯（terpinyl acetate）、乙酸橙花酯（neryl acetate）、丁酸香叶酯（geranyl butyrate）、荜澄茄油烯（cubebene）、1-石竹烯（1-caryophyllene）、(1E,4E,8E)-(α-石竹烯[(1E，4E，8E)-(α-caryophyllene)]、S-(Z)-3，7，11-三甲基-1，6，10-十二烷三烯-3-醇、喇叭茶醇（ledol）、邻苯二甲酸(2-乙基己基)单酯等[2, 4]。

林敬明等[3]采用超临界 CO_2 萃取法萃取海南砂中的挥发性成分，并用 GC-MS 技术对解析釜 I、解析釜 II 中的挥发油成分进行了分析，分别得到 30 个峰和 88 个峰，分别鉴定出 24 种和 71 种成分。解析釜 I 中的主要成分有乙酸左旋龙脑酯（levo-bornyl acetate, 33.96%）、油酸（oleic acid, 9.2%）、棕榈酸（hexadecanoic acid，8.1%）、乙酸（acetic acid，7.2%）、樟脑（camphor，5.7%）、14-十五碳烯酸（14-pentadecanoic acid，4.6%）、龙脑（bornenol，3.76%）、亚油酸（linoleic acid，2.7%）等。解析釜 II 中的主要成分有乙酸左旋龙脑酯（levo-bornyl acetate，30.1%）、樟脑（camphor，15.1%）、莰烯（camphene，6.5%）、乙酸 α 莳酯（α-fenchyl acetate，6.3%）、柠檬烯（limonene，5.7%）、龙脑（bornenol，4.3%）、月桂烯（myrcene，2.31%）、油酸（oleic acid，1.61%）、α-蒎烯（α-pinene，1.59%）等。

何正洪等[5]采用超临界萃取法得到广西壮族自治区产阳春砂精油，并用 GC-MS 对精油进行化学成分研究，鉴定了 13 个组分，主要是乙酸龙脑酯（62.33%）、樟脑（18.14%）、龙脑（5.38%）、莰烯（4.65%），还有柠檬烯、α-蒎烯等，精油的主要化学成分与一般蒸馏方法得到的精油基本相同。

曾志等[6]采用 GS-MS 联用技术对阳春砂、绿壳砂和缩砂的挥发性成分进行研究，分别鉴定出36 种、44 种、45 种化学成分，并测定了其相对含量，3 个品种砂仁的挥发性成分有一定的差异，共有挥发性成分 25 种；相对含量超过 1%的共有挥发性成分 5 种，分别为莰烯（camphene）、柠檬烯(limonene)、樟脑(camphor)、龙脑(bornenol)、乙酸龙脑酯(bornyl acetate)。阳春砂中含量最高的挥发性成分是乙酸龙脑酯(bornyl acetate)，其含量为 59.60%。阳春砂与绿壳砂或缩砂的共有挥发性成分均只有 25 种，而绿壳砂和缩砂的共有挥发性成分多达 44 种。从绿壳砂或缩砂中检出的芳樟醇、α-异松油烯、异龙脑等 20 种挥发性成分在阳春砂中均未检出，这表明阳春砂与绿壳砂或缩砂之间存在差异性，而绿壳砂和缩砂中含量最高的挥发性成分均为樟脑，分别占挥发性成分的63.02%和 60.23%。

阳春砂中相对含量较高的 8 种挥发性成分依次是：乙酸龙脑酯、樟脑、莰烯、柠檬烯、龙脑、月桂烯、α-蒎烯、α-古巴烯，其含量占阳春砂检出挥发性成分总量的 98.77%。绿壳砂中相对含量较高的 8 种挥发性成分依次是：樟脑、乙酸龙脑酯、龙脑、柠檬烯、莰烯、月桂烯、芳樟醇、α-蒎烯，其含量占绿壳砂检出挥发性成分总量的 96.69%。缩砂中相对含量较高的 8 种挥发性成分依次是：樟脑、乙酸龙脑酯、龙脑、柠檬烯、莰烯、月桂烯、α-蒎烯、反式石竹烯，其含量占缩砂检出挥发性成分总量的 96.70%。乙酸龙脑酯与樟脑为砂仁药材挥发油的主要成分，两者含量之和在阳春砂、绿壳砂、缩砂中分别占 87.41%、75.57%、75.12%。但在含量最高的成分方面，3 个品种砂仁有所区别：阳春砂中含量最高的成分是乙酸龙脑酯(59.60%)，而绿壳砂和缩砂中含量最高的成分均为樟脑(63.02%和 60.23%)。阳春砂的特有成分有 α-古巴烯、1-甲基-6-异亚丙基二环[3.1.0]己烷、顺-γ-红没药烯等 11 种，占检出挥发性成分总量的 0.42%；缩砂的特有成分仅有[1aR-(1aα，4aβ，7α，7aβ，7bα)]-1，1，7-三甲基-4-亚甲基-1H-十氢环丙基薁(0.02%)1 种；绿壳砂中未检出特有成分。此外，在绿壳砂和缩砂中均能检出但在阳春砂中未检出的挥发性成分有芳樟醇、α-异松油烯、异龙脑等 20 种。阳春砂中乙酸龙脑酯的相对含量高达 59.60%，是阳春砂挥发油中含量最高的成分；而绿壳砂和缩砂中乙酸龙脑酯的相对含量只占其检出挥发性成分总量的 12.55%和14.89%。阳春砂中乙酸龙脑酯的相对含量是绿壳砂或缩砂的 4 倍多。此外，阳春砂的挥发油收率高于绿壳砂或缩砂，因此阳春砂中的药效成分含量远高于绿壳砂或缩砂。阳春砂的品质最好，故不宜用绿壳砂或缩砂代替阳春砂入药[6]。

王柳萍等[7]以水蒸气蒸馏法提取砂仁挥发油，分别得到不同商品砂仁挥发油，采用 GC-MS 技术对其化学成分进行分离鉴定，并与标准图谱对照，确定化合物成分，经色谱峰面积归一化法测定其百分含量。结果市售砂仁中乙酸龙脑酯的含量为 25.14%(越南砂仁)～69.32%(广东省阳春砂)。乙酸龙脑酯含量最高的为广东省阳春砂，进一步证实砂仁以广东省阳春砂为道地品种。

张生潭等[8]将 Bligh-Dyer 溶剂提取法首次应用于植物挥发油的提取，通过 GC-MS 方法分析，从干燥成熟的砂仁种子和果壳四种挥发油提取物中共鉴定出 138 种化学成分，挥发油成分主要包括乙酸龙脑酯(5%～47%)、樟脑(4%～17%)、龙脑(1.5%～6%)、莰烯(0.2%～3%)、α-蒎烯(0.2%～3%)、β-蒎烯(0.2%～5%)以及 α-柯巴烯(0.1%～2%)等，其中总烯类物质相对含量占总挥发油总成分的 10%～40%。从该植物中首次鉴定出蓝桉醇、二环大根香叶烯、薄荷烯醇、二十三烷、二十四烷等新的化学成分 35 个。

余竞光等[9]用 GC-MS 分析阳春砂、海南砂和绿壳砂中挥发油成分，鉴定了 57 个化合物，其中含量 1%以上的有乙酸龙脑酯(bornyl acetate，58.9%)，樟脑(camphor，11.4%)，龙脑(borneol，10.9%)，柠檬烯(limonene，4.67%)，樟烯(camphene，3.31%)，α-松油醇(α-terpineol，2.42%)，月桂烯(myrcene，1.26%)和蒈烯-3(carene，1.24%)等 8 个化合物。其成分具体如下：蒈烯-3(careen-3)、β-白菖考烯(β-calacorene)、樟烯(camphene)、匙叶桉油烯醇(spathulenol)、β-蒎烯(β-pinene)、异匙叶桉油烯醇(isospathulenol)、月桂烯(myrcene)、1，8-桉油素(1，8-cineole)、柠檬烯(limonene)、葑酮(fenchone)、罗勒烯(ocimene)、樟脑(camphor)、香桧烯(sabinene)、桃金娘醛(myrtenal)、蒈烯-4(careen-4)、乙酸龙脑酯(bornyl acetate)、α-蒎烯(α-pinene)、γ-松油醇乙酸酯(γ-terpinyl acetate)、对-聚花伞素(p-cymene)、香叶醇酯 E(geranyl acetate E)、紫苏烯(perillene)、香叶醇酯 Z(geranyl acetate Z)、β-侧柏酮(β-thujone)、橙花叔醇(nerolidol)、枯铭醇(cumic alcohol)、倍半桉油脑(sesquicineole)、土荆芥油素(ascaridol)、β-檀香醛(β-santalal)、香旱芹酮(carvone)、β-

檀香醇乙酸酯(β-santalyl acetate)、δ-榄香烯(δ-elemene)、β-檀香醇(β-santalol)、α-杜松烯(α-cadinene)、α-香柠烯醇乙酸酯(α-bergamotenylacetat)、γ-依兰烯(γ-muurolene)、β-榄香烯(β-elemene)、蒎莰酮(pinocamphone)、δ-芹子烯(δ-selinene)、β-杜松醇(β-cadinol)、β-丁香烯(β-caryophyllene)、芳樟醇(linalool)、α-香柠烯(α-bergamotene)、龙脑(borneol)、长叶烯(longifolene)、α-松油醇(α-terpineol)、顺式-β-金合欢烯(cis-β-farnesene)、马鞭草酮(verbenone)、α-布黎烯(α-bulnesene)、agarospirol、绿花烯(viridiflorene)、τ-依兰醇(τ-muurolol)、β-没药烯(β-bisabolene)、芹子烯醇(selinenol)、β-杜松烯(β-cadinene)、α-檀香醇(α-santalol)、α-白菖考烯(α-calacorene)、α-香柠烯醇(α-bergamotenol)。采用硅胶层析法从挥发油中分离得到 3 个单萜化合物乙酸龙脑酯(bornyl acetate)、樟脑(camphor)、龙脑(borneol)，这更进一步证实了 GC-MS 分析结果。

王迎春等[10]对阳春砂果实、种子团及果皮挥发油成分进行了分析。果实样品挥发油含量为 3.39%，种子团挥发油为无色油状物，而果实挥发油呈黄色，种子团挥发油含量达 4.94%，而果皮挥发油含量仅为 0.85%；故两者挥发油含量及色泽均存在显著差异。受果皮油中色素的影响，果实挥发油略显极微黄色。阳春砂种子团挥发油与果皮挥发油中的化学组成有显著差异，种子团挥发油以乙酸龙脑酯和樟脑为主要成分，其含量分别为 51.78% 和 17.75%；而果皮挥发油中这两种成分含量仅为 0.98% 和 1.45%，其差异十分显著。果皮油以 β-蒎烯、芳樟醇、4-松油醇、桃金娘烯醇等为主要成分，其含量为 5.23%～10.19%；而种子团油中 β-蒎烯、芳樟醇含量仅为 0.08% 和 0.16%，且未检出 4-松油醇和桃金娘烯醇。在种子团中共检出 37 种成分，其中三环烯、2-水芹烯等 16 种成分均未在果皮油中检出；果皮油中共检出 42 种成分，其中 19 种成分亦未在种子团油中检出，在两者中均能检出的 21 种成分中，除 α-石竹烯外，其余 20 种成分在两者中的含量差异均高于 90%。受果皮所含成分的影响，果实油中也含有种子团油中未能检出的香桧烯、桃金娘烯醛等 8 种成分；在两者中均能检出的 37 种成分中，有 27 种在两者中含量差异极为显著；然而，果实油中乙酸龙脑酯含量为 51.07%，接近于种子团油中乙酸龙脑酯的含量(51.78%)；两者樟脑含量分别为 17.06% 和 17.75%，亦非常接近。

阳春砂挥发油中主要成分是乙酸龙脑酯、樟烯、樟脑、龙脑、柠檬烯及 α-蒎烯等。海南砂[2]挥发油中主要成分是 α-蒎烯、β-蒎烯、桉叶醇、对-聚花伞素、柠檬烯、樟脑、乙酸龙脑酯及樟脑等。绿壳砂所含挥发油中主要成分是樟脑、橙花叔醇、乙酸龙脑酯、龙脑、柠檬烯及 α-蒎烯等。

王玲等[11]分别采用有机溶剂热浸法、微波浸提法提取阳春砂中的挥发性成分，并利用 GC-MS 对提取物进行检测，采用 NIST 数据库检索并确定了化合物的结构，经色谱峰面积归一化法测定了其化合物的百分含量。两种提取方法得到的提取物，主要药理活性的 8 个成分乙酸龙脑酯、樟脑、龙脑、石竹烯、古巴烯、匙叶桉油烯、豆甾醇、α-甜没药醇的含量差异不大，这 8 个成分的总提取率占挥发性成分的总量也比较接近，分别是 63.13% 和 58.76%，说明有机溶剂热浸法和微波浸提法都适合阳春砂中挥发性物质的提取，但微波浸提法省时省力；提取物的主要化学成分为乙酸龙脑酯、樟脑、龙脑、古巴烯、匙叶桉油烯等，与阳春砂的传统药理活性相符。该研究为确立简单、有效的提取阳春砂挥发性成分的方法和合理利用阳春砂资源提供了依据。

刘密新等[12]用 GC-MS 和 GC-FTIR 对砂仁挥发油进行分离鉴定，通过分析各组分的质谱图和计算机检索出的可能结构，并与质谱标准谱和气相红外标准谱对照，确定了 34 种化合物，其相对百分含量如下：庚烷 0.96%、甲苯 0.31%、α-蒎烯 0.10%、莰烯 0.35%、β-蒎烯 0.12%、β-香叶烯 0.31%、对伞花素微量、柠檬烯 0.75%、1, 8-桉叶素 1.47%、反式氧化芳樟醇 0.12%、葑酮 0.15%、芳樟醇 2.01%、樟脑 62.85%、异龙脑 0.14%、龙脑 14.04%、4-萜品醇 0.25%、α-萜品醇 0.37%、爱草脑 0.15%、香芹醇 0.3%、香芹酮 0.47%、4-甲氧基苯甲醛 0.16%、橙花醇 0.14%、乙酸龙脑酯 9.58%、石竹烯 0.47%、檀香烯 0.14%、β-甜没药烯 0.35%、α-杜松烯 0.29%、榄香醇 0.29%、橙花叔醇 0.21%、石竹烯氧化物 0.41%、罗汉柏烯微量、古巴烯 0.35%、雪松醇 0.3%、檀香醇 0.14%。在 34 种化合物中，除溶剂庚烷外，有单萜类 19 个，倍半萜类 10 个，萜烯氧化物 2 个即反式氧化芳樟醇、石竹烯氧化物，芳香类化合物 2 个。其中甲苯、反式氧化芳樟醇、葑酮、爱草脑、香芹酮、4-甲氧基苯甲醛、橙花醇、檀香烯、橙花叔醇、石竹烯氧化物、罗汉柏烯、雪松醇等 13 种化合物均为首次报道。

邢学锋等[13]采用 GC-MC 法考察了阳春砂不同部位挥发油化学成分的差异，从阳春砂果实挥发油中共鉴定出 21 种成分，占全油的 98.24%。其中，樟脑、乌药醇和乙酸龙脑酯的含量较高，三者含量分别为 29.03%、8.13%、35.12%；砂仁叶挥发油中共鉴定出 35 种成分，占全油 93.69%。其中，香桧烯、β-蒎烯、乙酸龙脑酯的含量较高，含量分别为 11.55%、24.18%、8.48%。砂仁果实挥发油中检出的桉叶素、异龙脑、α-松油醇等成分在叶的挥发油中未检出；而叶的挥发油中冬青油烯、桃金娘醇、α-蛇麻烯、牛儿烯等成分在砂仁果实挥发油中未检出；两部位中含有的相同有效成分樟脑、乌药醇、4-萜醇在含量上具有一定的差异。

叶强等[14]采用 GC-MS 技术结合 NIST08 数据库对产于临沧、文山、西双版纳、普洱、越南、缅甸、老挝的 7 种绿壳砂挥发油进行分析鉴定，并用面积归一化法确定各成分相对含有量。按匹配度在 90%以上鉴定化合物，共鉴定出 68 种化合物。其中共有成分 6 个，分别为乙酸龙脑酯、樟脑、右旋萜二烯、芳樟醇、双环[2.2.1]庚烷-2-醇，1，7，7-三甲基-δ-杜松烯、邻苯二甲酸单(2-乙基己基)酯。不同产地绿壳砂挥发油的组成和成分含有量差别较大，可能与各地气候条件、土壤状况、日照强度、栽培条件等因素有关。绿壳砂挥发油中特征性成分为乙酸龙脑酯和樟脑，7 个产地样品均检出，且含有量较高，两成分总量分别占各产地挥发油总量的 65.32%、56.84%、67.05%、66.97%、81.70%、67.74%、75.21%。但各产地样本的成分含有量差别较大，除普洱产绿壳砂外，其他产区样品中乙酸龙脑酯量均大于樟脑。乙酸龙脑酯是砂仁的主要有效成分，从该成分相对含有量来看，西双版纳＞缅甸＞越南＞文山＞临沧＞老挝＞普洱。以来自西双版纳的 5 号样本乙酸龙脑酯 TIC 相对峰面积最大，达 62.66%，从一定程度上验证了文献所载西双版纳为绿壳砂道地产区这一说法。相同实验条件下，阳春砂中乙酸龙脑酯相对峰面积多为 45%～70%。西双版纳产绿壳砂乙酸龙脑酯含有量可能与阳春砂仁相当甚至更高，这意味着其药效有可能与阳春砂相当甚至更强。

付琛等[15]以水蒸气蒸馏法提取不同产地、品种阳春砂挥发油，以 GC-MS 联用技术对其化学成分进行分离和鉴定。通过标准图谱进行对照确定化合物成分，经色谱峰面积归一化法测定其百分含量，比较了不同产地、品种阳春砂挥发油的化学成分。道地药材阳春砂含量较高的前三位成分是乙酸龙脑酯、樟脑、龙脑；其他产地阳春砂前三位主要成分是乙酸龙脑酯、樟脑、柠檬烯。不同产地、品种阳春砂挥发油主成分都比较集中，前三位主成分含量均达到 70%以上；且不同产地、品种阳春砂挥发油成分种类基本相似，但不同产地挥发油中各成分的比例存在差异。道地药材阳春砂中乙酸龙脑酯是所有药材中含量最高的，这可能是阳春砂为道地药材的依据之一；而经炮制后道地药材阳春砂在成分比例上变化明显。

陈璐等[16]采用水蒸气蒸馏法提取阳春砂完整果实、果皮和种子团 3 个部位的挥发油，采用 GC-MS 技术对挥发油的化学成分进行分析鉴定，并采用面积归一化法获得各化合物的相对含量，分析比较了阳春砂 3 个不同部位的挥发油成分。结果从阳春砂果实、种子团和果皮挥发油中分别鉴定出 29、20、31 种化合物，占各部位挥发油总量的 94.82%、93.99%、87.39%。三者共鉴定化合物出 40 种，其中共有成分 13 种。从测定结果看，阳春砂果实与种子挥发油化学成分相似。完整果实与种子挥发油均以乙酸龙脑酯为主要成分，分别占挥发油总量的 46.97%和 52.39%，含量最高的 5 种成分均为乙酸龙脑酯、樟脑、右旋萜二烯、龙脑和莰烯。果皮与完整果实、种子团挥发油的化学组成区别明显，乙酸龙脑酯质量分数仅为 3.87%。含量最高的 5 种成分为 β-蒎烯、樟脑、α-蒎烯、桧烯和芳樟醇，其他含量较高的成分也多为烯或烷。

范新等[17]对西双版纳产阳春砂的根及根茎、茎、叶挥发油的化学成分进行了研究。从根及根茎的挥发油 GC-MS 中分离得到 54 个成分，鉴定了其中 38 个成分，占挥发油总量的 95.52%，其中香桧烯含量最高。从石油醚萃取物中分离出 65 个峰，鉴定了其中 35 个成分，占总量的 90.10%，主要成分为 1, 8-桉叶素和邻苯三甲酸二丁酯。从茎的挥发油 GC-MS 中分离出 81 个成分, 鉴定了其中 46 个成分, 占所含挥发油总量的 83.5%, 以 β-蒎烯含量最高。从叶挥发油的 GC-MS 中分离得到 34 个峰, 鉴定了其中的 27 个成分, 占所含挥发油总量的 98.91%, 其中 β-蒎烯含量最高。

陈新荣等[18]从西双版纳阳春砂叶精油中分离得到 49 个成分, 初步鉴定出 12 个成分, 其含量占总组成的 92.08%, 其中主要成分 β-蒎烯占 42.29%、α-蒎烯占 32.94%。西双版纳阳春砂叶精油的化学成分与中国医学科学院药物研究所分析的砂仁果实油的化学成分有一定的差别。

韩林等[19]分析了重庆产砂仁精油的化学成分, 发现其主要含有杜松醇(11.41%)、十八碳烯酸甲酯(8.99%)、十氢-2-亚甲基-5, 5, 8a-三甲基-1-萘乙醛(5.06%)和十六烷酸甲酯(4.73%)等。与其他参考文献比较发现, 不同产地的砂仁, 其精油主要成分并不相同, 该试验提取的砂仁精油中主要成分为烯烃类和酯类化合物。

宋国新等[20]采用固相微萃取(SPME)技术结合 GC-MS 分析了广西产中药砂仁中的挥发性化合物, 从砂仁中共分离和鉴定出 42 个化合物, 其中主要的化合物为樟脑(36.9%)、莰烯(13.9%)、柠檬烯(13.4%)、乙酸龙脑酯(11.1%)、月桂烯(7.2%)、龙脑(5.0%)和 α-蒎烯(4.2%)。

砂仁中的三个主要单萜化合物: 乙酸龙脑酯(bornyl acetate)、樟脑(camphor)、龙脑(borneol)的结构式如图 5-1 所示。

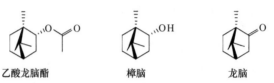

乙酸龙脑酯　　　　　　樟脑　　　　　　龙脑

图 5-1　砂仁挥发油中的主要单萜类成分

二、黄　酮　类

槲皮素 (quercetin)[21~23]、槲皮苷 (quercitroside)[24, 25]、异槲皮苷 (isoquercitroside)[21, 22, 22, 23]、3, 5, 7-三羟基-4'-甲氧基黄酮(3, 5, 7-trihydroxy- 4'-methoxy flavone)[25]、3, 5-二羟基-7, 4'-二甲氧基黄酮(3, 5-dihydroxy-7, 4'- dimethoxy flavone)[25]、3, 5, 3'-三羟基-7, 4'-二甲氧基黄酮(3, 5, 3'-trihydroxy-7, 4'- dimethoxy flavone)[25]、(+)-表儿茶素 ((+)-epicatechin)[25]、(–)-儿茶素 ((-)-catechin)[25]。砂仁中的黄酮类化合物结构式如图 5-2 所示。

槲皮素　　　　　　　槲皮苷　　　　　　异槲皮苷

3,5,7-三羟基-4'-甲氧基黄酮　　3,5-二羟基-7,4'-二甲氧基黄酮　　3,5,3'-三羟基-7,4'-二甲氧基黄酮

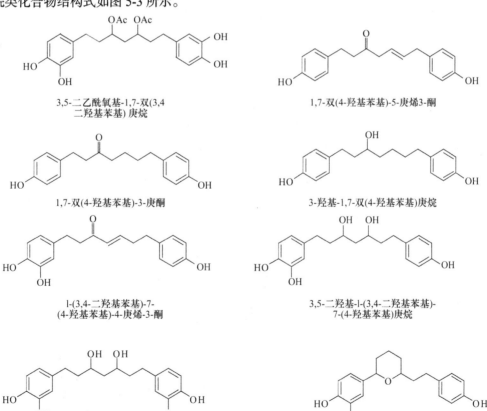

(+)-表儿茶素　　　　　(−)-儿茶素

图 5-2　砂仁中的黄酮类成分

三、二苯庚烷类

刘金鹏[26]从海南砂中分离得到 8 个二芳基庚烷类成分 3，5-二乙酰氧基-1，7-双（3，4-二羟基苯基）庚烷[3，5-diacetoxy-1，7-bis（3，4-dihydroxyphenyl）heptane]、1，7-双（4-羟基苯基）-5-庚烯-3-酮[1，7-bis（4-hydroxyphenyl）-5-hepten-3-one]、1，7-双（4-羟基苯基）-3-庚酮[1，7-bis（4-hydroxyphenyl）-3-heptanone]、3-羟基-1，7-双（4-羟基苯基）庚烷[3-hydroxy-1，7-bis（4-hydroxyphenyl）heptane]、1-（3，4-二羟基苯基）-7-（4-羟基苯基）-4-庚烯-3-酮[l-（3，4-dihydroxyphenyl）-7-（4-hydroxyphenyl）-4-hepten-3-one]、3，5-二羟基-1-（3，4-二羟基苯基）-7-（4-羟基苯基）庚烷[3，5-dihydroxy-l-（3，4-dihydroxyphenyl）-7-（4-hydroxyphenyl）heptane]、3，5-二羟基-1-（3，4-二羟基苯基）-7-（4-羟基-3-甲氧基苯基）庚烷[3，5-dihydroxy-l-（3，4-dihydroxyphenyl）-7-（4-hydroxy-3-methoxyphenyl）heptane]、1，5-环氧-1-（3，4-二羟基苯基）-7-（4-羟基苯基）庚烷[1，5-epoxy-l-（3，4-dihydroxyphenyl）-7-（4-hydroxyphenyl）heptane]。砂仁中的二苯基庚烷类化合物结构式如图 5-3 所示。

3,5-二乙酰氧基-1,7-双(3,4
二羟基苯基) 庚烷

1,7-双(4-羟基苯基)-5-庚烯3-酮

1,7-双(4-羟基苯基)-3-庚酮

3-羟基-1,7-双(4-羟基苯基)庚烷

l-(3,4-二羟基苯基)-7-
(4-羟基苯基)-4-庚烯-3-酮

3,5-二羟基-1-(3,4-二羟基苯基)-
7-(4-羟基苯基)庚烷

3,5-二羟基-1-(3,4-二羟基苯基)-7-
(4-羟基-3-甲氧基苯基)庚烷

1,5-环氧-l-(3,4-二羟基苯基)-7-
(4-羟基苯基)庚烷

图 5-3　砂仁中的二苯基庚烷类化合物

四、酚酸类及有机酸类

砂仁中酚酸类及有机酸类化合物有香草酸(vanillic acid)[9, 21~23, 25, 27]、原儿茶酸(protocatechuic acid)[21~23, 27]、3, 3', 4, 4'-四羟基联苯(3, 3', 4, 4'-tetrahydroxybiphenyl)[22]、对甲氧基桂皮酸 [(E)-p-carboxycinnamic acid][22]、对羟基桂皮酸[(E)-p-hydroxycinnamic acid][22]、4-羟基-3-乙氧基 苯甲酸(4-hydroxy-3-ethoxy benzoic acid)[27]、砂仁脂素(amomumnin)[22]、叶枝杉香豆素 (phyllocoumarin)[27]、砂仁香豆素(amomicoumarin)[27]、4-(4-羟基苯基)-2-丁酮(4-(4-hydroxyphenyl)-2-butanone)、4-甲氧基苯甲酸(4-methoxy benzoic acid)、硬脂酸(stearic acid)[9, 21]、棕榈酸(palmitic acid)[9, 21]。砂仁中的酚酸类及有机酸类化合物结构式如图5-4所示。

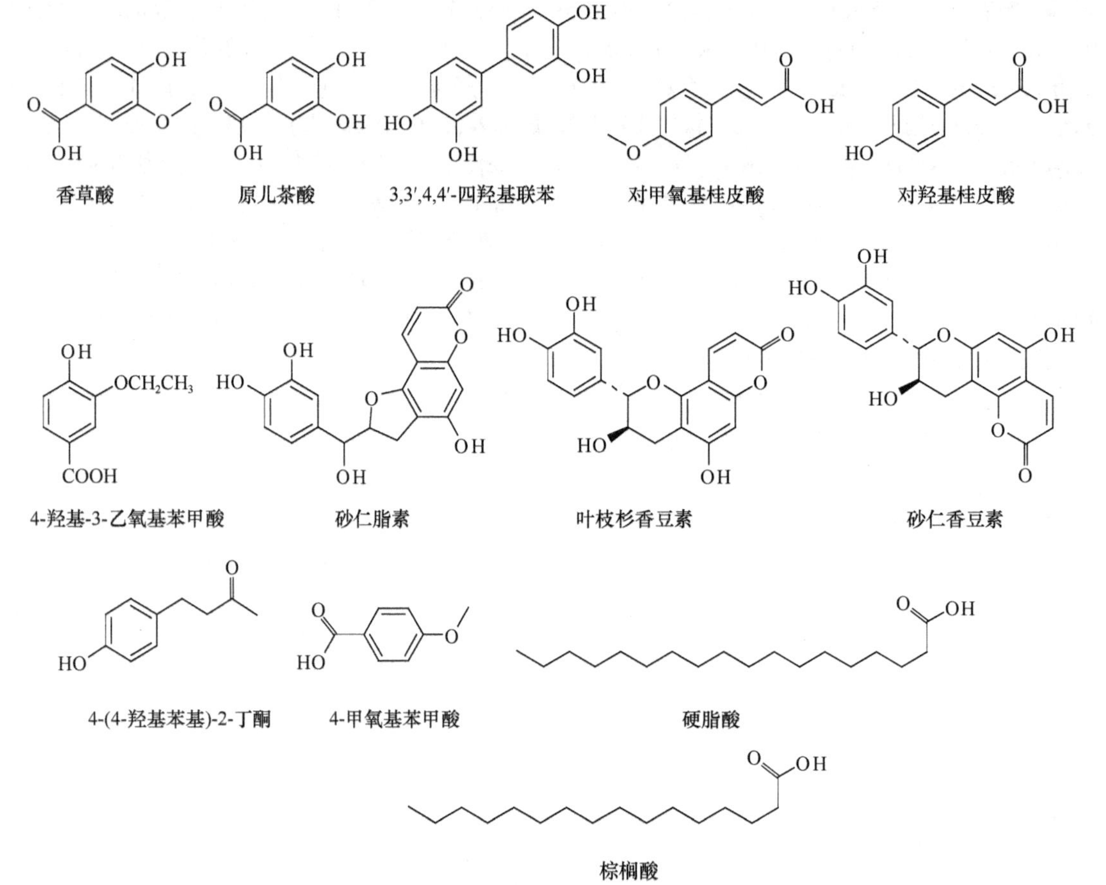

图 5-4　砂仁中的酚酸类及有机酸类化合物

五、糖苷类化合物

李宗主[21]从阳春砂中分离得到2个糖苷类化合物：白附子脑苷 B(typhonoside B)[21]、虎杖苷 (polydatin)[21]；陈程[27]从阳春砂中分离得到 1 个香草酸酯苷类化合物：香草酸-1-β-D-葡萄糖酯苷 (vanillic acid-1-β-D-glucopyranosyl)；Kitajima Junichi 等[28]从绿壳砂种子的甲醇提取物的水溶性部 位中分离得到 8 个苷类化合物：(1R, 2S, 4R, 7S) - vicodiol-9-O-β-D-吡喃葡萄糖苷、(1S, 2S, 4R, 6S)-莰烷-2, 6-二醇-2-O-β-D-吡喃葡萄糖苷、(2S, 7S)-(−)-辛烷-1, 2, 7, 8-呋喃、(1R, 2S, 4S, 5R)-angelicoidenol 2-O-β-D-吡喃葡萄糖苷、(1R, 2R, 4S, 6R)-莰烷-2, 6-二醇-2-O-β-D-吡喃葡萄

糖苷、（1*R*，4*S*，6*S*）-6-羟基樟脑-*β*-D-吡喃葡萄糖苷、（1*S*，4*R*，6*S*）-6-羟基樟脑-*β*-D-吡喃葡萄糖苷、香草酸-*β*-D-吡喃葡萄糖酯[27-29]、苯甲基-*β*-D-吡喃葡萄糖苷、腺苷（adenosine）等[28~29]。砂仁中的糖苷类化合物如图 5-5 所示。

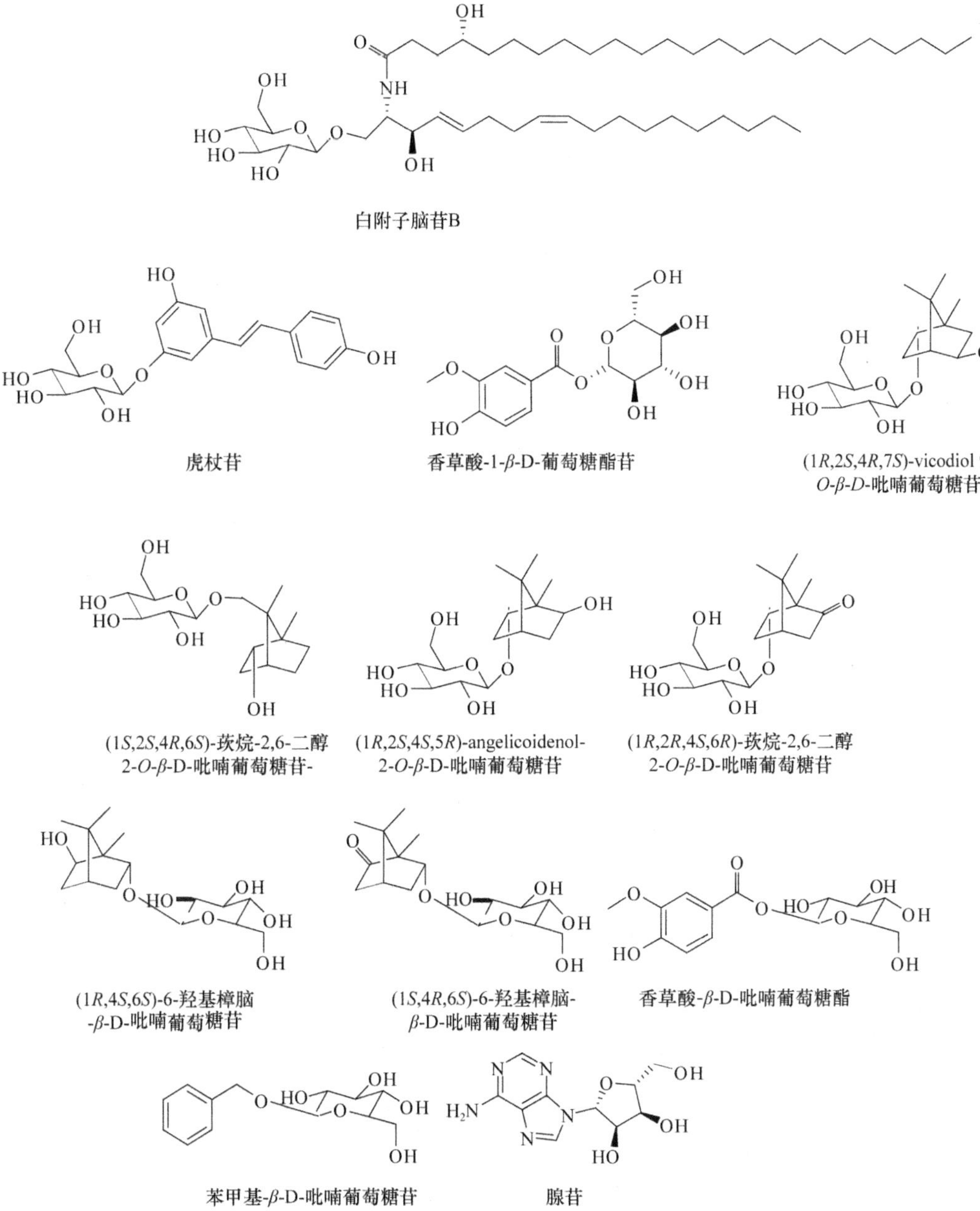

白附子脑苷B

虎杖苷

香草酸-1-*β*-D-葡萄糖酯苷

(1*R*,2*S*,4*R*,7*S*)-vicodiol 9-
O-*β*-D-吡喃葡萄糖苷

(1*S*,2*S*,4*R*,6*S*)-莰烷-2,6-二醇
2-*O*-*β*-D-吡喃葡萄糖苷-

(1*R*,2*S*,4*S*,5*R*)-angelicoidenol-
2-*O*-*β*-D-吡喃葡萄糖苷

(1*R*,2*R*,4*S*,6*R*)-莰烷-2,6-二醇
2-*O*-*β*-D-吡喃葡萄糖苷

(1*R*,4*S*,6*S*)-6-羟基樟脑
-*β*-D-吡喃葡萄糖苷

(1*S*,4*R*,6*S*)-6-羟基樟脑-
β-D-吡喃葡萄糖苷

香草酸-*β*-D-吡喃葡萄糖酯

苯甲基-*β*-D-吡喃葡萄糖苷

腺苷

图 5-5　砂仁中的糖苷类化合物

六、其　　他

　　甾体及其苷类化合物有 *β*-谷甾醇（*β*-sitosterol）[9，21~23，27]、胡萝卜苷（daucosterol）[21~23，25，27]、豆甾醇（stigmasterol）[21]、麦角甾醇（ergosterol）[21]、麦角甾-7，22-二烯-3*β*，5*α*，6*β*-三醇（ergosta-7，22- dien-3*β*，5*α*，6*β*-triol）[21]，从绿壳砂中分离得到的多元醇类化合物（2*S*，7*S*)-(−)-辛烷-1，2，7，8-呋喃[28]。砂仁中其他类化合物结构式如图 5-6 所示。

微量元素如锌、铜、铁、锰、铬、钼、钛、钒、镍、钴等，其中锌和锰的含量最高，且其含量与砂仁质量呈正相关[30]。

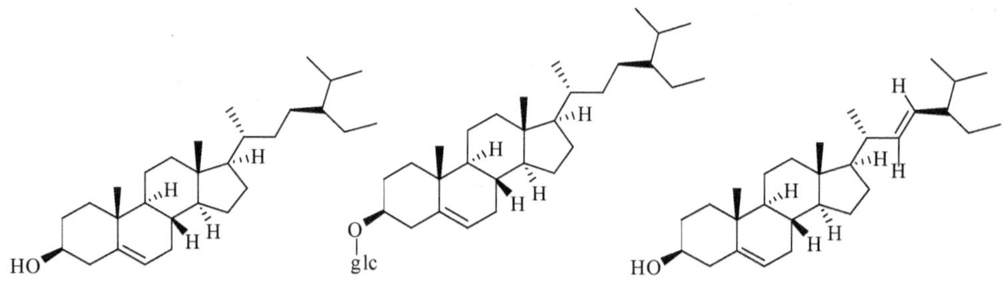

β-谷甾醇　　　　　　　　胡萝卜苷　　　　　　　　豆甾醇

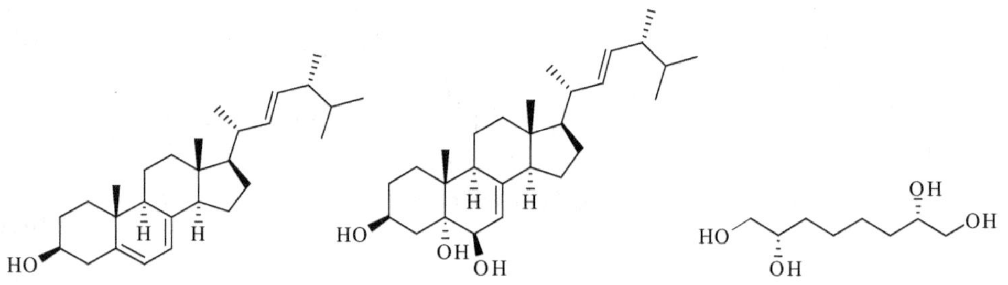

麦角甾醇　　　麦角甾-7,22-二烯-3β,5α,6β-三醇　　　(2S,7S)-(−)-辛烷-1,2,7,8-呋喃

图 5-6　砂仁中的其他类成分

第二节　砂仁的药理学研究

砂仁性辛、温，归脾、胃经，有化湿开胃，温脾止泻，理气安胎的功效，是中医治疗肠胃疾病的常用药。《本草经疏》记载了有关的中医施治机制："盖以风寒湿之邪，多由脾胃而入，脾主肌肉，为邪所侵，则腠理闭密，而寒热诸痹所从来矣，辛温走散开发，故能使风寒湿之邪从腠理而出。"即该药具有治疗风寒湿痹、温经止痛之功效[31]。现代药理研究表明砂仁中的主要功效成分包括乙酸龙脑酯、樟脑、柠檬烯、龙脑等挥发性物质，在临床上具有保护胃黏膜、改善胃肠功能、止痛、止泻、促进消化液的分泌等作用。砂仁不仅具有温里类中药的共同药效谱，也具有温里药的辛温归脾胃经的共同中药药性。现代研究显示砂仁具有抗溃疡、抗腹泻、促进胃排空和胃肠推进运动、利胆、镇痛、抗炎、抗血小板聚集和延长凝血时间等药理作用[32]。

一、对消化系统的作用

砂仁性辛温，芳香，具有行气开胃，和胃温脾止泻的功效。在中医治疗胃肠疾病中应用非常普遍，具有确切的医疗价值。但目前对其治疗胃肠疾病的作用机制尚未明确，国内相关文献报道的很多，其治疗作用的药理活性研究大都集中于砂仁对胃肠道动力影响观察。

(一)抗胃溃疡

胃溃疡是临床常见病和多发病，其发病机制主要是胃黏膜的攻击因子与防御因子之间失去平衡，机体过度分泌的胃酸、胃蛋白酶，这与胃溃疡的发病极为密切。砂仁在削弱攻击因子和增强黏膜防御因子两方面都具有较好的活性，因而能够达到对胃黏膜的保护作用。

将 75%阳春砂醇提物，相当于生药 5g/kg、15g/kg 用量，给小鼠灌胃给药，均能抑制小鼠水浸应激性溃疡、盐酸性溃疡和吲哚美辛-乙醇性溃疡的形成，对此 3 种溃疡模型的抑制率相当，其抑制率均为 40%~60%[33]。与吴师竹等[34]报道阳春砂粉末混悬液抑制小鼠水浸应激性溃疡的形成相一致。但阳春砂水煎剂(相当于生药 10g/kg)，将其给大鼠灌胃，未发现抑制大鼠水浸应激性溃疡的形成；而将其十二指肠注射给药，可抑制大鼠幽门结扎性胃溃疡的形成，但不影响大鼠的胃液量、游离酸和总酸的排出量[35]。

胡玉兰[36]报道阳春砂挥发油能使乙酸涂抹法制作的大鼠慢性胃溃疡修复:给模型组大鼠采用阳春砂挥发油(75mg/kg，125mg/kg，250mg/kg)，连续灌胃 14 日，其胃溃疡的缩小率分别为 25.5%、50.4%和 5.6%；而 250mg/kg 大剂量组无明显抗溃疡作用。经病理形态学检查，结果显示:低剂量(75mg/kg)组和中剂量(125mg/kg)组溃疡灶表面有不同程度的新生上皮覆盖、炎性细胞明显减少、溃疡底部有明显肉芽组织形成、胃黏膜血管轻度扩张和充血。黄强等[37]用砂仁挥发油治疗乙酸性溃疡，可使氨基己糖及磷脂的含量显著升高，进一步使胃黏膜的疏水性增强，防止溃疡产生与复发。

黄国栋等[38]采用乙酸涂抹法来制备大鼠胃溃疡模型，采用阳春砂挥发油(75mg/kg 或 137mg/kg)连续灌胃 7 日，考察了砂仁挥发油对大鼠乙酸性胃溃疡的影响。结果表明，砂仁挥发油可通过提高 PS2 的表达，影响胃黏膜氨基己糖及磷脂含量，并且通过影响胃黏膜疏水性来影响溃疡愈合质量，能促进溃疡愈合。

近年来有相关研究用砂仁挥发油治疗消化性溃疡伴幽门螺杆菌感染和幽门螺杆菌相关性胃炎取得了满意疗效。乳癌相关肽 PS2 即 TFF1 为三叶肽家族，是一类较新的对胃黏膜有保护作用的因子，机制主要体现在它能与黏液糖蛋白(主要为氨基己糖)相互作用，形成黏弹性的黏液凝胶层，而增强胃肠道黏膜防御屏障的保护能力[39]。疏水性具有重要的胃黏膜保护意义，其与溃疡的产生和复发也有着十分重要的关系[40]。

(二)促进胃排空

朱金照等[41]发现砂仁促进胃排空及肠道传输的作用均非常显著，其促动力作用与西沙必利具有一定的可比性。并初步阐明砂仁的促胃肠动力机制:大鼠灌服砂仁水提取液后，胃肠动力显著增强，血浆、胃窦及空肠组织中胃动素(MTL)、P 物质(SP)含量明显增加，但血管活性肠肽((VIP)的含量无明显改变。提示:砂仁的促胃肠动力作用可能与血液及胃肠道 MTL、SP 含量的增加有关，VIP 可能未参与砂仁的促胃肠动力作用。用砂仁水煎剂(相当于生药 2.5g/kg)给大鼠灌胃，能显著促进其胃排空，减少其胃内色素残留物，一次给药持续作用 6h 以上[42]。用砂仁水提物(0.2g/kg)一次性给予灌胃也能显著促进其胃排空[43]。

给小鼠连续(8 日或 14 日)用砂仁水煎剂灌胃都能促进小鼠胃排空，提示:连续用药机体不会产生药物耐受性[44,45]。

砂仁也是香砂平胃散[45]和术香冲剂[46]促进胃排空的主要成分之一，阳春砂挥发油是促进胃排空的有效部位，但阳春砂及其挥发油在低剂量时促进胃排空，其疗效随剂量增加而促进胃排空的作用则减弱，并逐步转成阻滞胃排空，产生胃潴留[47]。

给隔日禁食造成胃潴留的大鼠每日用阳春砂水煎剂(相当于生药 2.5g/kg)灌胃，可使模型大鼠低下的胃排空功能恢复正常[48]。

其挥发油还可对抗番泻叶促进大鼠胃排空的功能[49]，但挥发油中的乙酸龙脑酯成分不影响正常小鼠的胃排空[50]。李晓光等[50]进一步报道:砂仁挥发油中主要成分乙酸龙脑酯有显著的抑制番泻叶所致小鼠腹泻、冰醋酸所致小鼠疼痛和离体家兔小肠平滑肌运动的作用，对小鼠胃排空无明显影响。提示:乙酸龙脑酯对实验动物消化道的作用部位可能在小肠，其止泻、镇痛作用可能是通过抑制小肠平滑肌运动产生的，而且乙酸龙脑酯对家兔离体小肠内压作用呈明显的量效关系。

石胜刚等[51]报道给 20 例健康空腹成年人口服 3g 阳春砂水煎剂或给麻醉大鼠灌服阳春砂水煎剂(相当于生药 0.5g/kg)均能显著升高人体表胃电和大鼠质膜胃电慢波幅度，而并不影响其胃电频率。

砂仁水煎剂可减少离体大鼠的胃体、胃窦纵行肌和环行肌收缩波的平均振幅，不影响其收缩频率；还可降低离体大鼠幽门环行肌运动指数，并不影响幽门环行肌和胃底肌条收缩频率和张力[52]。

邢莲影等[53]报道：砂仁叶油对离体回肠及正常运动和痉挛状态都具有明显抑制作用，能预防大鼠幽门结扎性溃疡的形成，但对胃酸和胃液的分泌无影响。

邱赛红等[54]观察到砂仁可扩张血管，改善微循环，增加胃黏膜血流量，使胃黏膜组织代谢得以加强，从而为胃黏膜损伤的修复与正常功能的发挥创造条件，还有促进胃液分泌作用。

（三）促进胃肠蠕动

早有研究表明，砂仁有明显的促胃肠动力作用[41]。功能性消化不良大鼠的胃内色素相对残留率明显增加，说明其胃排空明显延迟。胃动素（MTL），P 物质（SP）等物质对胃肠道移行复合运动起着非常重要的调节作用。

朱金照等[48]通过测定大鼠胃内色素相对残留率，观察到灌服砂仁水提取液后，大鼠的胃内色素相对残留率明显降低，血浆及胃窦组织中 SP、MTL 的含量显著上升，证明了砂仁水提取液对功能性消化不良大鼠有明显的促进胃排空作用。并且砂仁促进 SP 与 MTL 的释放，与其改善大鼠功能性消化不良的胃排空有一定关系。

张勤等[55]报道，通过将大鼠小肠端吻合后并给予砂仁溶液，观察到砂仁溶液能够提高大鼠小肠吻合口爆破压和羟脯氨酸含量，并加快肠系膜微静脉血流流速，术后吻合口周围充血较轻，光镜下组织炎症反应和组织坏死程度也较轻。考虑到砂仁对胃肠道的作用主要表现为促进肠蠕动，因此推测砂仁通过增强肠蠕动后改善肠道和吻合口局部微循环，增加血流量，改善新陈代谢，因此局部胶原合成增多，降低了炎症反应。

阳春砂种子水煎剂（相当于生药 0.5～4.0g/L）可增强离体豚鼠回肠节律性收缩幅度和频率，其作用随浓度增大而增强，收缩幅度的增加率高于收缩幅度。

陈大舜等[56]对治疗脾虚症的部分中药进行了筛选研究，结果表明，砂仁对正常小鼠的小肠运动有促进作用，对大鼠胃及肠道均有较强的促动力效应。

徐颖[57]用砂仁微米药材与传统饮片在促进小肠推进功能作用的比较来探讨微米中药的优势。将小鼠分组，分别以砂仁的传统饮片煎剂，微米药材低、中、高剂量组及蒸馏水空白对照组灌注受试，观察小鼠墨汁推进率。结果砂仁微米药材高剂量组的小鼠小肠墨汁推进率明显高于传统饮片煎剂对照组（$P<0.01$），中剂量微米药材与传统饮片煎剂对照组药效相当（$P<0.05$），低剂量组未达到传统饮片煎剂对照组药效。结果表明砂仁微米药材比传统饮片煎剂对于促进小鼠小肠墨汁推进更为有效，体现了微米中药制剂生物利用度高、药效好、节省中药材资源等优势。

（四）对胃肠细胞生物电活动的影响

石胜刚等[58]研究砂仁提取液对清醒、空腹状态下人体表胃电和麻醉大鼠质膜胃电的影响，砂仁提取液显著升高人体表胃电和麻醉大鼠质膜胃电慢波幅度，不影响胃电频率。

砂仁可影响胃肠细胞生物电活动，人体表胃电能客观反映胃的电活动，丁伯龙[59]给脾气虚证大鼠灌服砂仁水提液后，砂仁提取液可以升高胃电慢波的幅度，进而影响 Cajal 细胞产电活动，可修复脾气虚证大鼠小肠 Cajal 间质细胞和信号转导通路的损伤，改善胃肠运动障碍。

（五）止泻作用

丁平等[60]研究发现云南引种阳春砂的挥发油均有剂量依赖性的止泻作用，其中剂量为270mg/kg 作用较明显。

二、利 胆 作 用

王红武[61]等发现砂仁醇提物具有显著持久的利胆作用，胆汁分泌量明显增加且呈剂量依赖性特征，提示可促进清除水谷不化治疗脘腹胀满。

张明发等[62]发现砂仁 75%醇提物的剂量分别为 3g/kg 和 10g/kg 时,麻醉大鼠 3h 胆汁分泌增加率分别是为 18.5%和 26.2%,有弱到中度的利胆作用。这可以解释辛温(热)合归脾胃经中药常具备的开胃消食、祛除脘腹胀满等中医功效,提示排泌胆汁是中医脾胃功能之一。

胡仓云等[63]报道给 7 例脱肛犬每日喂服砂仁 20～60g 粉末(拌在给食的猪肚中),4 次即可痊愈,尤其对久泻不止引起的脱肛更佳。

三、镇痛作用

张明发等[64]观察中药对乙酸引起小鼠扭体反应的影响,对小鼠腹腔注射 0.7%乙酸 10ml/kg,5min 后,开始计数 10min 内的扭体反应次数,计算抑制百分率。发现砂仁水浸液的剂量分别为 5g/kg 和 15g/kg 时均有中度镇痛作用。观察一组中药对热痛刺激小鼠甩尾反应潜伏期的影响,以给药后与给药前痛阈之差值进行组间 t 测验,以痛阈变化率(药后甩尾潜伏期/药前甩尾潜伏期)计算痛阈提高率。发现砂仁水浸液的剂量为 5g/kg 和 15g/kg 时均分别有弱和中度镇痛作用。

邢莲影[65]对豆蔻属药用植物进行了药理学实验,结果表明,阳春砂水煎液药物对小鼠具有明显的镇痛作用。

现代研究表明,砂仁可以通过抗炎从而起到治疗腹泻的作用,砂仁提取物,可以提高炎症部位平滑肌收缩,进而缓解腹部的疼痛[66]。

赵锦等[67]研究海南砂挥发油的镇痛作用,观察不同剂量的海南砂挥发油对小鼠热板法痛阈值和冰醋酸所致小鼠扭体次数的影响,发现海南砂挥发油对热致痛小鼠可延长其痛阈时间,对冰醋酸致痛小鼠可减少其扭体次数。

吴晓松等[68, 69]认为砂仁提取物中乙酸龙脑酯的镇痛部位既在神经末梢,亦可能在中枢神经,镇痛的作用机制可能不同于阿片类药物。

四、抗炎作用

张明发等[70]观察砂仁 75%醇提物对小鼠二甲苯性耳肿、角叉菜胶性足肿胀和乙酸性腹腔毛细血管通透性三种小鼠炎症模型的影响后发现,分别有强、中度和弱抗炎作用,并表明抗炎是辛温(热)合归脾胃经中药药效谱(药性)中的一项共同药效,且具有相当的特有性。

王红武等[61]等观察砂仁对番泻叶刺激大肠性腹泻有效,对蓖麻油刺激小肠性腹泻无效,可能与其在小肠中迅速被吸收后又浓集到大肠,或在肠内细菌作用下产生活性代谢物有关。引起腹泻的最直接原因是肠腔积液和肠推进运动亢进两个方面。刺激性肠泻是通过刺激合成和释放炎性介质引起肠腔积液而形成。砂仁对正常肠活动无影响,但其有明显的抗炎作用。因而推断其抗腹泻机制主要表现在抗炎上。

吴晓松等[69]进一步证明砂仁挥发油的主要成分乙酸龙脑酯具有较显著的镇痛抗炎作用。

五、对神经系统的作用

砂仁中的主要成分樟脑 1:25 000 能完全解除氨用酰胆酸对离体兔肠的痉挛作用;给予小鼠 100mg/kg 的樟脑,能加强槟榔所致的震颤;50mg/kg 能防止烟碱的痉挛作用[32]。

六、对免疫系统的作用

肥大细胞脱粒过程产生的刺激导致如组胺和炎性细胞因子的介质释放。Kim 等[71]发现砂仁水提物具有减缓免疫球蛋白 IgE 介导的皮肤过敏反应,减少组胺释放,降低 P38 有丝分裂原蛋白激活酶性等作用,并得出砂仁可抑制肥大细胞介导的过敏反应的结论。

砂仁复方制剂香砂六君子汤可使脾胃气虚患者外周血淋巴细胞的异常功能恢复到健康人的水平，具有纠正患者 T 细胞、B 细胞比例失常，把紊乱的免疫功能恢复到正常状态的功效[32]。

郭颂铭等[72]报道利用免疫方法制作动物模型，观察中药组方对实验性溃疡性结肠炎的免疫指标的影响，结果表明该方能有效抑制异常增高的体液免疫(IgG)而提高功能低下的细胞免疫(Ea-RFC、Et-RFC、LTR)，纠正比例失调的 CD4/CD8 水平，疗效明显高于柳氮磺胺嘧啶。

七、对血小板聚集功能的影响

砂仁可扩张血管，改善微循环。吴师竹[73]用健康雄性家兔，以 0.6g/kg 和 1.2 g/kg 砂仁水煎液灌胃，在不同间隔时间颈动脉取血，以柠檬酸钠抗凝，以 ADP 为致聚剂在血小板聚集仪上测定血小板聚集率(%)。结果表明砂仁能明显抑制家兔体内血小板聚集，作用时间随剂量增加而相应延长。砂仁对花生四烯酸或胶原与肾上腺素混合剂所诱发的小鼠急性死亡有明显的保护作用。

八、抑 菌 作 用

阳春砂种子或果壳的挥发油具有一定的抗菌作用。其种子挥发油的抗菌作用稍弱于其果壳挥发油。以阳春砂果壳挥发油为例：对红色毛癣菌的最低抑菌浓度(MIC)和最低杀菌浓度(MBC)分别为 33mg/L 和 210mg/L；对须毛癣菌的 MIC 和 MBC 分别为 157mg/L 和 830mg/L；对石膏样小孢子癣菌分别为 417mg/L 和 1.25g/L；对金黄色葡萄球菌分别为 2.08g/L 和 10g/L；对粪肠球菌分别为 4.17g/L 和大于 10g/L；对阴沟肠杆菌和大肠杆菌无抑杀作用[19]。

唐建阳等[74]研究结果显示，砂仁提取物对肺炎克雷伯菌、铜绿假单胞菌、沙门菌、大肠杆菌、葡萄球菌和枯草芽孢杆菌不同程度的抑制作用，砂仁提取物具有广谱的抑菌效应和较强的抗氧化活性。

余伯阳等[75]对 6 种砂仁类中药水煎液及挥发油进行了抑菌作用和对小鼠小肠运动影响的比较研究。结果表明：阳春砂、壳砂和福建砂仁的水煎液对革兰阳性菌有抑制作用，阳春砂对金黄色葡萄球菌的抑制作用更加显著。

九、抗氧化作用

彭伟文等[76]以常用抗氧化作用的抗氧化剂维生素 C 为对照品，观察 8 味常见的姜科和豆科中药对亚油酸自动空气氧化的抑制作用结果。结果表明，中药砂仁醇提物显示出较好抗氧化性能。

赵锦等[77]采用小鼠自由饮用 4%右旋葡聚糖硫酸钠(DSS)溶液建立实验性溃疡性结肠炎(UC)模型，考察了海南砂挥发油的抗氧化及抗 NO 作用，对海南砂挥发油抗实验性溃疡性结肠炎作用机制进行初步探讨。结果表明，海南砂挥发油中高剂量给药可以显著降低模型组肠组织中 MDA 水平，显著升高 SOD 水平，并且可显著降低模型小鼠 NO 及 iNOS 水平，具有抗氧化及抗 NO 作用，通过抑制 iNOS 表达，可减少 NO 过量生成，是海南砂挥发油发挥抗实验性溃疡性结肠炎的作用机制之一。

刘金鹏等[26]采用 DPPH 法对从海南砂中分离得到的化合物二芳基庚烷类和黄酮类化合物进行了清除自由基 DPPH·的抗氧化活性测试，结果显示：二苯庚烷类化合物抗氧化活性比黄酮醇类化合物强，具邻苯二酚和烷羟基结构的二苯庚烷类化合物抗氧化活性最强，只具邻苯二酚无烷羟基结构的抗氧化活性次之，无邻苯二酚和烷羟基结构的抗氧化活性最弱，因此，邻苯二酚和烷羟基可能是这些化合物抗氧化活性的有效基团。

砂仁提取物具有较强的抗氧化作用，以乙酸乙酯层提取物的抗氧化效果最好[78]。Zhang 等[79]研究发现砂仁多糖有很强的清除自由基的活性，能显著抑制体外丙二醛的形成和增强抗氧化酶活性在四氯化碳诱导的肝损伤小鼠。Guo 等[80]对 16 种常用中药滋补汤的抗氧化能力进行研究，其采用 Folin-Ciocalteu 法对中草药总酚提取物进行清除自由基活性的测定。结果发现砂仁具有较高的抗氧化活性，因此，砂仁可作为安全的廉价的天然的抗氧化剂。

尤小梅等[81]以水为溶剂对阳春砂根、叶进行超声波浸提。通过测定还原能力及 O_2^- · 自由基清除率、OH · 自由基清除率、DPPH · 自由基清除率，比较阳春砂根、叶提取物与茶多酚的抗氧化活性。结果表明，阳春砂根、叶提取物都有一定的抗氧化性质；根、叶水提取物的还原能力最强；对 O_2^- · 自由基清除率大小顺序为：阳春砂叶提取物＞茶多酚＞阳春砂根提取物；对 OH · 自由基清除率大小顺序为：阳春砂根提取物＞阳春砂叶提取物＞茶多酚。

十、降 脂 作 用

在韩国，以砂仁作为重要组分的 Gamichung-gantang(GCT)汤，则用来治疗脂肪肝、高脂血症、酒精性肝病等疾病。Son 等[82]研究发现 GCT 汤不但能激活乙醇脱氢酶、醛脱氢酶、肝细胞色素(hepatic cytochrome enzymes，2E1 CYP2E1)酶基因表达，还可以阻止乙醇诱导肝细胞中脂质氧化，降低乙醇诱导肝组织中 Kupffer 细胞数，从而起到促进乙醇代谢的作用。此外，GCT 汤还可以预防或治疗由于吸收和储存外源性和内源性胆固醇引起的高脂血症[83]。

十一、保 肝 作 用

从砂仁中分离得到的砂仁多糖 ASP-3 对 HepG2 细胞具有较强的抑制活性，砂仁多糖(ASP)具有较强的体外清除自由基的活性，可显著抑制体外丙二醛的形成和增强 CCl$_4$ 诱导的肝损伤小鼠的抗氧化酶活性[79]。

十二、降 血 糖

赵容杰等[84]研究发现砂仁煎煮 4h 后的提取物能降低糖尿病大鼠血糖含量，改善受损胰岛 B 细胞超微结构，结果表明砂仁提取物对实验性糖尿病大鼠具有一定的降血糖作用。砂仁提取物具有保护大鼠胰岛细胞株中由白细胞介素-1β(IL-1β)和干扰素-γ(IFN-γ)介导的细胞毒性(RINm5F)的作用，并显著减少 IL-1β，IFN-γ 诱导的 NO 的产生。砂仁提取物抑制一氧化氮合成酶(iNOS)基因表达的分子机制可能与其抑制 NF-KB 的激活有关。

十三、缩 尿 作 用

砂仁生品辛香，主归脾、胃经，具有化湿行气，温中止呕止泻，安胎的功能；盐炙后引药入肾，主归肾经，辛温之性略减，温而不燥，降气安胎作用增强，并能引药下行，温肾缩尿。熊磊等[85]通过应用水负荷小鼠多尿模型比较了砂仁盐炙前后"缩尿"作用的差异，实验结果发现：盐炙砂仁低剂量对缩尿有显著性作用，并且作用优于生砂仁及盐炙砂仁其他各剂量组，并从药理实验初步证实了中药炮制理论"盐炙入肾"的正确性。

十四、保 鲜 作 用

韩林等[19]以"红实美"草莓为试验材料，研究了不同浓度砂仁精油浸泡处理对草莓果实低温保鲜(4℃)的效果，研究结果表明使用一定浓度的精油处理可有效降低草莓的腐烂指数，减缓草莓中可溶性固形物、总糖和维生素 C 的损失速度，其中以精油浓度为 80～160μg/ml 处理组效果最佳，而各浓度处理对草莓中可滴定酸的作用效果并不明显。因此，砂仁精油具有开发为新一代生物源保鲜剂的潜质，在草莓果实保鲜上具有较好的应用前景。

十五、其　　他

薄芯等[86]以小鼠为实验动物，检测其对肿瘤化疗常用药环磷酰胺所产生的毒副作用的减轻作用。结果表明，砂仁水煎剂对环磷酰胺引起的骨髓嗜多染红细胞(PCE)微核率(MNR)的聚增及外周血白细胞值、红细胞值和血红蛋白值的降低均有显著的抑制或缓解功效，提示其在肿瘤辅助治疗中具有开发价值和应用前景。

砂仁对环磷酰胺所引起的外周白细胞、红细胞、血红蛋白值的降低都有显著抑制作用。砂仁有抗动脉血栓形成及抗凝血的作用，还能明显减少小鼠抗体数。砂仁可作为肿瘤抑制剂。口服砂仁偶可引起特异性过敏反应。砂仁热水浸出液对前列腺素生物合成有较强的抑制作用。乙酸龙脑酯有祛痰作用。

吴师竹[73]取健康雄性小白鼠，以0.6g/kg和1.2g/kg砂仁水煎液灌胃，给药1.5h后静脉注射花生四烯酸，观察小鼠15min内死亡情况。结果两给药组与对照组相比P值均<0.001，表明砂仁有对花生四烯酸所诱发的小鼠急性死亡有明显保护作用。另取健康雄性小白鼠，以0.6g/kg和1.2g/kg砂仁水煎液灌胃，给药1.5h后静脉注射胶原与肾上腺素混合剂，观察小鼠15min内死亡情况。结果大、小给药组与对照组相比，P值<0.05和P值<0.01，证明砂仁也能对抗胶原与肾上腺素混合剂所诱发的小鼠急性死亡。

Ying等[87]采用高速逆流色谱和高效液相色谱法相结合的方法，应用于砂仁中雌激素活性化合物的分析检测，结果发现砂仁具有大量的双苯庚雌激素活性成分，是一个丰富的天然雌激素资源。

Kim等[88]发现砂仁水提物具有减缓免疫球蛋白IgE介导的皮肤过敏反应，减少组胺释放，降低P38有丝分裂原蛋白激活酶的释放，故砂仁可抑制肥大细胞介导的过敏反应。

十六、毒理作用

赵锦[89]研究发现，海南砂挥发油给予小鼠灌胃后(LD_{50}为7.3009g/kg)，可致小鼠在短时间内出现精神状态欠佳、自主活动减少、呼吸急促的状况。连续给予SD大鼠海南砂挥发油3个月，无毒性反应剂量为1900mg/kg，中毒剂量为3800mg/kg，可见脾脏和肺脏出现病理改变。

砂仁是我国的常用传统中药之一，其主要功能为化湿开胃、温脾止泻、理气安胎等。砂仁所含化学成分复杂，具有多种生物活性。近年来，国内外学者分别从不同角度对其药理作用、生物活性及临床方面作了较为深入的系统研究，进一步阐明了化学成分和临床应用的联系，这对指导临床用药和新药开发是非常有必要的。但对砂仁的研究也存在以下问题：对主要化学成分的药理活性研究还不够深入，有关药理活性的作用部位和物质基础不甚明确，有效成分及作用机制未能揭示。目前对砂仁的药理活性的研究集中在对胃肠道动力的影响上，但实验结果各异甚至互相矛盾，砂仁的双向调节作用有待进行进一步的深入研究。

第三节　砂仁的质量标准研究

砂仁(amomi fructus)是我国"四大南药"之一，也是2015年版《中国药典》收录的重要品种[1]，来源于姜科豆蔻属多年生草本植物，有1300多年的药用和食用历史[2]。砂仁为中国传统大宗常用药材，每年市场需求量估计超过2200吨，目前市场上流通的砂仁有国产砂仁和进口砂仁两类。国产砂仁主要有阳春砂、绿壳砂和海南砂；进口砂仁主要指缩砂(A.xanthioides Wall)的干燥成熟果实，主产于泰国、越南、缅甸、印度尼西亚等地[3]。砂仁及其常见混淆品种类繁多，就目前形成商品广泛使用、地方及民间使用的种类有37种，分别属于姜科 Zingiberaceae 植物2属6亚属植物，包括姜科豆蔻属 Amomum 植物21种，山姜属 Alpinia 植物16种[4]。《中国药典》规定砂仁的正品植物来源为阳春砂、绿壳砂和海南砂3种，其余砂仁种类均被文献记载为砂仁代用品或混淆(伪)品[5]。广东省是阳春砂的道地产区，广东省阳春砂主要分布在阳春市、信宜市、高州县、广宁县等地，其中以阳春市所产砂仁最著名，称为地道南药砂仁。云南省西双版纳州引种的阳春砂品质最佳，年产量占全国的60%以上，为我国最大的阳春砂种植基地[3,6]。绿壳砂为云南省地道产品[6]，现市场上的绿壳砂多来自东南亚，如缅甸、泰国、越南，其中以越南产为佳。海南砂广泛分布于海南省内，野生与栽培均有，另外广东省和云南省也分布有海南砂[7]。

由于砂仁花的构造特殊，不易自花传粉，自然成活率低，栽培条件要求较高，所以供不应求，价格较高，造成商品市场上经常出现一些同属或山姜属植物果实冒充砂仁成为伪品。另外在广西、福建、云南等省一些地区将姜科其他植物果实作为"土砂仁"代替正品砂仁入药，这些药材往往与正品砂仁的功效、主治相差甚大，不宜作代用品，成为混乱品种。砂仁药材中的3个品种，阳春砂的品质最好，使用最普遍，目前占市场份额最大，而绿壳砂品质次之，海南砂品质最差。李晓光[90]做了较为全面的市场调查，发现能充当阳春砂混伪品的药材一般具有以下特点或具其一：①外观与砂仁相似，或炮制后以种子团充当正品；②性味与砂仁相似，不仔细品尝不易鉴别；③植物分类学上亲缘较近。

一、性 状 鉴 别

阳春砂：蒴果呈椭圆形或卵圆形，具不明显的三棱，长1.5～2cm，直径1～1.5cm。表面棕褐色，密生刺状突起，顶端有花被残基，基部常有果梗。果皮薄而软。种子集成团块，具三钝棱，中有白色隔膜，将种子团分成3瓣，每瓣有种子5～26粒。种子为不规则多面体，直径2～3mm；表面棕红色或暗褐色，有细皱纹，外被淡棕色膜质假种皮；质硬，胚乳灰白色。气芳香而浓烈，味辛凉，微苦。

绿壳砂：蒴果呈圆形或长卵形，长1.5～2cm，直径1～1.5cm。外表面棕色，果皮密生刺状突起。种子团具明显的三棱。气味较阳春砂稍淡。

海南砂：蒴果呈长椭圆形或卵圆形，有明显的三棱，长1.5～2cm，直径0.8～1.2cm。表面被片状、分枝状的软刺，基部具果梗痕。果皮厚而硬。种子团较小，呈不规则块状，每瓣有种子3～24粒；种子直径1.5～2mm。气味较阳春砂稍淡[91]。

对砂仁药材进行性状鉴别，主要从以下几个方面进行：①果实的形状、大小；②果皮颜色、质地、果皮上附着物；③种子团形状、颜色、大小；④种子形状、大小、颜色、数目(每室)、假种皮[90]。

孙红祥等[92]对砂仁的鉴别作了较深入的研究。将3种正品砂仁和11种较常见的伪品砂仁作为14个分类单位，以形态为主兼顾组织结构，列出果实形状、果实表面有无刺、种子形状、种脊形状等35项性状，用全链法、重心法、类平均法等5种系统聚类分析方法摸索它们之间的相似程序，提供了这些药材的分种检索表。

李刚等[93]对砂仁及其伪品药材进行了性状特征比较，结果见表5-1。

表5-1　砂仁及其伪品性状特征比较表[93]

品名	果实						每室种子	种子团		
	形状	大小	表面	颜色	果皮	果梗		隔膜	表面	气味
正品										
阳春砂	椭圆形或卵圆形，具不规则三钝棱	长15～20mm，直径10～15mm	密生刺状突起，皮刺分叉有纵线	棕褐色	软而薄，易撕裂	长2～4mm	5～26粒不规则多面体	白色至浅棕色	不规则波状纹理	气芳香，味辛凉
绿壳砂	同阳春砂	同阳春砂	同阳春砂	深棕色带绿	同阳春砂	同阳春砂	5～26粒不规则多面体	同阳春砂	同阳春砂	同阳春砂
海南砂	椭圆形或卵圆形，具不规则三钝棱	长15～20mm，直径8～12mm	刺状空点稀疏，多呈片状，纵棱线明显	灰棕色或暗褐色	稍厚而硬不易撕裂	1～4mm	13～24粒不规则多面体	淡棕色至棕色	不规则波状纹理	气味较阳春砂弱
伪品										
红壳砂	类球形或卵形	长5～15mm，直径10～15mm	刺状突起稍粗，硬稀疏，可见纵棱线	棕色	较薄，不易撕裂	7～14mm	4～18不规则多面体	黄棕色至棕色	不规则纵向条纹	气弱较淡

品名	果实						每室种子	种子团		
	形状	大小	表面	颜色	果皮	果梗		隔膜	表面	气味
海南假砂仁	长卵形，略显三钝棱	长13～23mm直径10～15mm	刺状突起较大，倒伏，纵棱线明显	土棕色至褐色	厚而硬，易撕裂	不10～15mm	6～14不规则卵圆形	棕色至褐色	不规则条纹	气弱较淡
长序砂	长卵形或椭圆形	长12～27mm直径8～12mm	刺状突起短、柔软，纵棱线明显	浅黄棕色	厚而硬，易撕裂	不多脱落	不规则多面体	灰白色至黄棕色	不规则条纹	气弱较淡
疣果砂仁	类球形或椭圆形	长22～28mm直径20～25mm	刺状突起疏生，长而大	棕褐色	厚而硬，易撕裂	不2～5mm	12～26不规则卵圆形	黄棕色	不规则条纹	气弱，味微辛苦，无凉感
印度砂仁	长卵形稍弯曲，一侧稍平坦	长14～15mm直径8～15mm	有明显纵棱线和不规则突起	灰褐色至棕色	厚而硬，易撕裂	不1～3mm	6～16不规则卵圆形	较厚子、浅棕色	纵向条纹	气香，味辛辣
珠母砂仁	卵圆形，略显三钝棱	长13～23mm直径10～18mm	刺状突起多倒伏，纵棱线明显	土棕色至土褐色	厚而硬，易撕裂	不4～6mm	6～15不规则卵圆形	黄棕色	光滑	气弱，味淡
山姜	长椭圆形	长10～18mm直径6～10mm	光滑	土黄色至灰绿色	薄，革质，多已剥去	3～5mm	3～8不规则多面体	淡棕色	云雕状纹理	气弱，味淡
华山姜	类球形	长8～10mm直径5～8mm	光滑	土黄色至黄棕色	薄，革质，多已剥去	1～3mm	1～3规则球状	淡棕色	条状纹理	气弱，味异
艳山姜	类球形	长20～30mm直径15～20mm	具10余条隆起纵翅	土黄红棕至灰绿色	薄，革质，易撕裂	约1mm	排列松散不规则多面体	类白色	交错的栅状纹理	气弱，味略淡
箭杆风	类球形	长8～12mm直径7～9mm	光滑或皱缩	黄色至黄棕色	薄，革质，脆	1～4mm	4～7不规则卵形	淡棕色	支云状纹理	气弱，味辛辣
长柄山姜	类球形	直径12～20mm	光滑	土黄色至黄棕色	薄，革质，脆，多已剥去		8～30不规则多面体	土黄色	背部具一长纵沟	气微，味微辛
光叶云南草蔻	类球形	直径15～25mm	光滑	黄色至淡黄棕色	薄，革质，脆，多已剥去		7～10不规则多面体	类白色	背部具一长纵沟	气微香而特异，味微辛辣
草豆蔻	类球形	直径15～25mm	光滑或皱缩，被柔毛	土黄色至棕黄色	薄，革质，脆，多已剥去	1～2mm	10粒以上，不规则多面体	淡棕色	背部具一纵沟	气香味辛，微苦
益智	椭圆形	直径12～20mm,直径10～13mm	具断续条状突起纵棱		厚而韧，多已剥去		6～11不规则扁圆形	淡棕色	细皱纹	气微香而特异，味微辣

二、显 微 鉴 别

1. 果皮　观察果皮的横切面，从外界皮形状、表皮细胞突化毛茸、中果皮石细胞、薄壁组织及油细胞、维管束及内皮细胞形状等方面比较药材各自特征，进行鉴别。

2. 果柄　对3种正品砂仁及3种混伪品的果柄横切面特征进行比较，发现3种正品砂仁的基本组织中均可见较多油细胞，3种混伪品未见，可作为砂仁真伪鉴别的辅助特征[94]。

3. 种子　砂仁及其混伪品的种子纵切面显微特征从形状、胚形状、色泽、胚乳内油滴等方面进行了比较，其种子横切面则从种皮细胞、下表皮细胞、油细胞、色素层、内种皮厚 壁细胞、内胚乳内含物、外胚乳内含物等方面进行比较[95]。

三、理 化 鉴 别

(一)薄层色谱鉴别

薄层色谱图能定性地反映出不同科属植物中所含化学成分的差异，将这些差异特征提取，使定性信息数量化，通过数学运算和分类，可以较准确地运用于定性鉴别。通过对砂仁及姜科其他13种常见混伪品的挥发油成分的薄层色谱分析，并用系统聚类分析方法对其特征进行处理，提供了4种树示图，从树示图中可以看出，砂仁正品与其混伪品有一定的区别，可用以鉴别[96]。

将砂仁等14种姜科果实药材的1g/ml甲醇提取液点于硅胶G板上，展开后喷以0.5% AlCl₃乙醇液，干后在紫外光(254nm)下观察，得到其黄酮类成分的薄层色谱。以聚类分析法对该色谱中提取的特征加以分析，得到4个树示图，可作为砂仁及其混伪品的鉴别依据[96]。

对砂仁及其混伪品(豆蔻、益智、草豆蔻)种子的甲醇提取液进行薄层色谱分析，以乙酸龙脑酯、1,8-桉油精、山奈素和小豆蔻明为对照品，比较其间的异同[95]。

吴垠等[97]建立的薄层色谱方法，能快速检出砂仁指标成分乙酸龙脑酯，通过色谱指纹信息区别阳春砂和海南砂，并能分辨出阳春砂栽培变种大青苗和黄苗仔。其具体方法为：取砂仁药材，去壳，取种子团粉末(通过三号筛)1g，用70%乙醇润湿粉末，加石油醚(60～90℃)5ml，超声处理30min(必要时加冰，控制水温)，滤过，取滤液作为供试品溶液。另精密吸取乙酸龙脑酯对照品适量，加乙醇制成每1ml含10μl的溶液。吸取砂仁药材溶液和乙酸龙脑酯对照品溶液各5μl，分别点于同一硅胶G薄层板上，以环己烷-乙酸乙酯(22∶1)为展开剂，展开，取出，晾干，喷以5%香草醛硫酸溶液，在105℃加热至斑点显色清晰。供试品色谱在与对照品色谱相应位置上显相同颜色的斑点；《中国药典》方法提取挥发油得到仅3个斑点，而建立的提取方法能得到10～12个斑点，与《中国药典》规定的提取挥发油所得的色谱相比，斑点更加丰富、可辨，具有明显的指纹差异。阳春砂比海南砂多1～2个色谱斑点；同时自产地收集的阳春砂栽培变种大青苗与阳春砂在薄层色谱上有所区别。

(二)紫外光谱鉴别

对4种正品砂仁(阳春砂、引种阳春砂、海南砂、绿壳砂)和4种混伪品(海南假砂仁、艳山姜、华山姜、福建土砂仁)的氯仿提取液和95%乙醇液分别进行紫外光谱分析，结果正品与混伪品的原始及一阶导数光谱有明显差异。4种正品砂仁在氯仿和乙醇两种不同溶媒中的原始光谱均比较接近，阳春砂与引种阳春砂的图谱几乎完全一致。海南砂的乙醇液在278nm处有一弱吸收峰，在氯仿液中有一肩峰。绿壳砂的氯仿液及乙醇液在280nm左右均有一肩峰。由于四者的原始光谱差异不大，故对它们的一阶导数光谱进行比较。阳春砂与引种阳春砂仍无差异。在氯仿液中，仅绿壳砂的导数光谱有明显差异，而在乙醇溶液中则样品间无大的差异。海南假砂仁、艳山姜、华山姜及福建土砂仁的原始光谱与正品砂仁完全不同。在两种溶媒中均有各自不同的吸收峰。其中华山姜和福建土砂仁的氯仿液有一相同的吸收峰(293nm)及一相同的肩峰(340nm)，但华山姜在269nm有一强吸收峰，而福建土砂仁仅有一小肩峰。在乙醇液中华山姜有两峰一肩峰，福建土砂仁只有一峰，海南假砂仁与福建土砂仁的乙醇液在250～400nm有较为相似的吸收峰，但前者在223nm处尚有一吸收峰。以上四者的导数光谱亦有较大的差异。正品砂仁与混伪品在氯仿及95%乙醇中的原始光谱及一阶导数光谱有明显的差异，可作为真伪砂仁的鉴别依据[98]。

(三)荧光鉴别

陈玉枝等[99]根据植物种子常含有荧光物质，且不同种植物所含的荧光化合物有所不同的特点，探讨了闽产砂仁与山姜种子生理盐水浸提液纸上荧光图谱测定的实验方法。在波长为365nm紫外灯照射下，砂仁在滤纸上呈现内土黄和外浅黄两圈色带，而山姜在滤纸上呈现为内亮兰和外浅黄两圈色带，两者纸上荧光图谱具有明显差异，借此可对两者进行鉴别。砂仁与山姜纸上荧光图谱的外圈均为浅黄色带，且色带范围、颜色深浅基本一致。

(四) 红外光谱鉴别

傅立叶变换红外光谱法 (FTIR) 具有指纹特征分析、谱图整体分析、宏观推断分析等特点，因此非常适合于分析复杂化学物质组成，现已成为当今中药质量分析研究领域中的前沿课题，引起谱学界的高度重视。为了解决砂仁配方颗粒在不具饮片外形后品种的真伪鉴别和质量优劣评价等重大技术问题，李洁等[100]采用 FTIR 光谱法对砂仁配方颗粒进行了鉴别研究。砂仁中所含化学成分主要有挥发油类 (乙酸龙脑酯、樟脑、樟烯、柠檬烯、桉油精等)、黄酮类等。各批次砂仁配方颗粒和丁酮提取物红外光谱图在 3430～3400/cm、2929/cm、1615/cm、1450～1380/cm、840～820/cm、770/cm 附近均出现共同吸收峰；另外砂仁配方颗粒红外光谱图在 1639/cm、1518/cm、1240/cm、1078/cm、525/cm 附近出现吸收峰。3430～3400/cm 附近为 v_{O-H} 的吸收峰；2929/cm 附近为亚甲基 C—H 反对称伸缩振动吸收峰；1639/cm、1615/cm 附近为黄酮类羰基特征峰；1518/cm、1450/cm 附近为苯环 C=C 伸缩振动吸收峰；1380/cm 附近为—CH₃ 基团面内弯曲振动产生的特征峰；1240/cm 附近为黄酮类成分 C—O 伸缩振动吸收峰；1078/cm 附近为糖苷类成分的吸收峰；840/cm、822/cm、770/cm 的吸收峰为苯环面外弯曲振动与环弯曲振动引起的吸收峰。这些特征吸收峰可以作为鉴别砂仁配方颗粒的重要依据。

为了直接准确地鉴别砂仁及其伪品的真伪，程存归等[101]采用 FTIR 直接测定砂仁及其伪品的红外光谱。结果阳春砂、绿壳砂、海南砂的红外光谱差别不大，而砂仁与其伪品红壳砂、海南假砂仁、华山姜及山姜的红外光谱吸收差别较大。对同一批次的不同样品进行了重复性试验，二阶导数 FTIR 正峰值的峰位一致率检验结果无显著性差异存在，说明可以采用 FTIR 法直接、快速、准确地对阳春砂、绿壳砂、海南砂与其伪品红壳砂、海南假砂仁、华山姜及山姜进行区别鉴定。

(五) 电泳鉴别

聚丙烯酰胺凝胶电泳 (PAGE) 技术是一种高分辨率的分离技术。合理选择具有特征性的分析指标，结合 PAGE 法可从分子水平进行中药材鉴别和植物分类研究，对提高中药鉴别及植物分类方法的科学性与准确性具有积极的意义。沙玫等[102]根据植物种子富含蛋白质，且所含蛋白质具有种的特异性的原理，以蛋白质分子为指标，采用 PAGE 法，分别测定了砂仁与山姜种子的蛋白电泳图谱，砂仁共出现 5 条谱带，其中 2 条为较深的宽带和 3 条稍浅的窄带，山姜共出现 4 条谱带，其中 1 条为较深的宽带和 3 条稍浅的窄带。砂仁第 1 条、第 2 条谱带的迁移率、深浅、宽度与山姜的第 2 条、第 3 条谱带基本相同，这两条谱带是否为姜科植物的特征带，有待进一步探讨。砂仁与山姜的蛋白电泳图谱具有明显差异，借此，可对两者进行鉴别。

陈树玉[103]应用 PAGE 技术对砂仁 (阳春砂、海南砂) 及其 3 种混伪品华山姜、艳山姜和山姜进行了分析，发现它们的蛋白质电泳谱带有显著差异：山姜种子团的谱带最多，阳春砂、海南砂较少；阳春砂、海南砂有几个明显区带，其中最明显的区带是 a 带和 b 带；其他品种的谱带与之相比差异显著，具有鉴别意义。

(六) 气相色谱及 GS-MS 联用鉴别

朱学艺等[104]采用气相色谱法对绿壳砂、海南砂及艳山姜 3 个品种的醚溶性成分进行了定性分析，正、伪品醚溶性成分气相色谱特征峰的有无及含量高低有非常显著的差异，尤其是正品中 3 个含量较高的峰在伪品艳山姜中均不出现。而伪品艳山姜中峰值稍高的 2 个峰在 2 种正品中均不存在。在 2 种正品砂仁中，2 个主要峰的含量也有一定差异。该研究为砂仁及其伪品的鉴别提供了更为直接而客观的依据。

GC-MS 联用分析方法使挥发性成分的分析变得简便而准确，因此在含挥发油成分的药材的定性、定量分析中应用十分广泛。

对进口砂仁及其 4 种混伪品进行气相色谱分析，以砂仁中樟脑、乙酸龙脑酯等 10 种主要成分的含量为特征指标，进行比较，发现 5 种药材成分含量存在较大差异[105]。

对姜科山姜属药材挥发成分的 GC-MS 分析发现，豆蔻属药材的挥发油成分与其果实外部形态具有一定的相关性[106]。

凌大奎等[107]人用 GC-FTIR 和 GC-MS 方法鉴定了阳春砂、绿壳砂、缩砂挥发油中的成分，选取其中 7 种成分作为代表性成分，以其气相色谱保留指数（GCRI）的平均值组成一组数据，成为砂仁气相色谱保留指数谱（GCRIs），认为 GCRIs 对于鉴别中药是一种很有前途的手段。

丁平等[108]采用 GC-MS 联用技术比较了中药材砂仁及其常见混淆品长序砂仁挥发油的化学成分差异，发现砂仁主含乙酸龙脑酯、樟脑、冰片等，而长序砂仁以樟脑、乙酸龙脑酯等为主要成分，从以上主成分上看彼此区别不大，但其所含的主要成分乙酸龙脑酯和樟脑的比例完全不同，砂仁中乙酸龙脑酯的含量几乎是长序砂仁的 3 倍，占整个挥发油的 48%左右，而长序砂仁中乙酸龙脑酯的含量仅占整个挥发油的 14%左右，长序砂仁中以樟脑含量最高，占整个油中的 37%，樟脑在砂仁油中仅占 11%左右，长序砂仁中樟脑的含量几乎是砂仁的 3 倍，冰片的含量也远高于砂仁等，这些差异为分析长序砂仁可否代替砂仁药用提供了科学的依据。

施法等[109]采用 GC-MS 联用技术比较了中药材砂仁及其混淆品长序砂仁、草豆蔻挥发油化学成分差异。砂仁、草豆蔻和长序砂仁都是香味较浓郁的果实，其有相似的气味；经 GC-MS 比较分析，三者挥发油成分不同，但三者主要化学成分类别相似，均以倍半萜烯和萜醇类为主，其中三者共同含有的化学成分有 7 种。草豆蔻与砂仁挥发油成分种类差异较大，草豆蔻中主要成分为法呢醇（farnesol）、桉叶油素（eucalyptol）、α-蒎烯（13.24%）等，主要成分类别为倍半萜烯和萜醇类，含量在 70%以上。长序砂仁与砂仁挥发油中所含化合物种类基本相同，主要为乙酸龙脑酯、樟脑、龙脑、α-蒎烯、樟脑萜、水茴香萜，但是其相对含量有较大差异：砂仁中主要成分为乙酸龙脑酯，约是长序砂仁的 2.5 倍；而长序砂仁中含量最高成分是樟脑，达到 36%，约为砂仁的 3 倍。砂仁作为药用，挥发油为其主要有效成分，而其中的乙酸龙脑酯又为其行气止痛的主要物质基础，可见长序砂仁与草豆蔻是不可替代砂仁药用的。

（七）DNA 鉴别

现代分子生物学研究表明，生物的"物种"多样性是由于其基因多态性所致，而基因的多态性可从分子水平进行检测。在众多的多态性分析技术中，PCR 直接测序法以其速度快、准确率高而被广泛应用。ITS1（internal transcribed spacer）是 rDNA 中介于 18s 和 5.8s 之间（ITSl）及 5.8s 和 26s 之间（ITS2）的非编码转录间隔区。由于 ITS 存在于高度重复的 rDNA 中，进化速度快，且片段长度不大（在被子植物中<700bp），加上协调进化使该片段在基因组不同重复单元间非常一致，因而十分适于进行各种分子操作。其中 ITS1 序列变异较快，可以提供较丰富的变异位点和信息位点，存在种内多态性，已证实它是研究多种植物类群系统与进化的重要分子标记，可用于解决科、亚科、族、属、组内的系统发育和分类问题。潘华新等[110]从阳春砂及其常见伪充品绿壳砂、海南砂中提取，以核基因组通用引物 ITS1 为引物进行扩增，扩增产物经纯化后，用 PCR 产物直接测序法进行测序。结果各样品 ITS1 序列长度均为 248bp，但绿壳砂有 7 个碱基与阳春砂不同，海南砂有 12 个碱基与阳春砂不同。结果表明 ITS1 序列可有效地鉴别阳春砂及其伪充品。

ITS2 序列可作为鉴定药用植物的通用 DNA 条形码序列。ITS2 序列在基因组内普遍存在多拷贝现象。ITS2 序列是目前发现的鉴定中药材最好的条形码序列之一。目前，ITS2 的鉴定能力在多个科属基原植物及药材鉴定中均得到了验证。单核苷酸多态性（single nucleotide polymorphisms，SNP）标记是当前遗传标记中研究最多，也是最有前景的分子标记。SNP 是继以 SSR、ISSR 为代表的第二代分子标记技术基础之上发展起来的第三代分子标记技术。SNP 技术是鉴定近缘种的一种可靠方法。SNP 在动植物基因组中分布广泛，信息丰富且易于检测。这种可遗传变异的特性，使得 SNP 分子标记技术在分子生物学和遗传学领域有广泛的应用价值。

焦文静等[111]为建立基于单核苷酸多态性（SNP）技术鉴别砂仁 3 个基原（阳春砂、海南砂、绿壳砂）的方法，对这 3 个种共计 60 份材料 ITS2 序列进行分析比较。将实验所得砂仁 ITS2 序列，应用 Codon Code Aligner 软件进行序列拼接比对。用 MEGA 5.0 导出各序列变异位点，并对变异位点进行分析。为验证结果准确性，下载砂仁 3 个基原 Gen Bank 的所有 ITS2 序列，共计 34 条，对结果进行验证。结果砂仁 ITS2 序列比对后长度为 230bp，3 个不同基原在 135bp 和 199bp 处存在稳定 SNP(s) 变异位点。两个稳定的 SNP(s) 位点可以快速准确地鉴定砂仁药材 3 个基原。基于 ITS2 序列构建的砂仁及其近缘种的 NJ 树显示，ITS2 序列能够将砂仁与伪品益智、艳山姜及草果等同属的其他近缘种分开，同时绿壳砂形成一大支，与海南砂和阳春砂分开，Bootstrap 为 98%。海南砂和阳春砂聚为一大分支，阳春砂与海南砂亲缘关系较近。阳春砂主要形成了两大分支，海南砂以 90% 的支持率聚为另一分支，SR20、SR31、SR32、SR33、SR35 和 SR36 这几个样品未聚在分支内，表明阳春砂和海南砂没有表现单系性，通过建 NJ 树方法不能将这两个物种区分开。对阳春砂的种内序列进行进一步分析，在阳春砂 57 份样品中，主要表现为两个生态型：生态型 1 有 30 份，占阳春砂比例 52.6%，生态型 2 有 21 份，占 36.8%，阳春砂生态型的不同导致其种内变异较大。

分析种间差异很小的种群，SNP 位点解析是一个有力工具。分析砂仁 ITS2 序列，3 个三基原种间有 19 个稳定的变异位点。砂仁 3 个基原 ITS2 序列长度为 230bp，135bp 处海南砂和绿壳砂均为 T、阳春砂为 C；199bp 处绿壳砂和阳春砂均为 G、海南砂为 A，由此就用这两个位点可以将海南砂、阳春砂与绿壳砂区分开。在 135bp 和 199bp 位点为 T 和 A 则为海南砂，T 和 G 则为绿壳砂，C 和 G 则为阳春砂。对 Gen Bank 中所有砂仁的 ITS2 序列进行分析，结果表明这两个 SNP(s) 位点稳定存在于 3 个基原间。综上所述，ITS2 序列的 SNP 位点能明显地将 3 种砂仁鉴别开，砂仁 3 个基原种间有两个稳定且明显的 SNP(s) 位点：即 135bp(T/C) 和 199bp(A/G) 位点，这两个 SNP(s) 位点可以作为区分阳春砂、海南砂、绿壳砂的分子标记[112]。

由于挥发油在砂仁及其混伪品化学成分中的重要地位，它的研究对于砂仁药材的定性鉴别有重要意义。上述几种方法分别从不同角度，运用不同的分析手段对挥发油部位进行分析，提出不同的思路。但各种方法都没有运用到砂仁及其常见混伪品的系统研究中。结合准确性、实用性、应用性等指标综合评价，每种方法都存在各自的缺点。例如，挥发油大多由类似小分子的单萜、倍半萜类成分组成，以其定性特征为指标难以区别。而以其定量特征(含量)为指标进行评价又易受产地、采收时间等因素的干扰。从挥发油部位入手对砂仁及其混伪品的鉴别研究还应从以下几方面深入和扩展。

(1) 早期对挥发油的部位研究常把折光率作为一个重要的物理常数。随着气相色谱的广泛应用，折光率常不被作为挥发油的特征。但在砂仁及其混伪品鉴别研究中，以各药材挥发油的折光率作为定性特征加以对比研究应不失为一种简便、实用的方法。

(2) 综合各种气相色谱分析方法，对砂仁药材及其混伪品挥发油部位进行分析，以其中化学成分结合定量特征及 GCRI 进行气相指纹图谱的建立。

(3) 深入应用新的分析技术如示波记谱法等对砂仁及其混伪品挥发油展开系统研究，制定出鉴别特征。

目前对于砂仁及其混伪品的研究还没有一种十分理想的手段。对于该项研究进行了一些探索：从非挥发性成分入手，从阳春砂乙酸乙酯部位分离得到儿茶素单体。将砂仁正品及 7 种混伪品的水提乙酸乙酯萃取液在硅胶 G 薄层板上以同一展开剂展开，在对照品儿茶素相同位置上混伪品无该斑点。可以认为儿茶素为正品砂仁中的特异性成分；采用随机扩增多态 DNA(RAPD)技术研究阳春砂及其几种常见混伪品，扩增结果具有良好的分辨性，正品砂仁与混伪品间呈现明显指纹差异，根据这些多态性可进行鉴别[113]。

在这两种思路指导下进一步深入和完善，将使砂仁药材的鉴别工作趋于规范化。

四、检　查

(一) 总灰分

曾元儿等[114] 对不同品种、不同产地砂仁药材不同部位的总灰分进行了测定，样品的总灰分大部分为 6%~10%。3 个云南省西双版纳州产绿壳砂总灰分分别为 9.92%、7.48%、7.42%，2 个海南省产海南砂总灰分分别为 9.01%、8.44%，果实、果皮、种子部位总灰分含量分别为 5.58%、12.31%、4.24%，市售净砂仁(种子)中总灰分分别为 7.14%(缅甸进口)、8.11%(云南省昆明市)、5.80%(福建省厦门市)、9.11%(江苏省淮阴市)。

(二)酸不溶性灰分

曾元儿等[114]对不同品种、不同产地砂仁药材及砂仁药材不同部位的酸不溶性灰分进行了测定。实验过程中观察到当酸不溶性灰分大于 3%时，其沉淀物中可见明显砂粒，建议砂仁药材的酸不溶性灰分不得超过 3 %。3 个云南省西双版纳州产绿壳砂酸不溶性灰分分别为 3.28%、1.49%、2.16%，2 个海南省产海南砂总灰分分别为 2.73%、3.60%，果实、果皮、种子部位灰分含量分别为 1.12%、1.24%、1.29%，市售净砂仁(种子)中总灰分分别为 2.12%(缅甸进口)、5.42%(云南省昆明市)、4.34%(福建省厦门市)、5.80%(江苏省淮阴市)。

(三)水分

宁鑫等[115]采用甲苯法测定阳春砂的 3 个栽培品种长果、圆果及春选果实 10 个批次的水分含量，结果 3 个品种阳春砂水分含量差异无显著性意义($P>0.05$)，且均低于 150ml/kg，符合 2005 年版《中国药典》中砂仁项下规定。

2015 年版《中国药典》中规定砂仁的水分不得过 15%。常规的砂仁水分测定方法为甲苯法，该法耗时较长，且所用试剂具有较强毒性，在中药实际生产加工过程中工序繁琐，难以实现健康检测和现代化监测。因此，需建立一种方法，实现准确、简便、快速地检测中药砂仁的水分。近红外光谱法(NIRS)在评价中药质量时，无须样品前处理，测定过程快速、无损、绿色健康、经济环保，具有常规分析方法所不具有的优点。

赵红宁等[116]运用 NIRS 快速测定砂仁中水分，其方法为采用减压干燥法测定砂仁样品中的水分，用标准归一化法和二阶导数法同时对光谱进行预处理，结合偏最小二乘法(PLS)建立砂仁中水分的近红外定量分析模型。所建模型的校正集内部交叉验证相关系数(R^2)校正均方差(RMSEC)，预测校正均方差(RMSEP)和性能指数(PI)分别为 0.9867、0.242、0.285、92.5。该方法具有简便、快速、准确、无损等特点，可用于砂仁中水分的快速测定。

曾元儿等[114]对不同品种、不同产地砂仁药材及砂仁药材不同部位的水分进行了测定，所有测试样品的水分含量均低于 15%。3 个云南省西双版纳州产绿壳砂水分分别为 11.28ml/100g、13.00ml/100g、13.00ml/100g，2 个海南省产海南砂水分分别为 11.19ml/100g、13.00ml/100g，果实、果皮、种子部位水分分别为 13.00ml/100g、13.31ml/100g、13.00ml/100g，市售净砂仁(种子)中总灰分分别为 13.10(缅甸进口)、10.27(云南省昆明市)、10.16(福建省厦门市)、10.87(江苏省淮阴市)。

(四)重金属

郭亚东[117]采用火焰原子吸收光谱法建立了测定云南省西双版纳州产阳春砂中铜、锌、锰和铁的含量的方法。平均加标回收率为 85.5%~99.4%，相对标准偏差(RSD)为 1.70%~2.70%。在给定范围内呈现良好的线性关系，相关系数大于 0.998，方法简便、快速、结果可靠。用干法灰化处理样品重现性好，适宜大批量的样品处理，锌的回收率稍低，其他 3 种金属的回收率都好，所以测定锌时可以适当降低灰化温度。

(五)农药残留检测

药材的农药残留会对人体造成危害，如六六六在人体内主要蓄积于脂肪、肾和血液中，慢性毒性可使肝大、细胞变性、中枢和骨髓受损，可引起人体再生障碍性贫血；滴滴涕的慢性毒性为肝、肾损害，贫血等，可诱发动物癌症。

吴万征等[118]采用气相色谱法测定了砂仁、巴戟天、穿心莲、广佛手、广藿香5味南药的农药残留量。进样口温度为260℃，检测器温度为280℃，程序升温初始温度100℃，以10℃/min加温至250℃；载气为高纯N_2，流速为1.5ml/min；不分流进样，进样量1μl。砂仁中9种农药残留α-六六六(α-BHC)、β-六六六(β-BHC)、γ-六六六(γ-BHC)、δ-六六六(δ-BHC)、O,P'-滴滴滴(O,P'-DDD)、P,P'-滴滴滴(P,P'-DDD)、O,P'-滴滴涕(O,P'-DDT)、P,P'-滴滴涕(P,P-DDT)和五氯硝基苯(PCNB)的残留量分别为1.55μg/kg、1.17μg/kg、3.14μg/kg、0.51μg/kg、2.15μg/kg、0.88μg/kg、5.35μg/kg、3.78μg/kg、1.47μg/kg。

五、含 量 测 定

(一)挥发油含量

砂仁挥发油含量因其品种、来源、炮制方法、前处理方法、放置时间、提取方法等不同含量有较大差异。

2015年版《中国药典》一部规定：阳春砂种子团含挥发油不得少于3.0%(ml/g)[1]。

张玉良等[119]通过不同的后下法，以及经典后下法的不同后下时间，测定各法所得挥发油含量，以5min为最高。证明历代方剂学中规定的砂仁后下4~5min为宜，是有科学道理的。虽然最佳后下时间获得的滤液挥发油含量最高，达到0.12ml。但先浸泡，再后下，沸后离火这种后下法，测得的挥发油含量为0.13ml，比各种后下法的含量都高，所以先浸泡、再后下的方法得到的挥发油量最高，且方法简单，容易掌握。

赵海峰等[120]对砂仁不同煎煮时间与汤液中挥发油含量关系的探讨，认为砂仁应浸泡后下文火煎煮1~3min左右，可使汤液中挥发油含量较高。

屠梅芳[121]比较了带壳砂仁和去壳砂仁的挥发油含量，测得含量分别为6.8%、6%。存放不同时间的砂仁粉末挥发油比较，临时粉碎、粉碎后30日、粉碎后70日测得含量分别为6%、3.66%、1.86%。结果表明：壳砂的挥发油含量明显高于子砂，其粉碎后的粉末挥发油含量更少，建议临床带壳使用，用时捣碎。

刘成佳等[122]作了类似试验，同样证明带壳砂仁的含量高于去壳砂仁。

由于樟脑是砂仁挥发油较为主要成分，刘清华等对砂仁采取传统沸水后下煎药方法，分时采样，再用毛细管气相色谱法测定并算得汤药中樟脑在30s时含量最高，特性为边煎出边挥发。随后，其含量在图谱上呈现震荡下降的趋势[123]。

宁鑫等[124]采用水蒸气蒸馏法提取挥发油，比较了阳春砂的3个栽培品种长果、圆果及春选果实中挥发油的含量，3个品种挥发油含量差异无显著性意义(P>0.05)，来自阳春市5个不同产区的长果阳春砂品种，其中有2个批次(CG080829、CG080828)挥发油含量低于30ml/kg，不符合2005年版《中国药典》中砂仁项下的规定，这可能受不同生态环境或采收后处理、保存方式不同的影响。

(二)总黄酮的含量测定

邹慧琴等[125]采用紫外分光光度法(UV)，以芦丁为对照品，在510nm波长下测定，标准曲线法计算砂仁样品中总黄酮的含量，并分别测定砂仁不同部位总黄酮含量。结果砂仁不同部位黄酮含量高低顺序为：种子团>果实>果皮，砂仁不同部位的总黄酮含量有明显差异。

李宗主等[126]采用紫外分光光度法，以槲皮苷为对照品，在258nm波长下测定砂仁总黄酮含量，结果6个来源地阳春砂中总黄酮含量测定结果分别为0.6627mg/g(北京市)、0.5859mg/g(成都市)、0.4319mg/g(海口市)、0.2704mg/g(昆明市)、0.3768mg/g(南宁市)、0.5573mg/g(广州市)，各地药材中黄酮类成分含量有一定差异。

(三)异槲皮苷、槲皮苷的含量测定

谢文健等[127]建立了阳春砂中槲皮苷的高效液相(HPLC)含量测定方法。采用 Nucleodur C_{18}

Gravity 色谱柱；流动相为乙腈–0.01mol/L 磷酸二氢钾溶液-冰醋酸（18∶82∶1）；检测波长为 254nm；柱温为 35℃；流速为 1.0ml/min。结果槲皮苷在 0.029～0.464μg（r=0.9999）范围内线性关系良好，加样回收率为99.27%，RSD 为为 1.00%。18 批阳春砂中槲皮苷含量为 0.055～0.107mg/g，为阳春砂的质量控制提供了一定的参考。

为探讨中药砂仁不同部位及近缘种中槲皮苷含量的差异，王祥培等[128]采用高效液相色谱法测定了槲皮苷的含量。槲皮苷质量百分浓度线性范围为 0.122 6～1.226μg，线性回归方程为 Y=316.01X–29.98，r=0.9999（n=6），平均回收率为 96.85%。研究结果表明，阳春砂及海南假砂仁的不同部位均含有槲皮苷，但同一品种不同的部位槲皮苷的含量有明显的差异，其中以种仁的含量最高，果实的含量次之，果皮含量最低，而艳山姜果实、果皮、种仁中均不含槲皮苷。

李宗主等[126]建立了阳春砂中异槲皮苷和槲皮苷含量的 HPLC 测定方法。异槲皮苷进样量在 0.0183～0.0915μg 范围内有良好的线性关系，平均回收率为 102.69%，相对标准偏差为 0.70%（n=6）；槲皮苷进样量在 0.0294～0.1470μg 范围内线性关系良好，平均回收率为 103.15%，相对标准偏差为 0.68%（n=6）。6 个地区市售的阳春砂中异槲皮苷的含量分别为 0.0276（北京市）、0.0275（成都市）、0.0219（海口市）、0.0069（昆明市）、0.0096（南宁市）、0.0218（广州市），槲皮苷的含量分别为 0.0945（北京市）、0.0960（成都市）、0.0671（海口市）、0.0590（昆明市）、0.0805（南宁市）、0.0926（广州市）。不同来源砂仁中异槲皮苷和槲皮苷的含量存在一定差异。

（四）樟脑、龙脑、乙酸龙脑酯的含量测定

砂仁是一种带有较为致密外壳、内含种子团的果实类中药，挥发油主要存在于种子团中。以完整果实入药煎煮时，因砂仁外壳包裹导致挥发油不易散出，煎液中挥发油含量偏低；而壳和种子均破碎后入药煎煮挥发油含量较高，说明破碎后砂仁所含挥发油易被充分煎出。

张小溪等[129]以水杨酸甲酯为内标物，建立了顶空气相色谱法测定砂仁中樟脑、龙脑、乙酸龙脑酯含量的方法。采用色谱条件为：RTX-5 毛细管柱，氢火焰离子化检测器，柱温80℃，检测器温度260℃，进样口温度250℃。顶空条件：炉温110℃，进样针温度120℃，传输线温度120℃，平衡时间37min，进样量0.7g。建立的方法具有良好的线性，r 为 0.9994～0.9997，RSD 小于 3%。采用顶空自动进样与常规进样方法对砂仁中樟脑、龙脑、乙酸龙脑酯的含量测定进行了比较，两种方法的测定结果基本一致，说明顶空气相色谱法结果可靠，且此法前处理简单，操作便捷，可以用于砂仁中挥发性成分的含量测定。

赵红宁等[130]以水杨酸甲酯为内标物，采用气相色谱法测定了6个不同产地阳春砂药材中樟脑、龙脑、乙酸龙脑酯有效成分的质量分数，所用色谱条件为如下所示。色谱柱：AT.SE-54 毛细管柱（15m×0.25mm，0.33μm）。载气：高纯氮气，流速为 30ml/min；氢气流速为 40ml/min。空气流速为 400mL/min。气化室温度230℃，柱温65℃，检测器250℃；分流比为 20∶1。结果表明：广东省阳春市的阳春砂药材中樟脑、龙脑和乙酸龙脑酯的质量分数均较高，分别为（4.89±0.12）mg/g、（1.55±0.01）mg/g、（18.57±0.00）mg/g，与文献报道的相符。福建省长泰县的阳春砂药材中樟脑质量分数最低，为（3.62±0.03）mg/g；云南省西双版纳州的阳春砂药材中龙脑质量分数最低，为（1.02±0.04）mg/g；广西壮族自治区宁明县的阳春砂药材中乙酸龙脑酯的质量分数最低，为（13.01±0.00）mg/g，结合地理环境对比分析，这 3 种成分质量分数与该地气候类型和土壤类型具有一定相关性。

马洁等[131]对西双版纳州不同种质的 16 份阳春砂挥发油的化学成分进行了比较，西双版纳州各类型阳春砂的挥发油含量为 3.00%～4.25%，无显著差异。不同种质的挥发油中各成分的比例差异较大。矮杆型的乙酸龙脑酯含量为 63%～68%，樟脑含量为 7.2%～14.6%，龙脑含量大于 7.4%～8.7%属于较好的种质。

刘清华等[132]测定了砂仁中樟脑在沸水后下煎药法中煎出量及变化规律。对砂仁采取传统沸水后下煎药方法，分时采样，采用毛细管气相色谱法分别测定在不同时间段樟脑在汤药中的含量及变化规律，色谱柱为 DB-225（0.25mm×30mm，0.25μm），柱温为程序升温，初始温度90℃，保持4min，以 5℃/min 的速率升温至 140℃，再以 20℃/min 的速率升温至 220℃，保持 1min。氢火焰

离子化检测器(FID)，载气为氮气，气压 0.5kPa，进样口温度 200℃，检测器温度 250℃。樟脑的回归方程为：$y=6509.9x+65.5$，$r=0.9992$；线性范围为 0.21～1.25μg。由气相色谱分析得知，砂仁在沸水后下煎煮过程中的樟脑含量是呈波浪振荡变化的，因为樟脑具有挥发性，在煎煮的过程中，当一部分樟脑被煎出的同时，另一部分樟脑被挥发，即边煎出边挥发，其含量在图谱上表现为振荡下降的趋势。由拟合曲线法算得汤药中樟脑在 30s 时含量最高，而后汤药中的樟脑含量逐渐挥发下降。煎煮时间在 5min 内，药汤中的樟脑含量可维持在 67%。如果煎煮时间过长，其含量会逐渐下降，至 15min 时，药汤中樟脑含量仅为高峰时的 20%。

隆颖等[133]建立了气相色谱法测定砂仁中乙酸龙脑酯的含量的方法。色谱柱为 Agilent DB-1(30m×0.25mm，0.25μm)，载气为氮气，火焰离子化检测器(FID)。结果：乙酸龙脑酯在 0.0301～1.2037mg/ml 范围内呈良好的线性关系，平均回收率为 101.30%，RSD 为 2.20%。26 批样品中乙酸龙脑酯的含量为 2.3～21.3mg/g。

宁鑫等[124]采用气相色谱法对阳春市不同产区 3 个栽培品种长果、圆果及春选果实 10 个批次阳春砂中的乙酸龙脑酯含量进行了测定，采用的色谱分析条件：安捷伦 HP-5 毛细管柱(30m×0.32mm，0.25μm)；进样口温度 250℃，气化室温度 250℃，分流比为 50∶1，流动相为氮气，流速为 1.5ml/min；程序升温，起始温度 70℃，保持 1min，以 10℃/min 速度上升至 280℃，保持 3min。氢火焰离子化检测器(FID)，温度 300℃，氢气 30ml/min，空气为 400ml/min。尾吹气为氮气，流速为 30ml/min。测定结果春选阳春砂中乙酸龙脑酯的含量偏低，与长果、圆果阳春砂比较差异均有显著性意义($P<0.05$)。

柯春文等[134]采用毛细管气相色谱法测定砂仁中乙酸龙脑酯的含量，建立了砂仁质量控制体系。以水杨酸甲酯为内标，弹性石英毛细管柱 SUPELCOWAXTM-10(30m×0.25mm×0.25μm)为固定相，氮气为载气，FID 检测器。在该色谱条件下，乙酸龙脑酯对照品浓度为 0.1972～1.1832mg/ml，与乙酸龙脑酯峰面积和水杨酸甲酯峰面积的面积比呈良好的线性关系。该方法简单、灵敏、快速、回收率和重复性好，可以作为砂仁的质量控制标准。

罗文汇等[135]采用 GC-MS 建立了砂仁配方颗粒中乙酸龙脑酯的含量测定方法。采用 HP-5MS 石英毛细管柱，氮气为载气，100～180℃程序升温；质谱为检测器，选择性检测 m/z 136 的离子；样品采用无水乙醇超声提取，外标法计算乙酸龙脑酯的含量。结果乙酸龙脑酯在 0.1036～0.6216mg/ml 内与峰面积线性关系良好($r=0.9997$，$n=6$)；平均回收率($n=6$)为 97.37%，RSD 为 0.88%；检测限为 10pg；5 批砂仁配方颗粒中乙酸龙脑酯的含量为 9.67～10.26mg/g。

陈卫琳等[136]对福建省长泰砂仁干燥的种子、壳进行了乙酸龙脑酯的含量测定，采用的色谱条件为 Agilent 6890NGC 色谱仪，HP-5 石英毛细管柱，进样口温度 250℃，柱温初始温度为 80℃，以 10℃/min 的速率升温至 200℃，检测温度 250℃，分流比为 50∶1。6 个不同来源砂仁种子中乙酸龙脑酯的含量分别为 11.80mg/g(长泰县农民采摘)、11.42mg/g(长泰县聚善堂药店)、13.66mg/g(长泰县文昌门诊)、15.78mg/g(长泰县泰兴门诊)、14.28mg/g(厦门鹭燕制药有限公司)、3.3mg/g(长泰县食品药品监督管理局)，而对应来源的砂仁壳中均没有检测到乙酸龙脑酯。说明砂仁药材去壳后的种子入药比较合理，既能使剂量准确，又能节约患者的开支，使临床疗效得到保证，建议砂仁入药去壳。

近红外光谱(near-infrared spectroscopy，NIRS)技术迅猛发展，它是一种快速、无损、绿色的分析技术，扫描样品的光谱图即可快速获取多种信息，实现同时测定多项指标，已广泛用于中药活性成分的纯化、鉴别分析以及快速模式识别等。樊明月等[137]采用气相色谱测定 101 份砂仁中乙酸龙脑酯的含量，采集其近红外光谱(NIRS)图，结合偏最小二乘法(PLS)建立了砂仁中乙酸龙脑酯的定量分析模型。结果砂仁中乙酸龙脑酯的定量分析模型的校正集内部交叉验证决定系数(R^2)、校正均方差(RMSEC)和内部交叉验证均方差(RMSECV)分别为 0.992 59、0.0145 和 0.0714；外部验证预测均方差(RMSEP)为 0.0167。近红外色谱法简便准确，可用于砂仁中乙酸龙脑酯含量的快速测定。

(五)儿茶素的含量测定

儿茶素对家兔离体小肠平滑肌运动有显著抑制作用，为砂仁药材水提部位有效成分之一。李晓光等[138]以反相高效液相色谱法(HPLC)测定不同产地砂仁药材中(±)儿茶素的含量。色谱柱为ODS-C18(直径 10μm)，流动相为甲醇-水(15：85，v/v)，每 100ml 中含冰醋酸 0.5ml，流速 1.0ml/min，检测波长 278nm，柱温：室温。不同产地的阳春砂中儿茶素的含量为 0.03～0.31mg/g，云南省勐腊县产绿壳砂、海南海口产海南砂和缅甸产缩砂中的儿茶素含量分别为 0.03mg/g、0.11mg/g、0.08mg/g。

(六)微量元素的测定

微量元素的存在形态与其药理作用密切相关，在不同生理环境下，它具有不同的亲脂性和生理活性，从而表现出不同的药效。罗盛旭等[139]采用电感耦合等离子体质谱(ICP-MS)测定了砂仁中 13 种元素含量及溶出率，分别用 0.45μm 滤膜，正辛醇-水萃取体系，将砂仁水煎液中元素区分为可溶态与悬浮态、醇溶态与水溶态，并分析各形态。结果所建立的分析方法，标准曲线的相关系数为 0.9998～1.0000，RSD 为 0.1%～5.0%。砂仁中 Co 溶出率最高，各元素溶出率并非按照元素在药材中总量高低排序。砂仁的元素溶出以悬浮态居多，仅 Cr 的可溶态/总溶出大于 50%。水煎液中 Fe、Mo 和 Cd 的 Kow 参数在胃、肠液酸度下均大于 1，而 Cr、Ni 的 Kow 参数均小于 1，元素的 Kow 值受 pH 影响。结果表明砂仁中微量元素的溶出特性及形态，与砂仁的生物活性与功效具有一定关系。

砂仁富含 Mn、Fe，也含较多的 Zn、Cu，且 Mn(387.87μg/g)＞Fe(193.57μg/g)＞Zn(51.360μg/g)＞Cu(8.840μg/g)，它们都是重要的生命元素。同时砂仁还含有 Cr、Ni、Co、Mo、Se、Sn 等有益元素，含量范围为 2.210～0.119μg/g。有害元素 Pb、As、Cd 的含量分别为 2.210μg/g、0.786μg/g、0.018μg/g，其含量均没有超过我国商务部《药用植物及制剂进出口绿色行业标准》(WM2-2001)规定的限量指标(Pb≤5.0μg/g、As≤2.0μg/g、Cd≤0.3μg/g)。因此，海南省产砂仁 Pb、As、Cd 没有超标，且含有多种重要生命元素和有益元素。

从溶出率来看，砂仁中 Co 的最高(93.3%)，Cu 的最低(18.9%)，富含的 Mn、Fe 溶出率中等，有害元素溶出率靠后，溶出率由高到低的顺序为 Co＞Zn＞Se＞Cr＞Mn＞Cd＞Ni＞Fe＞Mo＞As＞Cu。可见，砂仁中元素的溶出率并非按照元素在药材中总量的高低排序，其溶出特性主要与元素在药材中存在的化学与物理形态相关。砂仁中 Co 溶出率高，是否预示 Co 具有较强的生物利用性，尚有待深入研究。但动物缺乏 Co，会表现出食欲减退、体质衰弱、易疲劳、晚期发生不孕、腹泻和流产等，这与砂仁具有化湿开胃、温脾止泻、理气安胎的功效具有某种程度的一致性。由于中药服用方式是水煎液，微量元素溶出率理应是其生物利用性的重要指标。况且微量元素的溶出并非孤立，往往伴随有效成分(如活性金属有机物或配合物)的溶出，因此元素溶出率高低一定程度上也反映有效成分溶出的高低，若与中药临床疗效相结合以指导用药，可以赋予中药水煎剂一定的科学数据。

砂仁元素溶出以悬浮态居多，仅 Cr 的可溶态/总溶出大于 50%，这表明砂仁的元素可能主要以有机大分子结合态(如 Ni、Se)、胶体态(如 Fe)或吸附性强的无机酸根离子态(如钼酸根)等被煎出，并在水煎液中聚集成较大颗粒，成为悬浮态。可溶态与悬浮态相比，前者可能以自由离子的形式或与某种低分子质量配体结合的形式存在，颗粒小而易通过滤膜，较容易被人体吸收。砂仁水煎液中的 Cr 以可溶态居多，Zn、Mn 和 Co 的可溶态也相对较多，它们的生物利用性可能是砂仁药理作用的重要组成部分。煎出元素形态的聚集性可能是形成悬浮态的重要因素，从而影响其生物利用性，若加入某种助剂以提高分散性，也许是提高微量元素生物利用的途径之一。重金属砷和镉的可溶态/总溶出分别为 42.9%和 27.0%，以悬浮态居多，这可能对砂仁服用的安全性有利。

从 Kow 参数看，在胃、肠液酸度下均大于 1 的元素有 Fe、Mo 和 Cd，而 Cu、Zn、Mn 和 Co 仅在肠液酸度下大于 1，Se 仅在胃液酸度下大于 1，Cr 在两种酸度下均小于 1，Ni 仅检出胃液酸度下小于 1。表明砂仁水煎液中，Fe、Mo 和 Cd 在胃、肠液酸度下均具有较高的醇溶态含量，其亲脂性、生物活性较强；同理，Cr 和 Ni 的亲脂性、生物活性较弱。Cu、Zn、Mn 和 Co 则在肠液酸度下表现出强的亲脂性、生物活性，尤其是 Cu、Zn(Kow＞4)，但随酸度提高，其在胃液酸度下醇溶态含量显著降低，如 Cu 和 Zn 的 Kow 分别降为 0.59 和 0.98，这可能显示 Cu、Zn、Mn 和 Co 等在砂仁水煎液中的存在形态稳定性不高，随酸度提高，元素结合或络合的其他成分发生变化，导致其结合的形态由醇溶态为主转化为水溶态为主，这也说明砂仁水煎液中这些元素的作用靶位可能位于肠部。Se 是人体必需微量元素，是谷胱甘肽过氧化物酶的必需组分，具有增强机体免疫力、抗氧化性、抗毒性等重要生理功效，用于保健食品的开发前景备受关注，砂仁水煎液中 Se 在胃液酸度下具有较高的 Kow 值（3.1），说明此时的 Se 处于有利于发挥其生理功效的形态。由于人体内不同靶位的 pH 有所不同，因此探讨中药水煎液中元素形态随 pH 的变化，可能对认清药物中元素在不同靶位的生物利用性有帮助，这在临床上有一定的意义。值得注意的是 Cd 的 Kow 参数大，且随 pH 的变化不大，因此应控制其亲脂性对药物安全性的影响。砂仁中由于 Cd 的绝对含量低（没有超过 WM2-2001 规定的限量指标），水煎液中主要以悬浮态居多，因此综合考虑 Cd 的存在应不会影响砂仁水煎液服用的安全性。

六、指纹图谱研究

黄月纯等[140]采用高效液相色谱法建立了阳春砂的指纹图谱分析方法，初步拟定广东省阳春县产阳春砂甲醇提取物指纹特征图谱指标成分群，为阳春砂药材内在质量评价积累了数据。采用的色谱条件为：Nucleodur C18G Gravity（250mm×4.6mm，5μm）色谱柱；流动相为甲醇-2%乙酸梯度洗脱，其中，0～5min 甲醇为 5%，5～30min 甲醇由 5%升为 30%，30～40min，甲醇由 30%升为 50%，40～60min 甲醇由 50%升为 100%，60～67min 甲醇为 100%，67～70min 甲醇 100%降为 5%；检测波长为 260nm；柱温为 30℃；体积流量为 1.0ml/min；分析时间为 70min；进样量为 10μl；18 个批次阳春砂甲醇提取物的 HPLC 色谱图共标示出 20 个共有峰，总共有峰峰面积平均值为（90.58±3.59）%，可初步拟订为阳春砂甲醇提取物指标成分群，指纹图谱相似度较高，达到 0.943～0.995，具有指纹图谱的特征意义。建立的方法准确可靠，重现性好，为阳春砂质量控制提供了参考。

陈程等[27]初步建立了道地药材阳春砂的指纹图谱，色谱条件为色谱柱 COMOSIL C18-MS-Ⅱ Waters Φ 4.6mm×250mm；流动相为乙腈-水（0.05%）梯度洗脱；检测波长为 320 nm；柱温为 35℃；流速为 1.0ml/min；分析时间为 180min；进样量为 15μl。对 12 批次药材进行检测，确定了 10 个共有峰，建立了阳春砂药材的 HPLC 共有模式，运用中药色谱指纹图谱相似度评价系统（2004A版），对 12 批次阳春砂药材的色谱图进行相似度评价，第 2、3、5、6、7 批药材的相似度均达到 90%以上，说明这 5 批药材具有较好的相似度；第 8～12 批药材的相似度均在 80%以上，具有一定的相似度；第 1、4 批药材的相似度相较则较差。该图谱较全面地反映了阳春砂化学成分的特征，为道地药材阳春砂的品质评价和质量控制奠定了实验基础。

王祥培等[141]建立了砂仁及其混淆品的高效液相色谱（HPLC）指纹图谱鉴定方法。将购于贵州省贵阳市、四川省成都市及广东省深圳市的阳春砂样品测定数据导入中药指纹图谱相似度计算软件，经选峰，设定匹配模板，将峰自动匹配，然后设定标准模板，进行谱峰差异性评价和整体相似性评价。通过中药指纹图谱相似度计算软件得出阳春砂 HPLC 指纹图谱共有模式，与共有模式比较，10 个批次不同产地阳春砂药材的相似度如下所示。贵阳三桥药材市场①0.971，贵阳三桥药材市场②0.931，贵阳三桥药材市场③0.972，贵阳花果园药材市场①0.957，贵阳花果园药材市场②0.970，贵阳同仁堂药房 0.967，贵阳芝林大药房 0.971，深圳市中医院药房 0.973，成都荷花池药材市场①0.974，成都荷花池药材市场②0.927。从阳春砂、海南假砂仁、艳山姜各自的指纹图谱中，可以直观地看出，阳春砂与海南假砂仁、艳山姜的指纹图谱明显不同，其特征峰数目、位置（相对保留时间）、积分值都有差异，海南假砂仁、艳山姜与阳春砂指纹图谱的共有模式相比，相似度结果分别为：0.806、0.219。研究结果表明 HPLC 指纹图谱具有重现性好、特征性强、方法简便等特点，可用于砂仁与其混淆品药材的鉴别，该研究为砂仁药材的品种鉴定和质量评价提供了参考依据。

尹雪等[142]分别采用 GC-MS 和气相色谱法分析 13 批次阳春砂的主要成分，同时用已建立的阳春砂挥发油特征指纹图谱数字化信息与 GC-MS、气相色谱法分析的样品进行相似度比对。结果 13 批次阳春砂均含有 α-蒎烯、莰烯、β-蒎烯、β-月桂烯、柠檬烯、芳樟醇、樟脑、异龙脑、龙脑、乙酸龙脑酯等 10 个主要特征成分，合计相对含量达（88.15±2.97）%，具有一定代表性。以此 10 个特征指标成分计，GC-MS 分析样品与气相色谱法分析样品的相似度为 0.994～1.000（夹角余弦法）；与阳春砂 GC-MS 特征指纹图谱数字化信息比对，GC-MS 分析样品的相似度为 0.978～0.999（夹角余弦法），气相色谱法分析样品的相似度为 0.986～0.998（夹角余弦法）。结果表明阳春砂 GC-MS特征指纹图谱数字化信息能应用于气相色谱法中，使不同时间、不同型号的仪器、色谱柱、色谱条件下的分析结果可以相互比对，具有推广应用价值，可用于药材的质量评价与鉴定。

丁平等[143]采用气相色谱法方法，以道地产区 10 批药材为基准，建立了砂仁挥发油的气相色谱法指纹图谱，以鉴别砂仁与常见混伪品的质量。采用的色谱条件为：色谱柱为 HP-5 非极性柱（30m×0.32mm，0.25μm），进样口温度 23℃，检测器（FID）温度 300℃，柱温为程序升温 70℃（停5min），以 10℃/min 升温至 140℃（停 50 min）；气体流量氮气 30ml/min，氢气 30ml/min，空气100ml/min；载气为氮气，流速 0.54ml/min；分流比为 50∶1。从阳春砂挥发油气相色谱中可分离出 20 多个成分，从中选取 9 个作为构成阳春砂指纹图谱的稳定特征峰。为易于识别，气相色谱指纹图谱可分为 3 个部分：保留时间 0～10min，出现 5 个峰，均达到基线分离，其主要特征峰为 1～4 号；保留时间 10～20min，出现 10 个峰，均达到基线分离，其主要特征峰为 5～9 号；保留时间 20～30min，出现 6 个特征峰，均达到基线分离，主要为小峰。最强峰为 9 号。经 GC-MS 分析可以确认，阳春砂气相色谱指纹图谱特征峰主要成分 1～9 号分别为：α-蒎烯（α-pinene），莰烯（camphene），β-蒎烯（β-pinene），β-月桂烯（β-myrcene），柠檬烯（limonene），芳樟醇（linalool），樟脑（camphor），龙脑（borneol），乙酸龙脑酯（bornyl acetate）。在商品应用中，由于砂仁的紧缺，不能满足市场的需求，市场上出现了许多混伪品。有些伪品甚至长期作为砂仁用，如长序砂、印度砂，它们在外形上与阳春砂极其相似，有时则混充到阳春砂里，以劣充优，很难区别。其他以种子进行充伪的，则更难鉴别。传统鉴别方法主要以外观形态来区别。而化学成分挥发油的气相色谱指纹图谱则可以有效、客观地鉴别真伪。由于各品种的指纹图谱各具特点，与共有模式相对比，相似系数除长序砂外（相似系数 0.5～0.8），其余均小于 0.25，各品种之间均具有不同的特点，各自的气相色谱构成各品种"指纹特征"的唯一性。所以利用此特点，可将以不同的混伪品输入计算机中建立标准模式，建立计算机自动识别的数据库，为方便快速地鉴别真伪品奠定基础，并依靠指纹图谱的特征可以鉴别不同的"物种"。

参 考 文 献

[1] 国家药典委员会. 中华人民共和国药典. 一部[S]. 北京：中国医药科技出版社，2015：253.

[2] 胡玉兰，张忠义，林敬明. 中药砂仁的化学成分和药理活性研究进展[J]. 中药材，2005，28(1)：72-74.

[3] 林敬明，郑玉华，陈飞龙，等. 超临界 CO_2 流体萃取砂仁挥发油成分分析[J]. 中药材，2000，23(1)：37-39.

[4] 陆山红，赵荣华，幺晨，等. 砂仁的化学及药理研究进展[J]. 中药药理与临床，2016，32(1)：227-230.

[5] 何正洪，刘虹，沈美英. 超临界二氧化碳萃取砂仁精油化学成分的研究[J]. 广西林业科学，1996，(3)：132-134.

[6] 曾志，席振春，蒙绍金，等. 不同品种砂仁挥发性成分及质量评价研究[J]. 分析测试学报，2010，29(7)：701-706.

[7] 王柳萍，梁晓乐，罗跃，等. 砂仁挥发油成分的气相色谱-质谱分析[J]. 医药导报，2013，32(6)：782-784.

[8] 张生潭，王兆玉，汪铁山，等. 中药砂仁挥发油化学成分及其抗菌活性[J]. 天然产物研究与开发，2011，23(3)：464-472.

[9] 余竞光，孙兰，周立东，等. 中药砂仁化学成分研究[J]. 中国中药杂志，1997，22(4)：231- 232.

[10] 王迎春，林励，魏刚，等. 阳春砂果实、种子团及果皮挥发油成分分析[J]. 中药材，2000，23(8)：462-463.

[11] 王玲，司徒绮文. 春砂仁挥发性成分的提取和检测[J]. 现代食品科技，2010，26(9)：1031- 1034.

[12] 刘密新，汪伟. GC-MS 和 GC-FTIR 联用分析砂仁挥发油的成分[J]. 中草药，1997，28(4)：202-204.

[13] 邢学锋，李学应，陈飞龙，等. GC-MS 法分析阳春砂仁叶和果实的挥发油成分[J]. 中药新药与临床药理，2012，23(6)：667-669.

[14] 叶强，李生茂，敖慧，等. 不同产地绿壳砂仁挥发油组分比较[J]. 中成药，2014，36(5)：1033-1037.

[15] 付琛，周日水，周光雄. 不同产地品种阳春砂仁挥发油化学成分的气相色谱-质谱联用分析[J]. 时珍国医国药，2010，21(10)：2534-2536.

[16] 陈璐，敖慧，叶强，等. 阳春砂仁不同部位挥发油成分的 GC-MS 分析[J]. 中国实验方剂学杂志，2014，20(14)：80-83.

[17] 范新，魏均娴. 西双版纳阳春砂仁的化学成分[J]. 昆明医科大学学报，1992，13(3)：52.

[18] 陈新荣，林级田. 西双版纳阳春砂仁叶精油化学成分的研究[J]. 热带农业科技，1988，11(4)：25-26.

[19] 韩林，胡廷庭，肖国生，等. 砂仁精油成分分析及其对草莓的保鲜效果[J]. 食品与发酵工业，2012，38(12)：199-203.

[20] 宋国新，邓春晖，吴丹，等. 静态顶空-固相微萃取-气相色谱/质谱分析砂仁的挥发性成分[J]. 复旦学报(自然科学版)，2004，

43(4)：676-679.

[21] 李宗主. 阳春砂仁化学成分及质量初步研究[D]. 中国协和医科大学，2009.

[22] 付琛，陈程，周光雄. 阳春砂仁化学成分研究[D]. 暨南大学，2010.

[23] 付琛，陈程，周光雄. 阳春砂仁化学成分研究[J]. 中草药，2011，42(12)：2410-2412.

[24] 孙兰，余竞光，周立东，等. 中药砂仁中的黄酮苷化合物[J]. 中国中药杂志，2002，27(1)：36-38.

[25] 李晓光. 砂仁药材质量标准研究[D]. 广州中医药大学，2000.

[26] 刘金鹏. 佩兰和海南砂仁化学成分的分离与其抗氧化研究[D]. 浙江工商大学，2013.

[27] 陈程. 阳春砂仁化学成分及指纹图谱初步研究[D]. 暨南大学，2012.

[28] Kitajima J, Ishikawa T. Water-soluble constituents of amomum seed [J]. Chem Pharm Bull，2013，51(7)：890-893.

[29] 范新，杜元冲，魏均娴，等. 西双版纳产砂仁根、根茎及茎的化学成分研究[J]. 中国中药杂志，1994，19(12)：734-736.

[30] 吴忠，林敬明，黄镇光. 砂仁及其混伪品宏量与微量元素特征的模糊聚类分析[J]. 中药材，2000，23(4)：208-210.

[31] 胡玉兰，张忠义，林敬明. 中药砂仁的化学成分和药理活性研究进展[J]. 中药材，2005，28(1)：72-74.

[32] 张明发，沈雅琴. 砂仁临床药理作用的研究进展[J]. 抗感染药学，2013，10(1)：8-13.

[33] 张明发，沈雅琴，朱自平，等. 辛温(热)合归脾胃经中药药性研究(Ⅱ)抗胃溃疡作用[J]. 中药药理与临床，1997，13(4)：1-4.

[34] 吴师竹，李瑞芬. 正品砂仁的药理作用[J]. 中国药理学通讯，1985，2(3)：3-6.

[35] 郑虎占，董泽宏，余靖. 中药现代研究与应用：第4卷[M]. 北京：学苑出版社，1998：3214- 3229.

[36] 胡玉兰，张忠义，王文婧，等. 砂仁挥发油对大鼠乙酸性胃溃疡的影响及其机理探讨[J]. 中药材，2005，28(11)：1022-1024.

[37] 黄强，黄国栋，方承康. 砂仁挥发油对胃溃疡胃黏膜疏水性影响的实验研究[J]. 中医药学报，2009，37(3)：33-35.

[38] 黄国栋，黄嫒华，黄道富，等. 砂仁挥发油抗胃溃疡的机制探讨[J]. 中成药，2009，31(10)：1617-1618.

[39] 李兆申，湛先保，许国铭. 胃黏膜损伤与保护——基础与临床[M]. 上海：上海科技出版社，2004：107-111

[40] 林三仁. 加强对胃粘膜保护机制的研究[J]. 胃肠病学，1999，4(3)：131.

[41] 朱金照，冷恩仁，陈东风，等. 15味中药促胃肠动力作用的筛选研究[J]. 第三军医大学学报，2000，22(5)：436-438.

[42] 朱金照，冷恩仁. 砂仁对大鼠胃肠运动及神经递质的影响[J]. 中国中西医结合消化杂志，2001，9(4)：205-207.

[43] 李岩，沈思予，周卓. 7种中药对小鼠胃肠动力影响的实验研究[J]. 中国中西医结合杂志，1998，18：138-139.

[44] 王贺玲，李岩，白菡，等. 理气中药对鼠胃肠动力的影响[J]. 世界华人消化杂志，2004，12(5)：1136-1138.

[45] 王学清，王秀杰，李岩. 香砂平胃散对小鼠胃排空的影响[J]. 世界华人消化杂志，2003，11(5)：571-574.

[46] 李岩，王学清，张卫卫，等. 术香冲剂对小鼠胃肠动力的影响[J]. 世界华人消化杂志，2003，11(5)：575-577.

[47] 张宁，孙军，王秀杰，等. 阳春砂挥发油对小鼠胃动力的双向作用[J]. 世界华人消化杂志，2005，13(15)：1935-1937.

[48] 朱金照，张捷，张志坚. 砂仁对大鼠功能性消化不良的作用[J]. 华西药学杂志，2006，21(1)：58-60.

[49] 黄国栋，黄强，黄敏，等. 砂仁挥发油对胃溃疡黏膜 SP 表达的影响[J]. 中药材，2009，32(8)：1265-1266.

[50] 李晓光，叶富强，徐鸿华. 砂仁挥发油中乙酸龙脑酯的药理作用研究[J]. 华西药学杂志，2001，16(5)：356-358.

[51] 石胜刚，黄溢明. 春砂仁提取液对胃电活动的影响[J]. 西北国防医学杂志，2009，30(5)：361-362.

[52] 李伟，郑天珍，瞿颂义，等. 芳香化湿类中药对大鼠离体胃平滑肌运动的影响[J]. 兰州医学院学报，1998，24(4)：6-8.

[53] 邢莲影，崔燎. 砂仁叶油对胃肠道作用的研究[J]. 广东医学院学报，1988，(4)：25-27.

[54] 邱赛红，陈立峰，柳克玲，等. 芳香化湿药开胃作用机理的实验研究[J]. 中药药理与临床，1995，11(4)：24-27.

[55] 张勤，谢晓红，叶再元，等. 砂仁对大鼠小肠吻合口愈合的影响[J]. 中国中西医结合外科杂志，2009，15(3)：302-304.

[56] 陈大舜，易法根，邓常青. 健脾消导中药对消化道功能影响的初步筛选研究[J]. 湖南中医学院学报，1996，16(2)：41-43.

[57] 徐颖. 槟榔及砂仁微米药材与传统饮片促肠推进作用研究[J]. 实用中医药杂志，2006，22(6)：376-377.

[58] 石胜刚，黄溢明. 春砂仁提取液对胃电活动的影响[J]. 西北国防医学杂志，2009，30(5)：361-362.

[59] 丁伯龙. 香砂六君子汤对脾气虚证大鼠肠神经和肠神经-ICC 间信号转导通路损伤的作用[J]. 中国中西医结合外科杂志，2013，4(19)：397-400.

[60] 丁平，方琴，张丹雁. 云南引种阳春砂与阳春砂药理活性对比研究[J]. 中国药学杂志，2004，39(5)：29-31.

[61] 王红武，张明发. 砂仁对消化系统药理作用的实验研究[J]. 中国中医药科技，1997，4(5)：284-285.

[62] 张明发，朱自平. 辛温(热)合归脾胃经中药药性研究(Ⅰ)利胆作用[J]. 中国中医基础医学杂志，1998，4(8)：16-19.

[63] 胡仓云，张履忠，李万芳. 砂仁猪肚治犬脱肛[J]. 青海畜牧兽医杂志，2006，36(4)：58.

[64] 张明发，沈雅琴，朱自平，等. 辛温(热)合归脾胃经中药药性研究 Ⅳ. 镇痛作用[J]. 中药药理与临床，1996，12(4)：1-4.

[65] 邢莲影. 春砂水煎液对大鼠实验性胃溃疡及胃液分泌的影响[J]. 广东医学院学报，1986，4(1)：6-8.

[66] 宋妍，吕继红. 关于砂仁的药物功效和治疗机理的研究[J]. 求医问药，2012，10(6)：697-698.

[67] 赵锦，董志，朱毅，等. 海南砂仁挥发油抗炎镇痛止泻的实验研究[J]. 中成药，2009，31(7)：1010-1014.

[68] 吴晓松，肖飞，张志东，等. 砂仁挥发油中乙酸龙脑酯的镇痛作用及其机制研究[J]. 中药材，2005，28(6)：505-506.

[69] 吴晓松，李晓光，肖飞，等. 砂仁挥发油中乙酸龙脑酯镇痛抗炎作用的研究[J]. 中药材，2004，27(6)：438-439.

[70] 张明发，沈雅琴，王红武，等. 辛温(热)合归脾胃经中药药性研究 III. 抗炎作用[J]. 中药药理与临床，1998，14(6)：12-16.

[71] Kim S H，Lee S，Kim I K，et al. Suppression of mast cell-mediated allergic reaction by *Amomum xanthiodes* [J]. Food and Chemical Toxicology，2007，45(11)：2138-2144.

[72] 郭颂铭，杨巍. 中药组方灌肠对实验性溃疡性结肠炎的免疫影响[J]. 上海铁道大学学报：医科版，1995，9(4)：219-222.

[73] 吴师竹. 砂仁对血小板聚集功能的影响[J]. 中药药理与临床，1990，6(5)：32-33.

[74] 唐建阳，刘凤娇，苏明星，等. 砂仁提取物的抗菌及抗氧化效应研究[J]. 厦门大学学报，2012，51(4)：789-792.

[75] 余伯阳，梅其春，王弘敏，等. 中药砂仁类资源植物药理活性的比较[J]. 植物资源与环境，1993，2(3)：18-21.

[76] 彭伟文，洪晖菁. 几味姜科和豆科类中药抗氧化性能的研究[J]. 时珍国医国药，1998，9(2)：146-146.

[77] 赵锦，朱毅，董志，等. 海南砂仁挥发油对实验性溃疡性结肠炎小鼠抗氧化和抗 NO 自由基作用[J]. 中成药，2009，31(9)：1334-1338.

[78] 唐建阳，刘凤娇，苏明星，等. 砂仁提取物的抗菌及抗氧化效应研究[J]. 厦门大学学报(自然科学版)，2012，51(4)：789-792。

[79] Zhang D Y，Li S J，Xiong Q P，et al. Extraction characterization and biological activities of polysaccharides from *Amomum villosum* [J]. Carbohydrate Polymers，2013，5(1)：114-122.

[80] Guo D J，Cheng H L，Chan S W，et al. Antioxidative activities and the total phenolic contents of tonic Chinese medicinal herbs [J]. Inflammopharmacology，2008，16(5)：201-207.

[81] 尤小梅，李远志，廖有传，等. 春砂仁根和叶提取物抗氧化活性研究[J]. 食品科技，2012，37(2)：226-228.

[82] Son C G，Choi W J，Shin J W，et al. Effects of gamichunggantang on alcohol metabolism and alcoholic liver disease[J]. Korean Journal of Oriental Medicine，2001，2(1)：89-98.

[83] Son C G，Choi W J，Shin J W，et al. Effects of gamichunggantang on hyperlipidemia[J]. Acta Pharmacologica Sinica，2003，24(2)：133-139.

[84] 赵容杰，赵正林，金梅红，等. 砂仁提取物对实验性糖尿病大鼠的降血糖作用[J]. 延边大学医学学报，2006，29(2)：97-99.

[85] 熊磊，胡昌江，帅小翠，等. 砂仁盐炙前后"缩尿"作用比较研究[J]. 成都医学院学报，2009，4(2)：105-106.

[86] 薄芯，杜明莹，成梅. 沙参、砂仁、猪苓、莪术和鸡血藤对环磷酰胺毒副反应影响的实验研究[J]. 中国中医药科技，1997，4(3)：153-154.

[87] Ying H，Liu J，Du Q. Analysis and determination of oestrogen-active compounds in fructus amomi by the combination of high-speed counter-current chromatography and high performance liquid chromatography[J]. Journal of Chromatography B，2014，958：36-42.

[88] Kim S H，Lee S，Kim I K，et al. Suppression of mast cell-mediated allergic reaction by *Amomum xanthiodes* [J]. Food and Chemical Toxicology，2007，45(11)：2138-2144.

[89] 赵锦. 海南砂仁挥发油对实验性溃疡性结肠炎的作用及其安全性评价[D]. 重庆医科大学，2009.

[90] 李晓光. 砂仁药材鉴别研究进展[J]. 长春中医学院学报，2000，16(3)：57-59.

[91] 李传印，宋春华. 砂仁的真伪鉴别[J]. 时珍国医国药，2005，16(3)：225-225.

[92] 孙红祥，罗国海. 聚类分析法在砂仁及其常见伪品鉴别中的应用[J]. 中草药，1994，25(9)：482.

[93] 李刚，唐生斌. 砂仁类药材的性状研究[J]. 中医药导报，2002，8(7)：435-437.

[94] 宋玉成，宋平顺. 砂仁及其混淆品果柄的显微鉴别[J]. 中药材，1994(3)：23-24.

[95] 张学高. 砂仁及其混淆品种子的鉴别研究[J]. 中草药，1994，25(11)：595.

[96] 漏新芬，孙红祥. 聚类分析在姜科果实类药材化学鉴定中的应用[J]. 中国中药杂志，1994，19(9)：520-522.

[97] 吴垠，赖宇红，陈丽仪. 砂仁药材的薄层色谱鉴别[J]. 中药材，2007，30(8)：937-938.

[98] 周海燕，朱筱芬，廖杭莹. 砂仁及其混伪品的紫外光谱鉴别[J]. 中药材，1996，19(1)：17-19.

[99] 陈玉枝，范世明，沙玫. 闽产砂仁与山姜的荧光鉴别[J]. 福建中医药，1997，28(5)：32-32.

[100] 李洁，罗文汇，毕晓黎，等. FT-IR 法对砂仁配方颗粒的鉴别研究[J]. 湖南中医杂志，2012，28(2)：102-104.

[101] 程存归，阮永明，李冰岚. 傅里叶变换红外光谱法应用于中药砂仁真伪鉴别的研究[J]. 光谱学与光谱分析，2004，24(11)：1355-1358.

[102] 沙玫，陈玉枝，朱恒英. 闽产砂仁与山姜的蛋白电泳鉴别[J]. 福建中医药大学学报，1997，7(2)：32-33.

[103] 陈树玉. 凝胶电泳鉴别砂仁及其混淆品[J]. 中药材，1990，13(12)：24.

[104] 朱学艺，夏智波，晋玲. 砂仁及其伪品艳山姜的气相色谱鉴别[J]. 甘肃中医学院学报，1997，14(4)：29-30.

[105] 章淑秀，蓝煜. 进口砂仁(缩砂)及其掺伪品(红壳砂、草豆蔻、红豆蔻、珠母砂)挥发油的气相色谱分析[J]. 药物分析杂志，1989，9(4)：219-222.

[106] 周荣汉. 药用植物化学分类学[M]. 上海：上海科技出版社，1988：345.

[107] 凌大奎，朱永新，王维，等. 气相色谱保留指数谱用于中药材鉴别的研究[J]. 药物分析杂志，1995(4)：13-20.

[108] 丁平，杜景峰，魏刚，等. 砂仁与长序砂仁挥发油化学成分的研究[J]. 中国药学杂志，2001，36(4)：235-237.

[109] 施法，佟晓波，张满来. 砂仁、草豆蔻及长序砂仁中挥发油化学成分的研究[J]. 中国药事，2009，23(3)：272-274.

[110] 潘华新，黄丰，王培训，等.阳春砂与绿壳砂、海南砂的 ITS-1 测序鉴别[J]. 中药材，2001，24(7)：481-483.

[111] 焦文静，张鹏，廖保生，等.基于 SNP 位点鉴定砂仁药材物种[J]. 世界科学技术：中医药现代化，2014，16(2)：295-300.

[112] 韩建萍，李美妮，石林春，等.砂仁及其混淆品的 ITS2 序列鉴定[J]. 环球中医药，2011，4(2)：99-102.

[113] 王培训，黄丰.阳春砂与几种常见姜科伪充品的 RAPD 分析[J]. 中药材，2000，23(2)：71-74.

[114] 曾元儿，胡冬生，丁平，等.砂仁药材质量标准研究[J]. 中国中药杂志，1999，24(11)：651-653.

[115] 宁鑫，吴睿，何瑞，等.不同栽培品种阳春砂的化学成分比较[J]. 广州中医药大学学报，2010，27(3)：285-287.

[116] 赵红宁，刘喜乐，曹庆玺.近红外光谱法快速测定砂仁中的水分[J]. 中国实验方剂学杂志，2016，22(15)：75-78.

[117] 郭亚东.火焰原子吸收光谱法测定阳春砂仁中铜、锌、锰和铁[J]. 光谱实验室，2006，23(3)：461-462.

[118] 吴万征，杨柳清，林焕泽，等.气相色谱法测定砂仁等 5 味南药的农药残留量[J]. 中国药业，2006，15(1)：63-63.

[119] 张玉良，郑芙蓉，宋经文.砂仁几种后下法对其挥发油浸出量的影响[J]. 数理医药学杂志，1997，10(4)：354-355.

[120] 赵海峰，贺少堂，杨荣利，等.煎煮方法对砂仁、豆蔻挥发油煎出率的影响[J]. 陕西中医，1996，17(10)：472.

[121] 屠梅芳.砂仁加工方法对挥发油含量的影响[J]. 中国中药杂志，1998；23(12)：725.

[122] 刘成佳，焦翠英.不同加工方法对砂仁挥发油含量的影响[J]. 中成药，1994，16(11)：20.

[123] 刘清华，葛尔宁.GC 法测定砂仁煎剂中樟脑含量及变化[J]. 甘肃中医，2010，23(4)：25-26.

[124] 宁鑫，吴睿，何瑞，等.不同栽培品种阳春砂的化学成分比较[J]. 广州中医药大学学报，2010，27(3)：285-287.

[125] 邹慧琴，刘勇，闫永红，等.砂仁不同部位总黄酮的含量测定[J]. 中华中医药学刊，2013，31(2)：376-378.

[126] 李宗主，潘瑞乐，李展，等.阳春砂仁中总黄酮、异槲皮苷和槲皮素含量测定研究[J]. 科技导报，2009，27(9)：30-33.

[127] 谢文健，黄月纯.HPLC 法测定阳春砂仁中槲皮苷的含量[J]. 中药新药与临床药理，2007，18(4)：310-311.

[128] 王祥培，吴红梅，万德光，等.砂仁不同部位及近缘种中槲皮苷含量的比较[J]. 时珍国医国药，2008，19(9)：2215-2216.

[129] 张小溪，郭星，吴雪缘，等.顶空气相色谱法测定砂仁中樟脑、龙脑、乙酸龙脑酯的含量[J]. 中药材，2009，32(6)：904-906.

[130] 赵红宁，黄柳芳，刘喜乐，等.不同产地阳春砂仁药材的质量差异研究[J]. 广东药学院学报，2016，32(2)：1-5.

[131] 马洁，张丽霞，彭建明，等.西双版纳不同种质阳春砂仁挥发油的化学成分比较[J]. 中药材，2007，30(12)：1489-1491.

[132] 刘清华，葛尔宁.GC 法测定砂仁煎剂中樟脑含量及变化[J]. 西部中医药，2010，23(4)：25-26.

[133] 隆颖，栗建明.气相色谱法测定砂仁中乙酸龙脑酯的含量[J]. 中国医药导报，2010，07(19)：67-68.

[134] 柯春文，梁敏.气相色谱法测定砂仁中乙酸龙脑酯的含量[J]. 今日药学，2010，20(2)：16-18.

[135] 罗文汇，谭志灿，孙冬梅.GC-MS 法测定砂仁配方颗粒中乙酸龙脑酯的含量[J]. 亚太传统医药，2011，7(11)：27-28.

[136] 陈卫琳，陈红.福建长泰砂仁中乙酸龙脑酯含量测定[J]. 福建中医药大学学报，2010，20(5)：57-58.

[137] 樊明月，白雁，雷敬卫，等.近红外光谱技术结合偏最小二乘法快速测定砂仁中乙酸龙脑酯的含量[J]. 南京中医药大学学报，2015，31(5)：449-452.

[138] 李晓光，刘军民，唐红梅，等.HPLC 法测定砂仁药材中儿茶素的含量[J]. 中国现代应用药学，2001，18(7)：71-72.

[139] 罗盛旭，李金英，胡广林，等.电感耦合等离子体质谱分析砂仁中微量元素的溶出特性及形态[J]. 时珍国医国药，2009，20(11)：2664-2666.

[140] 黄月纯，魏刚.阳春砂仁 HPLC 指纹图谱的研究[J]. 中草药，2007，38(8)：1251-1253.

[141] 王祥培，吴红梅，赵杨，等.砂仁及其混淆品的高效液相色谱指纹图谱鉴别研究[J]. 时珍国医国药，2008，19(8)：1967-1968.

[142] 尹雪，魏刚，何建雄，等.阳春砂仁 GC-MS 特征指纹图谱数字化信息的 GC 验证[J]. 中药新药与临床药理，2008，19(6)：473-476.

[143] 丁平，方琴，徐鸿华.砂仁及其近缘植物化学成分的气相色谱指纹图谱研究[J]. 华西药学杂志，2004，19(5)：330-332.

第六章 砂仁的常用药对及经典方剂

人类最初应用药物防治疾病是从单味药开始的，积累了如"柴胡退热"、"杏仁止咳"等一些简单的用药知识。经过漫长的岁月，我们知道绝大多数情况下，一味药物具有多个功效，多种适应证也多。同时，人们也逐步认识到疾病的发生、发展是一个非常复杂的过程，它常常受机体内外环境诸如季节、气候、体质等因素影响而复杂多变，或数病相兼，或寒热交错，或虚实并见。仅用单味药物难以应付调整这种复杂多变的病症，这促使人们将两味或多味药物进行配合使用，于是逐渐形成了方剂。方剂俗称药方或处方，是在辨证审因决定治法之后，选择合适的药物，酌定用量，按照组成原则，妥善配伍而成，是中医临床用药的主要形式和手段，是中医药治疗疾病的优势与特色。从单味药到多味药配伍，直至方剂的产生，毫无疑问是一个循序渐进、逐步深化的过程。药物的配伍应用问题早已为历代医药家所重视。在中医临床遣药组方上，常常两味药物一起运用，有些源自经方，有些出乎时方，这两味药物之所以在处方中习用，是由于通过如此配伍之后，就有良好的协调作用或较好的制约作用。这种在临床最习用的两味药就是药对[1~3]。

药对是中医临床遣药组方常用的配伍形式，是历代医药学家长期医疗实践的经验总结，药对是单味中药与若干方剂之间的桥梁，是许多方剂隐含的规律性特征与辨证施治内涵体现。有些药对本身即是方剂，也可以一起作为君药，是方剂中的核心配伍，还可以针对病机在治法理论指导下作为辅助药物组合在方剂中配伍其他药对。药对可以说是病机与治法理论的具体体现，是遣方用药灵活性的保障。药对是前人亲身体验得来的，实是药物配伍的临床报告单，是十分宝贵的临床用药资料[3]。

中药的配伍应用中，最简单、最基本、最有意义的形式是两味药物的合用，即所谓药对，它是中药的配伍中的最小单位。药对是在从单味药应用到多味药组成方剂的过程中，随之形成并不断充实和发展而来的。药对也并不是随机取用两味药物的组合，而是针对一定病证、提高临床疗效出发，从历代医药家用药经验中提炼出来、经过临床应用被证明确实行之有效、有一定的理论依据和一定组合法度的两种药物的配对。药对在临证治疗学中的应用最为广泛和普遍，也最具现实意义。这些多味药组成的方剂都可以分解为两个或两个以上药对，数个药对的联合应用与药对及方剂的组成一样，也不是随意组合的，同样要在中医药理论的指导下，针对一定病证的治疗需要，选择适当的药对去组合而成。总之，不研究两味中药的配伍，对于多味中药的配伍，乃至方剂的组成是无从着手的。搞清两药配伍的机制、作用及其临床功用等，以便能准确地理解、剖析和把握多味药物配伍后可能产生的各种复杂作用。

方剂是经过四诊，明确诊断之后，确定立法，根据组成原则和结构，选择合适的药物，酌定用量，选定剂型，配伍组合而成的多味药物的群药。与药对不同，方剂由一至多味中药所组成，而药对则由两味中药所组成。方剂组方原则是"君、臣、佐、使"，且有特定的剂型、剂量和用法；而药对则有自己的特定组成、作用与应用规律。例如，某些方剂也是由两味药组成，在形式上与药对一样。但是，药对由于剂型、剂量、用法等的不同，可以不同的方剂出现，且有不同的功用。药对与方剂之间也有着不可分割的联系，一个组织严谨、方义明确、疗效可靠的方剂，往往包含了若干个药对，或由某一药对为主而合成的。药对与方剂之间，既有显著的差别，又有广泛的联系[1, 2]。

砂仁为姜科植物阳春砂、绿壳砂或海南砂的干燥成熟果实。性辛、温。归脾、胃、肾经。有化湿行气、温中止泻、安胎的功效。砂仁辛散温通，气味芬芳，其气香入脾胃，能行气化湿、醒脾和胃。现代药理研究证明，砂仁中挥发油具有促进胃肠功能，促进消化液的分泌，排除消化管内积气的作用。临床治疗方剂中常用砂仁 5~10g 与芳香化湿药白豆蔻 5~10g 配伍使用，化湿醒脾、行气止痛；也常与厚朴 10~12g 配伍使用，行气除胀。砂仁还具有辛香馥郁，温而干燥，利而不破的特点，能和胃调中而止呕，临床治疗方剂常用砂仁与调中理气之木香、消积化痰之枳实配伍使用，如香砂枳术丸。现代药理研究表明，砂仁对正常的肠道活动没有影响，但有明显的抗炎作用，临床治疗方剂可用砂仁和健脾益气的党参、白术、茯苓配伍使用，如香砂六君子汤；若脾胃虚寒还可配伍附子、干姜以增加温中祛寒功效，若发展为痢疾，可以配青陈皮，治湿阻脾胃之痢疾[3, 4]。

砂仁和豆蔻、草果、草豆蔻一样都是姜科植物的果实或种子，它们的基本功效都是化湿、行气、温中、止呕。不过，砂仁多了一个安胎的功效，就是胃寒气滞造成的胎动不安。砂仁归肾经，安胎主要通过温肾气。临床上可单用缩砂散(济生方)，或和苏梗配伍，或和佩兰配伍，用治湿阻气郁、恶心呕吐、食欲不振、胸腹胀满、胎动不安等证；和黄芩伍用，寒温相合，气血配对，用于胎热上冲所致的胎动不安；配伍人参、白术、熟地黄，可以益气、养血、安胎，如泰山磐石散。另外，临床治疗方剂中常用砂仁 30g 配伍黄柏 21g，润肾燥，清下焦热，治头痛；常用砂仁与檀香配伍使用以温中阳、行气滞、止痹痛[3]。

砂仁在临床中应用广泛，在胸痹、胃疡、胃痛、肝积、腹泻等脾胃病，母儿血型不合等妊娠病，头痛、头晕、不寐、中风等脑病，湿疹、药疹、红斑狼疮等皮肤病，混合痔伴直肠黏膜松弛等肛肠疾病中都有运用，在许多方剂中均有配伍。常见的药对有砂仁-陈皮、砂仁-白豆蔻、砂仁-熟地黄、砂仁-枳壳、砂仁-木香、砂仁-檀香等。在经典方剂中，我们也经常发现砂仁-陈皮、砂仁-熟地黄、砂仁-木香等这些药对或单独，或两个以上联合出现的情况。现将这几种常见药对及一些含砂仁的经典方剂作简单介绍。

一、常 见 药 对

(一)砂仁-陈皮[5]

陈皮-砂仁是临床常用的行气调中、健脾化痰的药对。陈皮与砂仁伍用，见于《古今名医方论》之"香砂六君子汤"。砂仁辛，温，归脾、胃经；化湿行气，温中止呕止泻，安胎，适用于湿阻中焦及脾胃气滞所致的胸脘痞闷、腹胀食少，脾胃虚寒的腹痛泄泻，以及气滞胎动不安、妊娠恶阻等证。陈皮辛、苦，温，归脾、肺经；理气健脾，燥湿化痰。砂仁与陈皮，同具辛香温燥之性，皆入脾胃而行气调中。砂仁偏于化湿而醒脾，陈皮长于燥湿健脾，两者合用，可在理气除湿、和胃畅中的功效方面起着协同作用，使疗效大增。本药对很少单独应用，常配入温中健脾、和胃消食方中应用。此药对在临床应用中，用来治胃脘痛，特别是以寒湿气滞所致者，常和厚朴、荜茇、干姜、白术等同用；用来治食滞胃脘，证见嗳腐纳呆、胃脘饱闷等，可合用苍术、神曲、山楂、谷麦芽等；用于填精益肾、补气健脾方药中，起理气畅中作用，使补而不腻，有利于补益药发挥作用。在使用中要注意的是，砂仁与陈皮皆属辛温香燥之品，内有实热或舌赤少津者不宜使用。砂仁入散剂较佳，入汤剂宜后下。从两药的现代药理作用研究来看，该药对行气调中、健脾化痰功效可能与其增强胃肠运动、增进消化液分泌、消除胃肠胀气、利胆、祛痰等药理作用有关。

(二)砂仁-熟地黄[5]

砂仁-熟地黄是临床上常用的益肾和胃、养血安胎药对。熟地黄与砂仁伍用，见于《景岳全书》之"泰山磐石散"。熟地黄为玄参科植物地黄块根的加工炮制品。熟地黄味甘，性微温；归肝、肾经；具有滋阴补血，益精填髓的功效。两药相伍，一则砂仁辛散可调理脾胃，更有效地发挥熟地黄的滋补作用；二则砂仁行气下达以引熟地黄入肾。砂仁-熟地黄药对，砂仁起辅助作用，用量也无须过大，但却一药两职，既佐又使，有先行之功。不少地区所采用的熟地黄饮片中，有"砂仁拌熟地"一种。砂仁-熟地黄，一润一燥，熟地黄得砂仁，无滋腻碍胃之弊端；砂仁得熟地黄，有益肾安胎之功。在临床上用于阴虚血少证，妇女血虚之胎动不安(见于先兆流产)。从两药的现代药理作用研究来看，该药对益肾和胃、养血安胎功效可能与其促进胃液分泌、增强胃肠蠕动、增加血容量、促进骨髓造血和增强免疫等药理作用有关。

（三）砂仁-白豆蔻[5]

砂仁-白豆蔻是临床常用的化湿醒脾、暖胃散寒、行气止痛、调中止呕药对。砂仁与白豆蔻伍用，见于《魏氏家藏方》之"太仓丸"。白豆蔻味辛，性温；归肺、脾、胃经；具有化湿，行气，温中，止呕的功效。砂仁与白蔻仁皆辛温芳香，善入中焦脾胃，皆有化湿醒脾、行气宽中之功。白蔻芳香气清，温燥之性较弱，偏于调畅胃气，以止呕止痛为长。砂仁香气较浓，温燥之性略强，偏于燥湿散寒，以醒脾宽中为要。两药伍用，各取所长，具有较强的化湿醒脾、温中散寒、行气宽中、和胃止呕的作用。临床上常用于治疗脾胃虚寒、湿浊内蕴、气机不畅所致胸闷不舒、脘腹胀满、纳呆食少、反胃、呃逆等症，还有小儿胃寒、消化不良、吐乳等症。砂仁与白豆蔻皆属辛温香燥之品，内有实热及舌赤少津者忌用。从两药的现代药理作用研究来看，该药对化湿醒脾、暖胃散寒、行气止痛、调中止呕功效可能与其抗溃疡、抑菌、镇痛、镇痉、促进肠蠕动、健胃、止呕等药理作用有关。

（四）砂仁-木香[6]

砂仁-木香药对临床应用于寒湿困脾、脾胃气滞、脘腹胀痛、舌苔白腻。木香味辛、苦，性温；归脾、胃、大肠、胆、三焦经；行气止痛，长于行肠胃滞气。与砂仁均为辛温芳香之品，砂仁化湿行气，主要用于湿困脾土及脾胃气滞证；木香功专行气止痛，善行脾胃之气滞。两药伍用，相辅相成，起到化湿行气止痛的功效。砂仁与木香均为辛温香燥之品，易耗气伤阴，故气阴不足者慎用。从两药的现代药理作用研究来看，该药对化湿行气止痛功效可能与其抗溃疡、镇痛、促进胃肠蠕动、促使消化液分泌等药理作用有关。

（五）砂仁-檀香[6]

砂仁-檀香药对临床应用于寒湿困脾及脾胃气滞证，胸腹冷痛，胃脘寒痛，呕吐食少，泄泻。檀香味辛，性温；归脾、胃、心、肺经；行气温中，开胃止痛，用于寒凝气滞、胸痛、腹痛、胃痛食少、冠心病、心绞痛。砂仁、檀香两药性能均为辛温芳香，砂仁化湿行气，温中止呕止泻；檀香行气止痛，散寒调中。砂仁化湿，檀香行气，两者配对，一祛痰湿，一行气滞，适合于寒湿困阻、湿泛为痰、阳气不振、气滞不通之证。砂仁3～6g，入散剂效佳；檀香1～3g。两者入汤剂均不宜久煎。砂仁与檀香均为辛温香燥之品，易耗气伤阴，故气阴不足者慎用。

（六）砂仁-姜半夏[7]

砂仁-姜半夏药对为张琪教授经验药对。临床常用于慢性肾炎、慢性肾衰竭患者出现脾胃虚弱、气滞、湿浊郁毒中阻或上泛，而表现的纳呆、呕恶、苔腻等症。姜半夏味辛，性温；归脾、胃、肺经；燥湿化痰、降逆止呕、消痞散结。两药配合，增强化湿降浊之功。

（七）砂仁-枳壳[6]

砂仁-枳壳临床应用于湿邪困阻、脾胃气滞、脘腹胀痛等。枳壳为芸香科植物酸橙及其栽培变种的干燥未成熟果实，味辛、苦、酸，性温；入肺、脾、胃、大肠经；辛散苦降，善走肺气分，功专下气开胸、利肺开胃、行气消胀、宽胸快膈，用于治疗胸膈之疾，脾胃心腹之病，如咳嗽胸满、胁肋胀痛、脘腹痞闷、腹痛、食欲不振、大便不调等症，均可酌情选用。砂仁、枳壳两药配对，从药性上寒温并用，从药效上协同增效，相辅相成，化湿行气之功倍增。砂仁与枳壳均辛香而燥、走窜力较强，故气阴不足者不宜使用。

(八)砂仁-黄芩[1, 8]

砂仁-黄芩药对临床上用于气机不调、血热胎动所致胎动不安、妊娠恶阻等症。黄芩味苦,性寒;归肺、胆、脾、大肠、小肠经;黄芩苦寒而降,有清热燥湿,泻火解毒,凉血止血,除热安胎之效,用于湿温、暑温胸闷呕恶,湿热痞满,泻痢,黄疸,肺热咳嗽,高热烦渴,血热吐衄,痈肿疮毒,胎动不安。砂仁辛香温通,温而不燥,行而不破,通畅三焦,温行六腑,有理气醒脾疏理气机之功。砂仁、黄芩两药配对一寒一温,相反相成,相互促进,清湿热,调中焦,降逆气,止呕恶,安胎元之功更著。

(九)砂仁-草果[1]

砂仁-草果药对临床上用于寒湿痰浊困阻中焦,脾胃气机升降不利而见胸脘痞闷、恶心呕吐、腹痛等症。草果味辛,性温,归脾、胃经;散寒燥湿,温脾截疟,长于温燥中宫,为治脾胃寒湿伏郁之主药,适用于痰浊伏遏,苔白厚浊腻,胸闷呕恶及脾寒疟疾,寒多热少或但寒不热之症。砂仁与草果,味辛性温,同属芳香化湿之品。砂仁芳香气浓,功偏行气化湿,醒脾和胃。草果温燥辛烈,功擅温中散寒,燥湿除痰,消积除胀。两药合用,起效协同,具有较强的化湿浊,温脾阳、和胃气之功。散寒止心腹之痛,下气驱逆满之疴。

二、含砂仁的经典方剂[9]

(一)参苓白术散

【出处】 《太平惠民和剂局方》。

【分类】 补益方-补气。

【组成】

莲子肉	500g	薏苡仁	500g	砂仁	500g
桔梗	500g	白扁豆	750g	白茯苓	1000g
人参	1000g	炙甘草	1000g	白术	1000g
山药	1000g				

【功用】 益气健脾,渗湿止泻。

【主治】 脾虚湿盛证。饮食不化,胸脘痞闷,肠鸣泄泻,四肢乏力,形体消瘦,面色萎黄,舌淡苔白腻,脉虚缓(本方常用于慢性胃肠炎、贫血、慢性支气管炎、慢性肾炎及妇女带下病等属脾虚湿盛者)。

【禁忌】 斟酌。

【方解】 本证是由脾虚湿盛所致。脾胃虚弱,纳运乏力,故饮食不化;水谷不化,清浊不分,故见肠鸣泄泻;湿滞中焦,气机被阻,而见胸脘痞闷;脾失健运,则气血生化不足;肢体肌肤失于濡养,故四肢无力、形体消瘦、面色萎黄;舌淡,苔白腻,脉虚缓皆为脾虚湿盛之象。治宜补益脾胃,兼以渗湿止泻。方中人参、白术、茯苓益气健脾渗湿为君。配伍山药、莲子肉助君药以健脾益气,兼能止泻;并用白扁豆、薏苡仁助白术、茯苓以健脾渗湿,均为臣药。更用砂仁醒脾和胃,行气化滞,是为佐药。桔梗宣肺利气,通调水道,又能载药上行,培土生金;炒甘草健脾和中,调和诸药,共为佐使。综观全方,补中气,渗湿浊,行气滞,使脾气健运,湿邪得去,则诸症自除。本方是在四君子汤基础上加山药、莲子、白扁豆、薏苡仁、砂仁、桔梗而成。两方均有益气健脾之功,但四君子汤以补气为主,为治脾胃气虚的基础方;参苓白术散兼有渗湿行气作用,并有保肺之效,是治疗脾虚湿盛证及体现培土生金治法的常用方剂。《古今医鉴》所载参苓白术散,较本方多陈皮一味,适用于脾胃气虚兼有湿阻气滞者。

【化裁】 若兼里寒而腹痛者,加干姜、肉桂以温中祛寒止痛。

【附方】　七味白术散(《小儿药证直诀》)。

【附注】　本方药性平和,温而不燥,是治疗脾虚湿盛泄泻的常用方。临床应用以泄泻,舌苔白腻,脉虚缓为辨证要点。

(二)香砂六君子汤

【出处】　《古今名医方论》。

【分类】　补益方-补气。

【组成】
人参	3g	白术	6g	甘草	2g
陈皮	2.5g	半夏	3g	砂仁	2.5g
木香	2g				

【功用】　益气健脾,行气化痰。

【主治】　脾胃气虚,痰阻气滞证。呕吐痞闷,不思饮食,脘腹胀痛,消瘦倦怠,或气虚肿满。

【禁忌】　斟酌。

(三)补气运脾汤

【出处】　《证治准绳》。

【分类】　补益方-补气。

【组成】
人参	白术	茯苓	甘草
黄芪	陈皮	砂仁	姜半夏
生姜	大枣		

【功用】　补气健脾,行气助运。

【主治】　中气不运之噎塞。

(四)人参健脾丸(汤)

【出处】　《景岳全书》《证治准绳·类方》。

【分类】　补益方-补气。

【组成】
人参	炙黄芪	制远志	炒酸枣仁
麸炒白术	木香	茯苓	山药
陈皮	砂仁	当归	

【功用】　健脾益气,和胃止泻。

【主治】　脾胃虚弱引起的饮食不化,倒饱嘈杂,恶心呕吐,腹痛便溏,不思饮食,体弱倦怠。

(五)调元肾气丸

【出处】　《外科正宗》。

【分类】　补益方-补气。

【组成】
地黄	山萸肉	山药	牡丹皮
茯苓	人参	当归	泽泻
麦冬	龙骨	地骨皮	木香
砂仁	黄柏	知母	

【功用】　补肾气养血,行瘀散肿,破坚利窍。

【主治】　房欲劳伤,忧恐损肾,致肾气弱而骨失荣养,遂生骨瘤,其患坚硬如石,形色或紫或不紫,推之不移,坚贴于骨,形体日渐衰瘦,气血不荣,皮肤枯槁,甚者寒热交作,饮食无味,举动艰辛,脚膝无力者。

(六)泰山磐石散

【出处】 《古今医统大全》。

【分类】 补益方-气血双补。

【组成】

人参	3g	黄芪	6g	白术	6g
炙甘草	2g	当归	3g	川芎	2g
白芍药	3g	熟地黄	3g	川续断	3g
糯米	6g	黄芩	3g	砂仁	1.5g

【功用】 益气健脾,养血安胎。

【主治】 气血虚弱所致的堕胎、滑胎。胎动不安,或屡有堕胎宿疾,面色淡白,倦怠乏力,不思饮食,舌淡苔薄白,脉滑无力。

【禁忌】 斟酌。

(七)加味圣愈汤

【出处】 《医宗金鉴》。

【分类】 补益方-气血双补。

【组成】

人参	黄芪	当归	川芎
熟地黄	白芍	盐杜仲	续断
砂仁	桑寄生	盐菟丝子	

【功用】 补气养血,安胎。

【主治】 产后血虚,劳倦盗汗,多困少力,咳嗽有痰。

(八)补肾固冲丸

【出处】 《中医学新编》。

【分类】 固涩方-涩精止遗。

【组成】

盐菟丝子	续断	阿胶	党参
当归	大枣	鹿角	盐巴戟天
砂仁	枸杞子	盐杜仲	炒白术
熟地黄			

【功用】 补肾健脾,固冲安胎。

【主治】 脾肾亏虚之胎动不安,滑胎等。

(九)木香顺气散

【出处】 《沈氏尊生书》。

【分类】 理气方-行气。

【组成】

木香	砂仁	麸炒苍术	厚朴
枳壳	炙甘草	乌药	生姜
香附	青皮	肉桂	川芎

【功用】 疏肝解郁,行气消聚。

【主治】 肝气郁滞之腹中气结成块。

(十)解肝煎

【出处】 《景岳全书》。
【分类】 理气方-行气。
【组成】
| 陈皮 | 姜半夏 | 姜厚朴 | 茯苓 |
| 荷叶 | 白芍 | 砂仁 | 生姜 |
【功用】 疏肝理气，化湿畅中。
【主治】 暴怒伤肝，气逆胀满者。

(十一)匀气散

【出处】 《医宗金鉴》。
【分类】 理气方-行气。
【组成】
| 陈皮 | 桔梗 | 炮姜 | 砂仁 |
| 炙甘草 | 木香 | | |
【功用】 温中健脾。
【主治】 小儿胎受寒凉而腹痛多啼，面色青白，不乳。

(十二)丹参饮

【出处】 《时方歌括》。
【分类】 理血方-活血祛瘀。
【组成】 丹参　　　　　　檀香　　　　　　砂仁
【功用】 活血祛瘀，行气止痛。
【主治】 心痛，胃脘诸痛。

(十三)六和汤

【出处】 《太平惠民和剂局方》。
【分类】 祛湿方-燥湿和胃。
【组成】
砂仁	法半夏	燀苦杏仁	广藿香
人参	炙甘草	茯苓	姜厚朴
白扁豆	木瓜	香薷	
【功用】 祛暑化湿，健脾和胃。
【主治】 心脾不调，气不升降，霍乱转筋，呕吐泄泻，寒热交作，痰喘咳嗽，胸膈痞满，头目昏痛，肢体浮肿，嗜卧倦怠，小便赤涩，伤寒阴阳不分，冒暑伏热烦闷，或成痢疾，中酒烦渴畏食。

(十四)消乳丸

【出处】 《婴童百问》。
【分类】 消食方-消食化滞。
【组成】
| 醋香附 | 焦六神曲 | 炒麦芽 | 陈皮 |
| 炒砂仁 | 炙甘草 | | |
【功用】 温中快膈，止呕吐，消乳食。
【主治】 小儿伤食不化，呕吐，脉沉者。

（十五）健脾丸

【出处】 《证治准绳》。

【分类】 消食方-健脾消食。

【组成】

土白术	木香	酒黄连片	甘草
煨肉豆蔻	茯苓	人参	焦六神曲
陈皮	砂仁	炒麦芽	山楂
山药			

【功用】 健脾和胃，消食止泻。

【主治】 脾胃虚弱，食积内停，脘腹痞胀，饮食减少，大便溏薄，苔腻微黄，脉濡弱。

（十六）葛花解醒汤

【出处】 《内外伤辨》。

【分类】 消食方-健脾消食。

【组成】

木香	茯苓	陈皮	白术
干姜	泽泻	焦六神曲	青皮
砂仁	豆蔻	葛花	

【功用】 分消酒湿，理气健脾。

【主治】 饮酒太过，呕吐痰逆，心神烦乱，胸膈痞塞，手足战摇，饮食减少，小便不利。或酒积，以致口舌生疮，牙疼，泄泻，或成饮癖。

（十七）封髓丹

【出处】 《御药院方》。

【组成】 黄柏 90g 缩砂仁 45g 甘草 60g

【制法】 上药捣罗为细末，水煮面糊和丸，如梧桐子大。

【功能主治】 降火止遗。主治肾阴不足，相火妄动，夜梦遗精。

【用法用量】 每服50丸，用苁蓉15g，切作片子，酒300ml，浸一宿，次日煎三四沸，去滓，空腹时送下。

参 考 文 献

[1] 胥庆华. 中药药对大全[M]. 北京：中国中医药出版社. 1996.

[2] 徐国龙，陈维华，张明淮，等. 药对与临床[M]. 合肥：安徽科学技术出版社. 2003.

[3] 唐于平，束晓云，李伟霞，等. 药对研究（I）—药对的形成与发展[J]. 中国中药杂志，2013，38（24）：4185-4190.

[4] 王红丽，孙志海，冯彦. 砂仁在方剂中的配伍意义[J]. 临床合理用药，2011，4（2B）：42.

[5] 李贵海，涂晓龙，田丽莉，等. 常用中药药对分析与应用[M]. 北京：人民卫生出版社. 2009.

[6] 王新月，李成卫. 慢性胃炎名家传世灵验药对[M]. 北京：中国医药科技出版社. 2009.

[7] 刘文军，李成卫. 肾病名家传世灵验药对[M]. 北京：中国医药科技出版社. 2010.

[8] 郭振刚. 中医临床药对新编[M]. 昆明：云南科技出版社，2002：59.

[9] 重庆康洲大数据有限公司. 药智数据. http://db.yaozh.com/fangji

第七章　砂仁的中成药制剂

　　任何药物供临床使用之前都必须制成适合于医疗或预防应用的形式，称为剂型，如片剂、丸剂、散剂、膏剂等。剂型是集体名词，一般是指制剂的类别，剂型中的任何一个具体品种，如丸剂中的香砂六君子丸等叫做制剂。药物制成剂型、制剂，古人也早有记载和论述。《内经》载医方13首（实有12首），记述了汤、丸、散、膏、丹等剂型。书中，各种制剂的制法、用法用量及适应证均有较明确的规定。此外，书中还专列出汤液醪醴论篇，论述了汤液醪醴的制法和用途。《伤寒论》和《金匮要略》共收医方314首，其中记载有煎剂、浸剂、丸剂、散剂、酒剂、浸膏剂、糖浆剂、洗剂、软膏剂、栓剂等十余种剂型。书中各种制剂的药物加工炮制、加水量、煮取量、用法用量等项均有明确规定，制剂的制备方法更为完备，其中很多内容蕴涵着相当深刻的道理。此外，书中首次记载了用炼蜜、淀粉糊及动物胶汁作为药剂的赋形剂，至今仍在沿用。《本经序例》中记载："药性有宜丸者、宜散者、宜水煎者、宜酒渍者、宜膏煎者，亦有一物兼宜者，亦有不可入汤酒，并随药性，不得违越。"陶弘景《本草经集注》中记载："……又疾有宜服丸者、服散者、服汤者、服酒者、服膏煎者，亦兼参用察病之源以为其制也。"当然，药物和剂型、制剂之间的关系是辩证的，药物本身的疗效无疑是主导的，但剂型、制剂对药物疗效的发挥在一定条件下也是十分重要的。

　　药物制成何种剂型、何种制剂的依据，首先是根据医疗预防的需要，由于病有缓急，证有表里，因此，对于剂型、制剂的要求亦有不同，如急症用药，药效宜速，故采用汤剂、注射剂、舌下片（丸）剂、气雾剂等；缓症用药，药效宜缓，滋补用药，药效宜持久，常采用蜜丸、水丸、糊丸、膏滋等；皮肤疾患，一般采用膏药、软膏等；某些腔道疾患如痔疮、瘘管，可用栓剂、条剂、线剂或钉剂等。其次是根据药物的性质，药物性质不同亦要求制成不同剂型、制剂，以更好地发挥药物疗效，如处方中含有毒性和刺激性药物时，则宜制成糊丸、蜡丸、缓释片等；遇胃酸易分解失效的药物成分，宜制成肠溶胶囊或肠溶片剂；某些药物制成液体制剂不稳定时，可制成散剂、片剂、粉针剂或油溶液等。药物制成剂型、制剂时还要考虑便于服用、携带、运输、储藏及生产等。

　　据统计2015年版《中国药典》收载的含砂仁的成方制剂62种，连同部颁标准、国家中成药标准汇编及新药转正标准中所收载的含砂仁的成方制剂达到190多种。现以剂型分类介绍被《中国药典》和部颁标准中收载的部分含砂仁成方制剂。

一、丸　　剂

　　丸剂是我国劳动人民长期与疾病斗争中创造出的剂型之一。早期的丸剂是在汤剂的基础上发展起来的，中国最早医籍《内经》即有"四乌鲗骨一蘆茹丸"的记载，中国古典医籍《神农本草经》序例指出："药性有宜丸者。"《玉函经》说"丸药者，能逐风冷，破积聚，消诸坚痞"，《苏沈良方》说"大毒者须用丸"。《汤液本草》说："气味浓者白汤调，气味薄者煎之，和渣服。去下部之疾，其丸极大而光且圆；治中焦者，次之；治上焦者，极小。稠面糊，取其迟化，直至下焦。或酒、或醋，取其收其散之意也。犯半夏、南星，欲去湿者，以生姜汁。稀糊为丸，取其易化也；水浸宿，炊饼，又易化；滴水丸，又易化。炼蜜丸者，取其迟化而气循经络也。蜡丸者，取其难化，而旋旋取效也。大抵汤者'荡'也，去大病用之；散者'散'也，去急病用之；丸者'缓'也，不能速去之，其用药之舒缓而治之意也。"后来历代中医在临床上都广泛应用丸剂，成为品种繁多，制备精巧、理论趋于完善的一个大剂型。

　　丸剂系指药材细粉或药材提取物加适宜的黏合辅料制成的球形或类球形固体制剂。中药丸剂分为蜜丸、水蜜丸、水丸、糊丸、蜡丸、浓缩丸和滴丸等类型。另外还有化学药丸剂，主要就是滴丸、糖丸等。

蜜丸系指药材细粉以蜂蜜为黏合剂制成的丸剂。其中每丸重量在 0.5g（含 0.5g）以上的称为大蜜丸，每丸重量在 0.5g（含 0.5g）以下的称为小蜜丸。蜜丸在中成药中是中医临床应用最广泛的一种，常用于治疗慢性病和需要滋补的疾病。但由于蜜丸用蜂蜜量较大，制备技术不当，又易吸潮，发霉变质，故有的品种改作水蜜丸或其他剂型。水蜜丸系指药材细粉以蜂蜜和水为黏合剂制成的丸剂。

水丸也叫水泛丸，系指将药物细粉用冷开水、药汁或其他液体（黄酒、醋或糖液）为黏合剂制成的小球形干燥丸剂。水丸是在汤剂的基础上发展而成的。因其黏合剂为水溶性的，服用后易崩解吸收，显效较快。

糊丸系指药材细粉以米粉、米糊或面糊等为黏合剂制成的丸剂。糊丸历史悠久，始见于汉代《伤寒论》方中，在宋代广泛使用。糊丸干燥后质较坚硬，在胃内崩解迟缓，可使药物缓缓释放，延长药效，又能减少药物对胃肠道的刺激。所以一般含有剧毒或刺激性较强的（如巴豆、马钱子、生半夏、木鳖子、丹药等）药物的处方，多制成糊丸。由于所用的糊粉和制糊的方法不同，制成的糊，其黏合力和临床治疗作用也不同，故糊丸也有一定的灵活性，能适应各种处方的特性，充分发挥药物的治疗作用。但若糊粉选用不当，制备技术低劣，所制成的丸剂常常出现崩解度不合格和霉败现象。

蜡丸系指药材细粉以蜂蜡为黏合剂制成的丸剂。金代李杲曾说："蜡丸取其难化而旋，旋取效或毒药不伤脾胃。"因为蜂蜡的主要成分软脂酸蜂脂极性小，不溶于水，制成蜡丸后在体内释放药物极缓慢，延长药效。调节用蜡量，使丸剂在胃中不溶解而在肠中溶解，以防止药物中毒或对胃起强烈的刺激。所以若方中含有较多剧毒药物，或刺激性强的药物，并要求在肠道吸收以达到疗效的药物，皆可制成蜡丸。但蜡丸制作较难，释放药物过缓，目前此剂型品种不多，有的已改为滴丸。

浓缩丸系指药材或者部分药材提取浓缩后，与适宜的辅料或其余药材细粉以水、蜂蜜或蜂蜜和水为黏合剂制成的丸剂。根据所用黏合剂的不同，分为浓缩水丸、浓缩蜜丸和浓缩水蜜丸。滴丸系指原料药物与适宜的基质加热熔融混匀，滴入不相混溶、互不作用的冷凝介质中制成的球形或类球形制剂。

丸剂服后在胃肠道崩解缓慢，逐渐释放药物，作用持久；对毒、剧、刺激性药物可延缓吸收，减弱毒性和不良反应。因此，临床治疗慢性疾病或久病体弱、病后调和气血者多用丸剂。但丸剂尚存在一定的缺点，如有的服用剂量大，尤其是小儿服用困难；生产流程长，污染机会多；操作不当影响崩解和疗效等。

以下列出部分含砂仁药材的丸剂。

（一）十香止痛丸[1]

Shixiang Zhitong Wan

【处方】	香附（醋炙）	160g	乌药	80g	檀香	40g
	延胡索（醋炙）	80g	香橼	80g	蒲黄	40g
	沉香	10g	厚朴（姜汁炙）	80g	零陵香	80g
	降香	40g	丁香	10g	五灵脂（醋炙）	80g
	木香	40g	香排草	10g	砂仁	10g
	乳香（醋炙）	40g	高良姜	6g	熟大黄	80g

【制法】 以上十八味，粉碎成细粉，过筛，混匀，每 100g 粉末加炼蜜 140～160g 制成大蜜丸，即得。

【性状】 本品为深棕褐色的大蜜丸；气香，味微苦。

【功能与主治】 疏气解郁，散寒止痛。用于气滞胃寒、两胁胀满、胃脘刺痛、腹部隐痛。

【用法与用量】 口服。一次 1 丸，一日 2 次。

【注意】 孕妇慎服。

【规格】 每丸重 6g。

【储藏】 密封。

（二）七制香附丸[2]

Qizhi Xiangfu Wan

【处方】	醋香附	550g	地黄	20g	茯苓	20g
	当归	20g	熟地黄	20g	川芎	20g
	炒白术	20g	白芍	20g	益母草	20g
	艾叶（炭）	10g	黄芩	10g	酒萸肉	10g
	天冬	10g	阿胶	10g	炒酸枣仁	10g
	砂仁	7.5g	醋延胡索	7.5g	艾叶	5g
	粳米	5g	盐小茴香	5g	人参	5g
	甘草	5g				

【制法】 以上二十二味，艾叶、粳米、盐小茴香加水煎煮两次，滤过，合并滤液并浓缩至适量，加鲜牛乳 35g，混匀，再加食盐 3.5g，溶化后浸拌醋香附，微炒；其余地黄等十八味，与上述醋香附粉碎成细粉，过筛，混匀。每100g 粉末用黄酒 50g 泛丸，干燥，即得。

【性状】 本品为黄棕色至棕色的水丸；味咸、苦。

【功能与主治】 疏肝理气，养血调经。用于气滞血虚所致的痛经、月经量少、闭经，症见胸胁胀痛、经行量少、行经小腹胀痛、经前双乳胀痛、经水数月不行。

【用法与用量】 口服。一次 6g，一日 2 次。

【规格】 每袋装 6g。

【储藏】 密闭，防潮。

（三）朴沉化郁丸[3]

Puchen Huayu Wan

【处方】	醋香附	150g	醋延胡索	35g	麸炒枳壳	50g
	檀香	35g	木香	35g	片姜黄	15g
	柴胡	35g	姜厚朴	75g	丁香	35g
	沉香	35g	高良姜	25g	醋青皮	35g
	陈皮	100g	甘草	35g	豆蔻	35g
	醋莪术	25g	砂仁	35g	肉桂	15g

【制法】 以上十八味，粉碎成细粉，过筛，混匀。每 100g 粉末加炼蜜 160～180g 制成大蜜丸，即得。

【性状】 本品为棕色至棕褐色的大蜜丸；味甜、微苦。

【功能与主治】 疏肝解郁，开胃消食。用于肝气郁滞、肝胃不和所致的胃脘刺痛、胸腹胀满、恶心呕吐、停食停水、气滞闷郁。

【用法与用量】 口服。一次 1 丸，一日 2 次。

【注意】 孕妇慎用。

【规格】 每丸重 9g。

【储藏】 密封。

（四）仲景胃灵丸[4]

Zhongjing Weiling Wan

【处方】 肉桂　　　　延胡索　　　　牡蛎　　　　小茴香
　　　　砂仁　　　　高良姜　　　　白芍　　　　炙甘草

【制法】 以上八味，白芍、炙甘草加水煎煮两次，每次 2h，合并煎液，滤过，滤液浓缩成稠膏，其余肉桂等六味粉碎成细粉，加入上述稠膏，混匀，烘干，粉碎成细粉，过筛，混匀。用水泛丸，用百草霜包衣，打光，干燥，即得。

【性状】 本品为黑褐色的浓缩水丸；气芳香，味辛、甘。

【功能与主治】 温中散寒，健胃止痛。用于脾胃虚弱，食欲不振，寒凝胃痛，脘腹胀满，呕吐酸水或清水。

【用法与用量】 口服。一次 1.2g，一日 3 次；儿童酌减。

【规格】 每袋装 1.2g。

【储藏】 密封。

（五）八宝坤顺丸[5]

Babao Kunshun Wan

【处方】

熟地黄	80g	地黄	80g	白芍	80g
当归	80g	川芎	80g	人参	40g
白术	80g	茯苓	80g	甘草	40g
益母草	40g	黄芩	80g	牛膝	40g
橘红	80g	沉香	40g	木香	16g
砂仁	40g	琥珀	40g		

【制法】 以上十七味，粉碎成细粉，过筛，混匀。每 100g 粉末加炼蜜 110～130g 制成大蜜丸，即得。

【性状】 本品为黑褐色的大蜜丸；味微苦。

【功能与主治】 益气养血调经。用于气血两虚所致的月经不调、痛经，症见经期后错、经血量少、行经腹痛。

【用法与用量】 口服。一次 1 丸，一日 2 次。

【规格】 每丸重 9g。

【储藏】 密封。

（六）药酒丸[6]

Yaojiu Wan

【处方】

高良姜	240g	干姜	180g	丁香	120g
官桂	247g	红豆蔻	240g	山奈	240g
甘松	487g	细辛	180g	白芷	480g
栀子（姜炙）	300g	羌活	180g	独活	180g
檀香	60g	砂仁	300g	香附（醋炙）	720g
木香	180g	川芎	300g	当归	360g
红曲	1920g	陈皮	720g	青皮（醋炙）	300g
薄荷	480g	苦杏仁（炒）	480g	甘草	960g
广藿香	480g	菊花	1440g		

草乌（甘草银花炙）　　　120g，川乌（甘草银花炙）120g。

【制法】　以上二十八味，粉碎成细粉，过筛，混匀。每 100g 粉末加炼蜜 160~170g 制成大蜜丸，即得。

【性状】　本品为棕红色的大蜜丸；气香，味微辛、甘。

【功能与主治】　祛湿散寒，疏风通络。用于外受风寒湿邪引起的手足麻木，下肢软弱、筋骨疼痛、气滞积聚、痞满腹痛。

【用法与用量】　口服，一次 1 丸，一日 2 次；或取 1 丸，用白酒 60ml 泡化，每次饮 10~15ml。

【规格】　每丸重 9g。

【储藏】　密封。

（七）小儿百寿丸[7]

Xiao'er Baishou Wan

【处方】

钩藤	45g	炒僵蚕	45g	胆南星（酒炙）	75g
天竺黄	75g	桔梗	30g	木香	75g
砂仁	45g	陈皮	75g	麸炒苍术	75g
茯苓	30g	炒山楂	150g	六神曲（麸炒）	45g
炒麦芽	45g	薄荷	45g	滑石	150g
甘草	30g	朱砂	10g	牛黄	10g

【制法】　以上十八味，除牛黄外，朱砂水飞成极细粉；其余钩藤等十六味粉碎成细粉；将牛黄研细，与上述粉末配研，过筛，混匀。每 100g 粉末加炼蜜 100~120g 制成大蜜丸，即得。

【性状】　本品为棕红色的大蜜丸；气香，味甜。

【功能与主治】　清热散风，消食化滞。用于小儿风热感冒、积滞，症见发热头痛、脘腹胀满、停食停乳、不思饮食、呕吐酸腐、咳嗽痰多、惊风抽搐。

【用法与用量】　口服。一次 1 丸，一日 2 次；周岁以内小儿酌减。

【规格】　每丸重 3g。

【储藏】　密封。

（八）透骨镇风丸（透骨镇风丹）[8]

Tougu Zhenfeng Wan

【处方】

香加皮	450g	甘松	450g	荆芥	450g
关木通	450g	天麻	450g	白芷	450g
青风藤	450g	羌活	450g	麻黄	450g
防风	450g	独活	450g	苍术	450g
僵蚕（麸炒）	450g	海桐皮	450g	全蝎	450g
木瓜	450g	川乌（甘草银花炙）	225g	木贼	225g
细辛	225g	白附子（矾炙）	225g	麝香	114g
干姜	450g	吴茱萸（甘草炙）	450g	丁香	225g
山奈	225g	肉豆蔻（煨）	225g	草果	225g
肉桂	450g	八角茴香	225g	红豆蔻	450g
高良姜	225g	豆蔻	225g	赤芍	450g
牡丹皮	450g	没药（醋炙）	450g	川芎	450g
莪术（醋炙）	450g	乳香（醋炙）	225g	牛膝	450g
三棱（麸炒）	225g	自然铜（煅醋淬）	225g	血竭	225g

杜仲（炭）	450g	虎骨（油炙）	450g	菟丝子	450g
当归	450g	葫芦巴（盐炙）	450g	白芍	450g
益智仁（盐炙）	450g	巴戟天（甘草炙）	450g	续断	450g
龟甲（沙烫醋淬）	450g	黄芪	450g	韭菜子	225g
肉苁蓉（酒炙）	450g	小茴香（盐炙）	225g	大青盐	225g
茯苓	450g	五味子（醋炙）	225g	甘草	225g
龙骨（煅）	225g	白术（麸炒）	225g	人参	225g
苦杏仁	450g	枳壳（麸炒）	450g	陈皮	450g
法半夏	450g	广藿香	450g	连翘	450g
柏子仁	450g	滑石	450g	罂粟壳	450g
天南星（矾炙）	450g	厚朴（姜炙）	450g	乌药	450g
青皮（醋炙）	450g	香附（醋炙）	450g	桔梗	450g
远志（甘草炙）	450g	川楝子	225g	枳实	450g
木香	225g	麝香	114g	朱砂	228g
砂仁	450g	石南藤	450g	地骨皮	450g
补骨脂（盐炙）	225g	草乌（甘草银花炙）	225g	鹿茸	225g
熟地黄	450g				

【制法】 以上九十味，朱砂水飞或粉碎成极细粉，麝香研成细粉；其余香加皮等八十八味粉碎成细粉，过筛，混匀，与上述粉末配研，过筛，混匀。每100g粉末加炼蜜140～150g制成大蜜丸，即得。

【性状】 本品为黑棕色的大蜜丸；气香，味微甘、苦。

【功能与主治】 疏风散寒，温通经络。用于风寒湿邪、痹阻经络引起的腰背疼痛，肢体麻木，筋骨软弱，半身不遂，跌打损伤，淤血肿痛。

【用法与用量】 口服，一次1丸，一日2次。

【注意】 孕妇忌服。

【规格】 每丸重9g。

【储藏】 密封。

（九）开胃健脾丸[9]

Kaiwei Jianpi Wan

【处方】	白术	200g	党参	120g	茯苓	160g
	木香	60g	黄连	60g	六神曲（炒）	80g
	陈皮	80g	砂仁	80g	炒麦芽	80g
	山楂	80g	山药	80g	煨肉豆蔻	80g
	炙甘草	60g				

【制法】 以上十三味，粉碎成细粉，过筛，混匀。每100g粉末用炼蜜40～50g加适量的水泛丸，干燥，即得。

【性状】 本品为棕褐色至黑褐色的水蜜丸；味甘、微苦。

【功能主治】 健脾和胃。用于脾胃虚弱、中气不和所致的泄泻、痞满，症见食欲不振、嗳气吞酸、腹胀泄泻；消化不良见上述证候者。

【用法用量】 口服。一次6～9g，一日2次。

【规格】 每10丸重1g。

【储藏】 密封。

（十）木香分气丸[10]

Muxiang Fenqi Wan

【处方】	木香	192g	砂仁	48g	丁香	48g
	檀香	48g	醋香附	384g	广藿香	48g
	陈皮	192g	姜厚朴	384g	枳实	192g
	豆蔻	48g	醋莪术	384g	炒山楂	192g
	白术（麸炒）	192g	甘松	192g	槟榔	96g
	甘草	192g				

【制法】　以上十六味，粉碎成细粉，过筛，混匀，用水泛丸，干燥，即得。

【性状】　本品为黄褐色的水丸；气香，味微辛。

【功能主治】　宽胸消胀，理气止呕。用于肝郁气滞、脾胃不和所致的胸膈痞闷、两胁胀满、胃脘疼痛、倒饱嘈杂、恶心呕吐、嗳气吞酸。

【用法用量】口服。一次 6g，一日 2 次。

【注意】　孕妇慎用。

【规格】　每 100 丸重 6g。

【储藏】　密封。

（十一）木香顺气丸[11]

Muxiang Shunqi Wan

【处方】	木香	100g	砂仁	100g	醋香附	100g
	槟榔	100g	甘草	50g	陈皮	100g
	厚朴	100g	枳壳（炒）	100g	苍术（炒）	100g
	青皮（炒）	100g	生姜	200g		

【制法】　以上十一味，除生姜外，其余木香等十味粉碎成细粉，过筛，混匀。生姜加水煎煮两次，合并煎液，滤过，滤液浓缩，用浓缩液泛丸，干燥，即得。

【性状】　本品为棕褐色的水丸；气香，味苦。

【功能主治】　行气化湿，健脾和胃。用于湿浊中阻、脾胃不和所致的胸膈痞闷、脘腹胀痛、呕吐恶心、嗳气纳呆。

【用法用量】　口服。一次 6～9g，一日 2～3 次。

【注意】　孕妇慎用。

【规格】　每 100 丸重 6g。

【储藏】　密封。

（十二）沉香化气丸[12]

Chenxiang Huaqi Wan

【处方】	沉香	25g	木香	50g	广藿香	100g
	醋香附	50g	砂仁	50g	陈皮	50g
	醋莪术	100g	六神曲（炒）	100g	炒麦芽	100g
	甘草	50g				

【制法】　以上十味，粉碎成细粉，过筛，混匀，用水泛丸，低温干燥，即得。

【性状】　本品为灰棕色至黄棕色的水丸；气香，味微甜、苦。

【功能主治】　理气疏肝，消积和胃。用于肝胃气滞，脘腹胀痛，胸膈痞满，不思饮食，嗳气泛酸。

【用法用量】 口服。一次 3～6g，一日 2 次。

【注意】 孕妇慎用。

【储藏】 密封。

（十三）参苓白术丸[13]

Shenling Baizhu Wan

【处方】
人参	100g	茯苓	100g	麸炒白术	100g
山药	100g	莲子	50g	炒白扁豆	75g
麸炒薏苡仁	50g	砂仁	50g	桔梗	50g
甘草	100g				

【制法】 以上十味，粉碎成细粉，过筛，混匀，用水泛丸，干燥，即得。

【性状】 本品为黄色至黄棕色的水丸；气香，味甜。

【功能主治】 补脾胃，益肺气。用于脾胃虚弱，食少便溏，气短咳嗽，肢倦乏力。

【用法用量】 口服。一次 6g，一日 3 次。

【规格】 每 100 粒重 6g。

【储藏】 密封。

（十四）参茸保胎丸[14]

Shenrong Baotai Wan

【处方】
党参	66g	龙眼肉	20g	菟丝子（盐炙）	33g
香附（醋制）	41g	茯苓	58g	山药	50g
艾叶（醋制）	41g	白术（炒）	50g	黄芩	66g
熟地黄	41g	白芍	41g	阿胶	41g
炙甘草	28g	当归	50g	桑寄生	41g
川芎（酒制）	41g	羌活	20g	续断	41g
鹿茸	20g	化橘红	41g	川贝母	20g
砂仁	33g	杜仲	58g		

【制法】 以上二十三味，粉碎成细粉，过筛，混匀。每 100g 粉末用炼蜜 30～45g 加适量的水泛丸，干燥，即得。

【性状】 本品为深褐色的水蜜丸；味甜、微辛。

【功能主治】 滋养肝肾，补血安胎。用于肝肾不足，营血亏虚，身体虚弱，腰膝痠痛，少腹坠胀，妊娠下血，胎动不安。

【用法用量】 口服。一次 15g，一日 2 次。

【储藏】 密封。

（十五）香砂六君丸[15]

Xiangsha Liujun Wan

【处方】
木香	70g	砂仁	80g	党参	100g	炒白术	200g
茯苓	200g	炙甘草	70g	陈皮	80g	姜半夏	100g

【制法】 以上八味，粉碎成细粉，过筛，混匀。另取生姜 10g、大枣 20g，分次加水煎煮，滤过。取上述粉末，用煎液泛丸，低温干燥，即得。

【性状】 本品为黄棕色的水丸；气微香，味微甜、辛。

【功能主治】 益气健脾，和胃。用于脾虚气滞，消化不良，嗳气食少，脘腹胀满，大便溏泄。
【用法用量】 口服。一次 6～9g，一日 2～3 次。
【储藏】 密封。

（十六）香砂平胃丸[15]

Xiangsha Pingwei Wan

【处方】 苍术 200g　　陈皮 200g　　姜厚朴 200g
　　　　木香 100g　　砂仁 100g　　甘草 75g
【制法】 以上六味，粉碎成细粉，过筛，混匀，用水泛丸，干燥，即得。
【性状】 本品为棕褐色的水丸；气芳香，味辛、苦。
【功能主治】 健胃，舒气，止痛。用于胃肠衰弱，消化不良，胸膈满闷，胃痛呕吐。
【用法用量】 口服。一次 6g，一日 1～2 次。
【规格】 每瓶装①6g，②60g。
【储藏】 密封。

（十七）香砂和中丸[17]

Xiangsha Hezhong Wan

【处方】 陈皮 60g　　姜厚朴 60g　　苍术（土炒） 60g
　　　　麸炒枳壳 60g　　醋青皮 90g　　焦山楂 90g
　　　　砂仁 15g　　炙甘草 12g　　广藿香 60g
　　　　清半夏 90g　　白术（土炒）90g　　茯苓 90g
　　　　六神曲（炒）60g
【制法】 以上十三味，粉碎成细粉，过筛，混匀，用水泛丸，干燥，即得。
【性状】 本品为淡黄棕色至棕褐色的水丸；气香，味苦。
【功能主治】 健脾燥湿，和中消食。用于脾胃不和，不思饮食，胸满腹胀，恶心呕吐，噫气吞酸。
【用法用量】 口服。一次 6～9g，一日 2～3 次。
【规格】 每瓶装①6g；②60g。
【储藏】 密封。

（十八）香砂枳术丸[17]

Xiangsha Zhizhu Wan

【处方】 木香 150g　　麸炒枳实 150g
　　　　砂仁 150g　　白术（麸炒） 150g
【制法】 以上四味，粉碎成细粉，过筛，混匀，用水泛丸，干燥，即得。
【性状】 本品为黄棕色的水丸；气微香，味苦、微辛。
【功能主治】 健脾开胃，行气消痞。用于脾虚气滞，脘腹痞闷，食欲不振，大便溏软。
【用法用量】 口服。一次 1 袋，一日 2 次。
【注意】 忌食生冷食物。
【规格】 每袋装 10g。
【储藏】 密封。

（十九）香砂胃苓丸[18]

Xiangsha Weiling Wan

【处方】

木香	50g	砂仁	50g	麸炒苍术	150g	姜厚朴	150g
麸炒白术	150g	陈皮	150g	茯苓	150g	泽泻	100g
猪苓	100g	肉桂	50g	甘草	60g		

【制法】 以上十一味，粉碎成细粉，过筛，混匀，用水泛丸，低温干燥，即得。

【性状】 本品为黄褐色或棕褐色的水丸；气微香，味微苦、辛。

【功能主治】 祛湿运脾，行气和胃。用于水湿内停之呕吐，泻泄，浮肿，眩晕，小便不利等症。

【用法用量】 口服。一次6g，一日2次。

【规格】 每15粒重1g。

【储藏】 密闭，防潮。

（二十）香砂养胃丸[19]

Xiangsha Yangwei Wan

【处方】

木香	210g	砂仁	210g	白术	300g
陈皮	300g	茯苓	300g	半夏（制）	300g
醋香附	210g	枳实（炒）	210g	豆蔻（去壳）	210g
姜厚朴	210g	广藿香	210g	甘草	90g
生姜	90g	大枣	150g		

【制法】 以上十四味，生姜、大枣切碎，分次加水煎煮，煎液滤过，备用。其余木香等十二味粉碎成细粉，过筛，混匀，用煎液泛丸，以总量5%的滑石粉-四氧化三铁（1∶1）的混合物包衣，低温干燥，即得。

【性状】 本品为黑色的水丸，除去包衣后显棕褐色；气微，味辛、微苦。

【功能主治】 温中和胃。用于胃阳不足、湿阻气滞所致的胃痛、痞满，症见胃痛隐隐、脘闷不舒、呕吐酸水、嘈杂不适、不思饮食、四肢倦怠。

【用法用量】 口服。一次9g，一日2次。

【储藏】 密封。

（二十一）保胎丸[20]

Baotai Wan

【处方】

熟地黄	125g	醋艾炭	200g	荆芥穗	50g
平贝母	100g	槲寄生	150g	菟丝子（酒炙）	200g
黄芪	200g	炒白术	200g	麸炒枳壳	150g
砂仁	125g	黄芩	100g	姜厚朴	50g
甘草	25g	川芎	150g	白芍	200g
羌活	25g	当归	200g		

【制法】 以上十七味，粉碎成细粉，过筛，混匀。每100g粉末加炼蜜100～120g制成小蜜丸或大蜜丸，即得。

【性状】 本品为棕褐色至黑褐色的小蜜丸或大蜜丸；味甘、微辛。

【功能主治】 益气养血，补肾安胎。用于气血不足、肾气不固所致的胎漏、胎动不安，症见小腹坠痛，或见阴道少量出血，或屡经流产，伴神疲乏力、腰膝酸软。

【用法用量】 口服。小蜜丸一次 9g，大蜜丸一次 1 丸，一日 2 次。
【规格】 ①小蜜丸每 100 丸重 20g；②大蜜丸每丸重 9g。
【储藏】 密封。

二、膏　剂

膏剂是将药物用水或植物油煎熬浓缩而成的膏状剂型。是中医应用历史久远且重要的剂型。1972 年甘肃武威出土的东汉初期医学简牍载有"治千金膏药方"，不仅记载了膏剂的配方组成及制法，还记载了治疗的用途及用法，"涂其痈者，药干复涂之，逆气吞之，喉痹吞之、摩之，心腹痛吞之"等，明确指出了该膏除了"涂之、摩之"外，还可"吞之"。《内经》中也有关于制作和应用膏剂的论述。晋代《肘后方》中有将膏剂由皮肤外敷发展到五官科外塞和内服治病的记载。唐宋以来，膏剂的应用更为广泛，出现了以补虚为主的内服膏方，如宋《洪氏集验方》的"神仙琼玉膏"，明《景岳全书》的"两仪膏"，清《张氏医通》的"二冬膏"，至今仍久用不衰。清代的《理瀹骈文》是有代表性的膏剂专著，书中对膏剂的治病机制、配制工艺、应用方法和治疗经验均有详细的论述，对后世有较大影响。近年来，这个古老的剂型，从药物和辅料的组成、制作工艺、质量控制等方面都有了新的发展，膏剂在强身健体、延缓衰老、调理或改善亚健康状态、治疗慢性病方面发挥出越来越大的优势，并以其服用方便，疗效显著而深受广大群众的欢迎。

中药膏剂可分为外用和内服两大类。内服膏剂有流浸膏、浸膏、煎膏 3 种，如下所示。

（1）流浸膏：是用适当溶媒浸出药材中的有效成分后，将浸出液中一部分溶媒用低温蒸发除去，形成浓度较高的浸出液。具有有效成分含量高，服用量少，溶媒不良反应小的特点。

（2）浸膏：用溶媒将药材中有效成分浸出后，低温将溶媒全部蒸发掉，形成半固体或固体膏状。具有浓度高，体积小，剂量少的特点。按干燥程度又分为稠浸膏和干浸膏两种。稠浸膏为半固体状制品，多供制片剂或丸剂用；干浸膏为干燥粉状制品，可直接冲服或装入胶囊服用。浸膏应装在密闭容器中，避光储存于阴凉处。

（3）煎膏：又称膏滋，将药物反复煎煮到一定程度后，去渣取汁，再浓缩、加入蜂蜜、冰糖或砂糖煎熬成膏。体积小，冲服方便，且有滋补作用，适用于久病体虚者。

外用膏剂分为软膏剂和硬膏剂，如下所示。

（1）软膏剂又称药膏，是用适当的药物和基质均匀混合制成，容易涂于皮肤、黏膜的半固体外用制剂。软膏可使药物在局部被缓慢吸收而持久发挥疗效，或起保护、滑润皮肤的作用。软膏应储存在锡管内，或棕色广口瓶、瓷罐等密封容器中，放在阴凉干燥处。

（2）硬膏剂又称膏药，以植物油与黄丹或铅粉等经高温炼制成的铅硬膏为基质，并含有药物或中药材提取物的外用制剂。在常温时为坚韧固体，用前预热软化，再粘贴在皮肤上，起局部或全身性的治疗作用。硬膏外治可消肿、拔毒、去腐生肌等。通过外贴还能起到内治作用，可驱风寒、和气血、消痰痞、通经络、祛风湿、治跌打损伤等。有些硬膏贴敷在穴位上则兼有针灸穴位的某些疗效。硬膏用法简单，携带储存方便。但疗效缓慢，黏度失宜时易污染衣物。

以下列出部分含有砂仁药材的膏剂。

（一）虫草川贝止咳膏[21]

Chongcao Chuanbei Zhike Gao

【处方】

冬虫夏草	200g	蛤蚧（去头、足、鳞片）	150g	川贝母	200g
人参	150g	款冬花（制）	150g	桔梗	130g
苦杏仁（炒）	150g	砂仁	150g	陈皮	100g
紫苑（制）	150g	甘草	150g	木香	150g
百合	150g	百部（制）	100g	茯苓	150g

前胡	150g	水半夏（制）	150g	梨膏	1600g
蔗糖	3870g				

【制法】　以上十八味药材，除梨膏外，冬虫夏草粉碎成细粉，其余蛤蚧等十六味烘干，粉碎成细粉，混匀；取蔗糖，加水适量，加热使溶解，加入上述细粉及梨膏，搅拌均匀，倒入模具中，制成块，包装，即得。

【性状】　本品为黄白色的块状；气微香，味甜。

【功能与主治】　润肺止咳，化痰定喘。用于咳嗽痰多，久咳气喘及急慢性气管炎、哮喘等呼吸道疾患。

【用法与用量】　口服，一次 8g，一日 2 次；开水化服或含服；严重患者加服 5g；或遵医嘱。

【注意事项】　忌食生冷食物。

【规格】　每块重 8g。

【储藏】　密封。

【有效期】　1.5 年。

（二）二仙膏[22]

ErxianGao

【处方】	人参	枸杞子	鹿角胶	龟板胶
	牛鞭（干）	黄芪（蜜炙）	熟地黄（砂仁拌）	制何首乌
	五味子（酒制）	沙苑子（盐炒）	牛膝	核桃仁
	黑芝麻（炒）	山药（炒）	远志（制）	丹参

【性状】　本品为棕褐色稠厚的半流体；气香，味甜。

【功能主治】　滋阴助阳，益气养血。用于治疗气血两虚，神疲体倦，周身懒软，神经衰弱等症。

【用法用量】　口服，一次 20g，一日 2 次，开水适量冲服。

【规格】　每瓶装①500g；②400g；③250g。

【储藏】　密封，置阴凉处。

三、片　　剂

片剂系指原料药物或与适宜的辅料制成的圆形或异形的片状固体制剂。中药还有浸膏片、半浸膏片和全粉片，是现在最常用的药物剂型之一。片剂是英国人布罗克登于 1843 年发明，当时他用模圈和药杵将药压成片，这种方法一经传开，即被推广。在 19 世纪 70 年代压片机问世，提高了生产效率和产品的质量，同时也进一步促进了这一剂型的发展。到 19 世纪末随着压片机械的出现和不断改进，片剂的生产和应用得到了迅速的发展。中药片剂的研究和生产仅在 20 世纪 50 年代才开始，随着中药化学、药理、制剂与临床几方面的综合研究，中药片剂的品种、数量不断增加，工艺技术日益改进，片剂的质量逐渐提高。片剂在我国及其他许多国家的药典所收载的制剂中，均占 1/3 以上，可见应用非常广泛。以下列出部分含砂仁药材的片剂。

（一）安中片[23]

Anzhong Pian

【处方】	桂枝	180g	醋延胡索	180g	煅牡蛎	180g
	小茴香	120g	砂仁	120g	高良姜	60g
	甘草	120g				

【制法】　以上七味，桂枝 36g 和煅牡蛎 72g 粉碎成细粉，取用 80g，其余备用；醋延胡索用

70%乙醇作溶剂，进行渗漉，收集渗漉液，回收乙醇，得清膏，备用；小茴香、砂仁、高良姜与剩余桂枝蒸馏，收集挥发油，药渣与上述备用粉末、甘草及剩余煅牡蛎和蒸馏后的药液加水煎煮3次，合并煎液，滤过，滤液浓缩至约 1000ml，静置，滤过，滤液与上述清膏合并，浓缩成稠膏，加入煅牡蛎等细粉，混匀，干燥，研细，加入蔗糖粉和淀粉适量，混匀，制成颗粒，干燥，加入挥发油，混匀，压制成 2500 片，即得；或加入辅料适量，混匀，制成颗粒，干燥，加入挥发油，混匀，压制成 1000 片，包薄膜衣，即得。

【性状】　本品为浅褐色的片或薄膜衣片，薄膜衣片除去包衣后为浅褐色；气香，味微甘、苦、涩。

【功能与主治】　温中散寒，理气止痛，和胃止呕。用于阳虚胃寒所致的胃痛，症见胃痛绵绵、畏寒喜暖、泛吐清水、神疲肢冷、慢性胃炎、胃及十二指肠溃疡见上述证候者。

【用法与用量】　口服。一次 4～6 片，儿童一次 2～3 片[规格①]；或一次 2～3 片，儿童一次 1～1.5 片[规格②]；一日 3 次，或遵医嘱。

【注意】　急性胃炎、出血性溃疡禁用。

【规格】　①每片重 0.2g；②薄膜衣片，每片重 0.52g。

【储藏】　密封。

（二）小儿和胃消食片[24]

Xiao'er Hewei Xiaoshi Pian

【处方】	山楂（焦）	28g	沉香	28g	熟地黄	44g
	砂仁	28g	牛膝	28g	牡丹皮	30g
	羚羊角	14g	沙参	44g	鸡内金	44g
	人参	28g	陈皮	16g	当归	44g
	泽泻	28g	淀粉	13g	硬脂酸镁	1g
	滑石粉	1g				

【制法】　以上十三味药材，取砂仁、当归、鸡内金粉碎成细粉，备用。人参、羚羊角粉碎成细粉，过筛，备用。其余沉香等八味加水煎煮 2 次，第一次 3h，第二次 2h，滤过，合并滤液，浓缩至相对密度 1.28～1.32（80℃）的稠膏，干燥，粉碎，与砂仁等药粉混匀后，再与人参、羚羊角细粉配研，加淀粉、硬脂酸镁、滑石粉，混匀，制成颗粒，干燥，压片，包糖衣，即得。

【性状】　本品为糖衣片，除去糖衣后显黄褐色至棕褐色；味微甘。

【功能与主治】　消食化滞。用于小儿乳食积滞。

【用法与用量】　口服，初生至 1 岁，一次 0.2～0.8g；1～3 岁，一次 0.8～1.2g；4～7 岁，一次 1.2～1.6g；7 岁以上，一次 1.6～2.0g，一日 3 次。

【规格】　基片重 0.2g。

【储藏】　密封。

【有效期】　2 年。

（三）香砂养胃片[25]

Xiangsha Yangwei Pian

【处方】	木香	37g	麦芽	56g	茯苓	93g
	甘草	22g	陈皮	93g	砂仁	37g
	豆蔻	56g	白术	139g	苍术	93g
	香附	93g	厚朴	56g	党参	157g
	神曲	56g	半夏曲	46g	广藿香油	0.3ml
	硬脂酸镁	3g				

【制法】 以上十五味药材，木香、苍术、神曲、半夏曲粉碎成细粉；陈皮提取挥发油，挥发油另器保存，备用，药渣加水煎煮1次，滤过，滤液浓缩成浸膏；砂仁、豆蔻提取挥发油，挥发油另器保存，备用，药渣加乙醇回流提取2次，每次1h，合并提取液，回收乙醇，浓缩成浸膏，备用；白术、香附、厚朴加60%乙醇回流提取2次，每次1h，回收乙醇，浓缩成浸膏，备用；党参加25%乙醇回流提取2次，每次1h，合并提取液，回收乙醇，浓缩成浸膏备用；麦芽、茯苓、甘草加水煎煮2次，每次1h，合并煎液，滤过，滤液浓缩成浸膏，备用。合并上述挥发油，与广藿香油混匀，用适量乙醇溶解，备用；合并上述浸膏，混匀，加入木香等细粉、硬脂酸镁，混匀，制粒，干燥，放冷，加入挥发油，混匀，压片，即得。

【性状】 本品为棕褐色片；气香，味微苦。

【功能与主治】 健胃消食，行气止痛。用于胃肠衰弱、消化不良、胸膈满闷、腹痛呕吐、肠鸣泄泻。

【用法与用量】 口服，一次4～8片，一日2次。

【规格】 每片重0.6g。

【储藏】 密封。

【有效期】 2年。

（四）香砂六君片[26]

Xiangsha Liujun Pian

【处方】
木香	70g	砂仁	80g	党参	100g
白术（炒）	200g	茯苓	200g	甘草（蜜炙）	70g
陈皮	80g	半夏（姜制）	100g	生姜	10g
大枣	20g				

【制法】 以上十六味，茯苓粉碎成细粉，取用140g，粗头留用。半夏照流浸膏剂与浸膏剂项下的渗滤法（2010版中国药典一部附录ⅠO），用70%乙醇作溶剂，进行渗滤，收集漉液，回收乙醇；白术、陈皮、木香和砂仁蒸馏挥发油；药渣、茯苓粗头与其余党参等四味加水煎煮3次，合并煎液，滤过，滤液浓缩成清膏，与漉液合并，静置，滤过，滤液浓缩成稠膏，加茯苓细粉混匀，干燥，研细，制成颗粒，干燥，加入挥发油，混匀，压制成片，即得。

【性状】 本品为淡黄色片；气香，味微甘、微辛。

【功能与主治】 益气健脾，和胃。用于脾虚气滞，消化不良，嗳气食少，脘腹胀满，大便溏泄。

【用法与用量】 口服，一次4～6片，一日2～3次。

【规格】 每片重0.46g。

【储藏】 密封。

（五）沉香化气片[27]

Chenxiang Huaqi Pian

【处方】
沉香	50g	木香	100g	广藿香	200g
香附（醋制）	100g	砂仁	100g	陈皮	100g
莪术（醋制）	200g	六神曲（炒）	200g	麦芽	200g
甘草	100g				

【制法】 以上十味，沉香、六神曲粉碎成细粉。取用约185g，粗头留用；木香、广藿香、砂仁和陈皮蒸馏提取挥发油；药渣、粗头与其余附香等四味加水煎2次，合并煎液，滤过，滤液浓缩成稠膏，与上述细粉混匀，干燥，研细制成颗粒，干燥，加入上述挥发油，混匀，压制成1000

片，即得。

【性状】 本品为棕褐色的片；气香，味微苦。

【功能与主治】 理气疏肝，消积和胃。用于肝胃气滞，脘腹胀痛，胸膈痞满，不思饮食，嗳气泛酸。

【用法与用量】 口服，一次 3～5 片，一日 2 次。

【注意】 孕妇慎用。

【规格】 每片重 0.5g。

【储藏】 密封，置阴凉处。

（六）舒肝片[28]

Shugan Pian

【处方】	砂仁	140g	豆蔻	100g	延胡索（醋制）180g
	陈皮	140g	茯苓	200g	川楝子 300g
	沉香	180g	木香	140g	白芍 280g
	片姜黄	200g	枳壳	180g	厚朴 100g

【制法】 以上十二味，砂仁、豆蔻、延胡索分别粉碎成细粉，过筛；陈皮提取挥发油，挥发油用适量乙醇溶解，备用；药渣再加水煎煮 1h，滤过；茯苓、川楝子加水煎煮 2 次，第一次 3h，第二次 1h。合并煎液，滤过，滤液与上述滤液合并，浓缩成膏。照流浸膏剂与浸膏剂项下的渗漉法（2010 版中国药典一部附录 ⅠO）沉香第一次用乙醇作溶剂进行渗漉（收集漉液 1620ml，备用），第二次用 60%乙醇作溶剂，进行渗漉；木香、白芍、片姜黄、枳壳、厚朴等用 60%乙醇作溶剂，进行渗漉；将木香等渗漉液与沉香第二次渗漉液合并，回收乙醇，浓缩成稠膏，合并上述两种浓缩膏，加入延胡索粉末及辅料适量，混匀，干燥，粉碎成细粉，再与砂仁、豆蔻粉末混匀，用第一次沉香乙醇渗漉液全量制成颗粒，室温干燥，喷入陈皮挥发油乙醇溶液，混匀，压制成 2880 片，即得。

【性状】 本品为棕褐色片；气香，味辛。

【功能与主治】 助消化，舒气开胃，消积滞，止痛除烦。用于肝郁气滞，两肋刺痛，饮食无味，消化不良，呕吐酸水，倒饱嘈杂，周身串痛。

【用法与用量】 口服，一次 4 片，一日 2 次。

【注意】 孕妇遵医嘱服用。

【规格】 每片重 0.6g。

【储藏】 密封。

（七）更年舒片[29]

Gengnianshu Pian

【处方】	熟地黄	200g	龟甲（炒）	200g	山药	333g
	鹿角霜	200g	五味子	133g	牡丹皮	133g
	益母草（四制）333g		艾叶（四制）	133g	泽泻	133g
	阿胶	67g	茯苓	230g	砂仁	230g
	淫羊藿	200g	谷维素	2g	当归	200g
	维生素 B_6	0.7g				

【制法】 以上十六味，除阿胶、谷维素、维生素 B_6 外，取砂仁、茯苓 46g，混合，粉碎成细粉；当归、牡丹皮、五味子粉碎成粗粉，照流浸膏剂与浸膏剂项下的渗漉法（《中国药典》通则 0189），用 75%乙醇作溶剂，缓缓渗漉至漉液无色或微黄色为止，漉液回收乙醇至稠膏状；剩余的

茯苓与其余益母草等八味，加水煎煮 2 次，第一次 2h，第二次 1.5h，滤过，合并滤液，加入阿胶，搅拌使溶解，在 60℃以下浓缩至稠膏状；将砂仁与茯苓的混合细粉、谷维素、维生素 B_6 加入上述稠膏中，混匀，制成颗粒，压制成 1000 片，包糖衣，即得。

【性状】 本品为糖衣片，除去糖衣后显棕褐色；气香，味涩。

【功能与主治】 滋补肝肾，养阴补血，化瘀调经，调气温肾，营养神经，调节代谢功能。适用于更年期障碍引起的月经不调，头昏，心悸，失眠等。

【用法与用量】 口服，一次 5 片，一日 3 次。

【注意】 慢性咽喉炎及感冒发热患者不宜服用。

【储藏】 密封。

注：**1. 艾叶（四制）** 取净艾叶 100kg，加 2kg 盐、10kg 醋、10kg 酒、姜汁（10kg 生姜榨汁）的混合液，拌匀，待吸尽后，蒸 2h，取出，晒干。

2. 益母草（四制） 取净益母草 100kg，加 2kg 盐、10kg 酒，10kg 醋、姜汁（10kg 姜榨汁）的混合液，拌匀，待吸尽后蒸 2h，取出，晒干。

（八）胃活灵片[30]

Weihuoling Pian

【处方】

砂仁	40g	枳实	40g	陈皮	40g
莪术	40g	五灵脂	40g	青皮	40g
香附（醋炙）	40g	木香	20g	丁香	20g
厚朴（姜汁炙）	20g	白胡椒	20g	猪牙皂	20g
肉桂	10g	沉香	10g	巴豆霜	10g

【制法】 以上十五味，丁香、白胡椒、沉香、巴豆霜粉碎成细粉，过筛，混匀。

砂仁、陈皮提取挥发油，药渣水煎 1 次，滤过。猪牙皂、青皮、莪术加水煎煮 2 次，每次 3h，滤过，合并滤液。枳实、五灵脂、香附，木香、厚朴、肉桂照流浸膏剂与浸膏剂项下的渗漉法（《中国药典》通则 0189）以 75%的乙醇作溶剂，渗漉，漉液回收乙醇。合并以上各滤液，减压浓缩成稠膏，加入丁香，白胡椒等细粉及辅料，混匀，制成颗粒，60℃以下干燥，喷加砂仁、陈皮挥发油，混匀，压制成 1000 片，包糖衣，即得。

【性状】 本品为糖衣片，除去糖衣后显棕黄色至褐色；味辛。

【功能与主治】 温里散寒，行气止痛。用于脘腹胀满疼痛，呕吐嘈杂，不思饮食。

【用法与用量】 口服，一次 4 片，一日 1～2 次。

【注意】 孕妇忌服。

【储藏】 密封。

（九）益脾消食片[31]

Yipi Xiaoshi Pian

【处方】

人参	39g	白术（麸炒）	52g	茯苓	39g
甘草	26g	山药	78g	莲子	78g
白扁豆（炒）	52g	木香	39g	砂仁	52g
陈皮	52g	青皮（醋炙）	52g	六神曲（麸炒）	52g
麦芽（炒）	52g	山楂（炒）	52g	芡实（麸炒）	52g
薏苡仁（麸炒）	104g	当归	52g	枳壳（麸炒）	26g

【制法】 以上十八味，人参、六神曲、砂仁、麦芽粉碎成细粉，过筛。木香、陈皮提取挥发油后，药渣加水煎煮 1 次，滤过。茯苓、白扁豆、芡实、甘草、莲子、山药、薏苡仁加

水煎煮 2 次，第一次 3h，第二次 2h，滤过，合并滤液。青皮、当归、白术、枳壳照流浸膏剂与浸膏剂项下的渗漉法（《中国药典》通则 0189），用 60%乙醇作溶剂，进行渗漉，收集漉液，回收乙醇。合并以上各药液，减压浓缩成稠膏状，加入人参、六神曲等细粉及辅粉适量，混匀，制成颗粒，60℃以下干燥，喷加木香、陈皮挥发油，混匀，压制成 1000 片，包糖衣，即得。

【性状】 本品为糖衣片，除去糖衣后呈褐色；味微苦。

【功能与主治】 补气健脾，开胃消食。用于脾虚湿困所致的食少便溏或吐或泻，脘腹胀满，四肢乏力，面色萎黄等症。

【用法与用量】 口服，一次 4 片，一日 2 次。

【储藏】 密封，置阴凉干燥处。

（十）沉香舒郁片[32]

Chenxiang Shuyu Pian

【处方】	甘草	30g	陈皮	100g	柴胡	40g
	沉香	100g	砂仁	80g	豆蔻	80g
	木香	120g	厚朴	100g	枳壳	70g
	延胡索	40g	姜黄	30g	香附	40g
	青皮	40g				

【制法】 以上十三味。砂仁、豆蔻、陈皮分别提取挥发油后用乙醇溶解。甘草、柴胡加水煎煮 2 次，陈皮提取挥发油后加水煎煮 1 次，合并以上水煎液，浓缩成膏。沉香照流浸膏剂与浸膏剂项下的渗漉法（《中国药典》通则 0189），依次用乙醇，60%乙醇作溶剂，进行渗漉，第一次乙醇渗漉液备用。砂仁、豆蔻提取挥发油后用乙醇提取 1 次。木香、厚朴、枳壳、延胡索、青皮、香附、姜黄照流浸膏剂与浸膏剂项下的渗漉法（《中国药典》通则 0189）用 60%乙醇作溶剂，进行渗漉；合并以上渗漉液，回收乙醇浓缩成膏。水、醇浓缩膏合并加入辅料，混匀，干燥粉碎成细粉，用沉香的第一次乙醇渗漉液全量制成颗粒，室温干燥，加入陈皮油等醇溶液，混匀，压制成 1160 片，即得。

【性状】 本品为褐色片；气香，味微辛。

【功能与主治】 舒气开胃，化郁止痛。用于胸腹胀满，胃部疼痛，呕吐酸水，消化不良，食欲不振，郁闷不舒。

【用法与用量】 口服，一次 4 片，一日 2 次。

【注意】 孕妇遵医嘱服用，久病气虚者忌服。

【储藏】 密封。

（十一）女金片[33]

Nujin Pian

【处方】	鹿角霜	150g	砂仁	50g	赤石脂（煅）	70g
	陈皮	140g	茯苓	70g	白薇	70g
	熟地黄	70g	甘草	70g	益母草	140g
	阿胶	70g	没药（制）	70g	当归	140g
	延胡索（醋制）	70g	白芍	70g	白术	70g
	白芷	70g	川芎	70g	黄芩	70g
	牡丹皮	70g	肉桂	70g	藁本	70g
	香附（醋制）	150g	党参	55g		

【制法】　以上二十三味，鹿角霜、砂仁、赤石脂分别粉碎成细粉，备用；陈皮提取挥发油，并用乙醇适量使溶解，备用；陈皮提取挥发油后再用水煎煮 1h，滤过；熟地黄加水煎煮 2 次，第一次 3h，第二次 1h，滤过，合并滤液；益母草、白薇、茯苓加水煎煮 2 次，第一次 2h，第二次 1h，滤过。合并以上各滤液，甘草按 25%折合成甘草膏，阿胶溶化后加入上述滤液中，浓缩成膏。没药用乙醇作溶剂，按浸渍法提取 2 次，第一次 5 日，第一次 2 日，当归照流浸膏剂与浸膏剂项下的渗漉法（《中国药典》通则 0189）渗漉 2 次，第一次用乙醇作溶剂，第二次用 60%乙醇作溶剂；延胡索、白芍、白术、白芷、川芎、黄芩、牡丹皮、肉桂、藁木、香附用 60%乙醇作溶剂；党参用 25%乙醇作溶剂进行渗漉，合并以上各渗漉液，回收乙醇，浓缩成膏。将上述两种浓缩液合并，加入赤石脂、鹿角霜粉末及辅料，混匀，制成颗粒，干燥，兑入砂仁粉末及陈皮挥发油乙醇溶液，混匀，压制成 1780 片，即得。

【性状】　本品为棕褐色片；气芳香，味微苦。

【功能与主治】　调经养血，顺气化瘀。用于经血不调，赶前错后，腰腿酸痛，腹痛胀满。

【用法与用量】　口服，一次 4 片，一日 2 次。

【注意】　孕妇忌服。

【规格】　每片重 0.6g。

【储藏】　密封。

（十二）参芪白术片[34]

Shenling Baizhu Pian

【处方】
党参	63g	茯苓	42g	白术（炒）	84g
山药	63g	白扁豆（炒）	63g	莲子（炒）	63g
薏苡仁（炒）	42g	砂仁	42g	桔梗	42g
炙甘草	42g	陈皮	21g		

【制法】　以上十一味，白扁豆、莲子、山药、砂仁粉碎成细粉；茯苓加水煎煮 2 次，每次 1h，合并煎液，滤过，滤液备用；党参、甘草、桔梗、白术、薏苡仁加水煎煮 2 次，每次 2h，合并煎液，滤过，滤液备用；陈皮照流浸膏剂与浸膏剂项下的渗漉法（《中国药典》通则 0189），用 60%乙醇作溶剂，进行渗漉，收取初漉液；续漉液回收乙醇后和上述滤液合并，浓缩成稠膏，加入上述白扁豆等细粉，混匀，干燥，粉碎成细粉，用陈皮初漉液及适量辅料制粒，干燥，压制成 1000 片，包衣，即得。

【性状】　本品为糖衣片或薄膜衣片，除去包衣后显棕黄色至黄棕色；气香，味微甜。

【功能与主治】　健脾，止泻。用于脾胃虚弱，不思饮食，或吐或泻，形瘦疲乏，面色萎黄。

【用法与用量】　口服，一次 6～12 片，一日 2 次，小儿酌减。

【储藏】　密封。

四、胶　囊　剂

胶囊剂系指将药物填装于空心胶囊中或密封于弹性软质胶囊中制成的固体制剂，构成上述空心硬质胶囊壳或弹性软质胶囊壳的材料是明胶、甘油、水及其他的药用材料，但各成分的比例不尽相同，制备方法也不同。胶囊剂分硬胶囊剂、软胶囊剂（胶丸）、肠溶胶囊剂和速释、缓释与控释胶囊剂，供口服应用。以下列出部分含有砂仁药材的胶囊剂。

（一）女金胶囊[35]

Nüjin Jiaonang

【处方】　当归　　　　89.6g　　　白芍　　　44.8g　　　川芎　　　　44.8g

熟地黄　　　44.8g　　　党参　　　35.2g　　　麸炒白术　　44.8g

茯苓　　　　44.8g　　　甘草　　　44.8g　　　肉桂　　　　44.8g

益母草　　　128g　　　牡丹皮　　44.8g　　　醋没药　　　44.8g

醋延胡索　　44.8g　　　藁本　　　44.8g　　　白芷　　　　44.8g

黄芩　　　　44.8g　　　白薇　　　44.8g　　　醋香附　　　96g

砂仁　　　　32g　　　陈皮　　　89.6g　　　煅赤石脂　　44.8g

鹿角霜　　　96g　　　阿胶　　　44.8g

【制法】　以上二十三味，砂仁、牡丹皮、肉桂、麸炒白术粉碎，过100目筛；陈皮、当归、白芷、川芎、藁本提取挥发油，蒸馏后的水溶液另器收集；药渣与白芍、醋延胡索、黄芩、醋香附、醋没药用60%乙醇回流提取2次，第一次2h，第二次1.5h，滤过，滤液合并，减压回收乙醇，浓缩至相对密度为1.30（60℃）以上的稠膏；药渣再与白薇、熟地黄、甘草、益母草、茯苓、鹿角霜、煅赤石脂、党参加水煎煮2次，第一次2h，第二次1.5h，滤过，合并滤液及上述蒸馏液，阿胶溶化后加入药液中，减压浓缩至相对密度为1.30（60℃）以上的稠膏。合并上述两种稠膏，与上述细粉混匀，制成颗粒，干燥，喷加挥发油，混匀，密闭，装入胶囊，制成1000粒，即得。

【性状】　本品为硬胶囊，内容物为棕色至棕褐色的颗粒或粉末；气香，味微苦。

【功能与主治】　益气养血，理气活血，止痛。用于气血两虚、气滞血瘀所致的月经不调，症见月经提前、月经错后、月经量多、神疲乏力、经水淋漓不净、行经腹痛。

【用法与用量】　口服。一次3粒，一日2次。30日为一疗程。

【注意】　①对本品过敏者禁用，过敏体质者慎用。②孕妇慎用。③湿热蕴结者不宜使用；忌食辛辣、生冷食物。④感冒时不宜服用。⑤平素月经正常，突然出现月经过少，或经期错后，或阴道不规则出血者应去医院就诊；治疗痛经，宜在经前3～5日开始服药，连服1周；服药后痛经不减轻，或重度痛经者，应到医院诊治。

【规格】　每粒装0.38g。

【储藏】　密封。

（二）天紫红女金胶囊[36]

Tianzihong Nüjin Jiaonang

【处方】　炙黄芪　　　　53g　　　党参　　　　53g　　　山药（酒炒）　53g

炙甘草　　　　13g　　　熟地黄　　　53g　　　当归　　　　80g

阿胶（蛤粉制）53g　　　白术　　　　53g　　　茯苓　　　　40g

盐杜仲　　　　40g　　　川芎　　　　40g　　　陈皮　　　　27g

香附（醋盐炙）80g　　　肉桂　　　　27g　　　三七（熟）　27g

砂仁（去壳盐炙）27g　　桑寄生　　　40g　　　益母草　　　53g

盐小茴香　　　13g　　　牛膝　　　　13g　　　木香　　　　13g

酒白芍　　　　53g　　　丁香　　　　7g　　　艾叶（醋炙）　80g

盐益智仁　　　27g　　　醋延胡索　　13g　　　肉苁蓉　　　40g

酒续断　　　　40g　　　地榆（醋炙）53g　　　荆芥（醋炙）　40g

酸枣仁（盐炙）53g　　　海螵蛸　　　53g　　　麦冬　　　　27g

椿皮　　　　　27g　　　酒黄芩　　　53g　　　白薇　　　　13g

【制法】　以上三十六味，山药、茯苓、肉桂、盐小茴香、丁香、三七、砂仁、木香、阿胶、香附18g粉碎成细粉，混匀备用。其余炙黄芪等二十六味与剩余香附加水煎煮2次，第一次1.5h，第二次1h，煎液滤过，滤液合并，减压浓缩至相对密度1.15～1.25（60～80℃），放冷，加入乙醇至含醇量为65%，静置10h以上，取上清液，回收乙醇，浓缩至相对密度1.30～1.35（60～80℃）

的稠膏，干燥，粉碎，加入上述药粉和适量二氧化硅和液状石蜡混匀，或制粒，装入胶囊，制成1000 粒，即得。

【性状】 本品为硬胶囊，内容物为棕黄色至棕红色的颗粒和粉末或粉末；气清香，味苦、微涩。

【功能与主治】 益气养血，补肾暖宫。用于气血两亏，肾虚宫冷，月经不调，崩漏带下，腰膝冷痛，宫冷不孕。

【用法与用量】 口服。一次 3 粒，一日 2～3 次。

【注意】 感冒发热者禁用。

【规格】 每粒装 0.35g。

【储藏】 密封。

（三）砂连和胃胶囊[37]

Shalian Hewei Jiaonang

【处方】 紫箕贯众（麸炒）120g　　　黄连（酒炙）90g　　　砂仁　　60g
　　　　　北沙参　　　　60g　　　　陈皮　　　　45g　　　青木香　　45g

【制法】 以上六味，粉碎成中粉，过筛，混匀，装入胶囊，即得。

【性状】 本品为胶囊剂，内容物为浅棕色至褐色颗粒及粉末；气微香。

【功能与主治】 苗医：怡迄麦靓麦韦芳，替笨维适，挡蒙：蒙逢秋，洛项。中医：清热养阴，理气和胃。用于胃热阴伤，兼有气滞所致的胃脘疼痛，口臭，呃逆，胁痛。

【用法用量】 口服，一次 4 粒，一日 3 次；饭前 0.5h 服用；痛时可临时加服 4 粒。

【禁忌】 肾病患者、孕妇、新生儿禁用。

【注意事项】 ①本品含马兜铃科植物青木香。马兜铃酸有引起肾脏损害等不良反应的报道，用药时间不得超过 2 周；②儿童及老人慎用；③定期复查肾功能；④在医生指导下使用。

【规格】 每粒装 0.42g。

【储藏】 密封。

【有效期】 1.5 年。

（四）胃泰胶囊[38]

Weitai Jiaonang

【处方】 寒水石　200g　　　诃子　　　300g　　　砂仁　　　　200g
　　　　　丹参　　180g　　　高良姜　　200g　　　香附（制）　200g
　　　　　檀香　　120g　　　五灵脂　　100g　　　淀粉　　　　115g

【制法】 以上八味药材，其中砂仁、檀香二味药材蒸馏收集挥发油后，水溶液另器收集，药渣与诃子合并，加水煎煮 3 次，第一次 3h，第二、三次各 2h，合并煎液及上述水溶液，滤过，滤液浓缩至相对密度为 1.30～1.35（50℃）的稠膏，90℃烘干、粉碎，过 80 目筛，备用；香附、高良姜、丹参、五灵脂四味药材，用 70%乙醇回流提取 3 次，第一次 4h，第二次 3h，第三次 2h，合并提取液，滤过，滤液浓缩至相对密度为 1.30～1.35（50℃）的稠膏，90℃烘干、粉碎，过 80目筛，备用；寒水石粉碎成细粉，与上述药粉进行初混，喷入砂仁、檀香挥发油，混合均匀，制成颗粒，装入胶囊，制成 1000 粒，即得。

【性状】 本品为胶囊剂，内容物为棕色或棕褐色的粉末；气香，味苦、微酸。

【功能主治】 温中和胃，行气止痛。用于脾胃虚弱，寒凝气滞所致的胃脘冷痛，痞痛不舒，以及胃十二指肠溃疡见上述证候者。

【用法用量】　口服，一次 2～3 粒，一日 3 次；或遵医嘱。

【规格】　每粒装 0.5g。

【储藏】　密封，置阴凉干燥处。

【有效期】　1.5 年。

（五）和胃止痛胶囊[39]

Hewei Zhitong Jiaonang

【处方】　大红袍　500g　　　　鸡矢藤　500g　　　　管仲　300g

金荞麦　400g　　　　黄连　20g　　　　砂仁　40g

延胡索　30g　　　　木香　40g

【制法】　以上八味，黄连、砂仁、延胡索、木香四味粉碎成细粉，混匀，灭菌备用；其余大红袍等四味，加水煎煮 3 次，第一次 2h，第二次 1.5h，第三次 1h，合并煎液，滤过，滤液减压浓缩至相对密度为 1.28～1.35（50℃）的稠膏，加入上述粉末，混匀，干燥，粉碎，装入胶囊，制成 1000 粒，即得。

【性状】　本品为胶囊剂，内容物为棕色至棕褐色粉末；气香，味苦。

【功能主治】　彝医：猜尼围快，围斯希。中医：行气活血，和胃止痛。用于肝胃气滞，湿热瘀阻所致的急慢性胃肠炎，胃及十二指肠溃疡，慢性结肠炎。

【用法用量】　口服，一次 3 粒，一日 3 次。

【注意事项】　服药治疗期间，忌食酒、酸、冷、辛辣及不易消化食物。

【规格】　每粒装 0.3g。

【储藏】　密封。

【有效期】　1.5 年。

（六）胃益胶囊[40]

Weiyi Jiaonang

【处方】　佛手　60g　　　　砂仁　30g　　　　黄柏　60g

川楝子　120g　　　　延胡索　120g　　　　山楂　120g

【制法】　以上六味，取佛手、砂仁、黄柏共粉碎成细粉，其余川楝子等三味加水煎煮 2 次，第一次 3h，第二次 2h，合并煎液，滤过，滤液浓缩至适量，加入上述粉末混匀，干燥，粉碎成细粉、装胶囊，制成 580 粒，即得。

【性状】　本品为胶囊剂，内容物为棕褐色粉末；味苦。

【功能与主治】　疏肝理气，和胃止痛，健脾消食。用于肝胃气滞，脘胁胀痛，食欲不振，嗳气呃逆，以及萎缩性胃炎见上述表现者。

【用法与用量】　口服，一次 7 粒，一日 3 次，饮后 2h 服用。

【规格】　每粒重 0.25g。

【储藏】　密封。

（七）金嗓利咽胶囊[41]

Jinsang Liyan Jiaonang

【处方】　茯苓　165g　　　　枳实（炒）　165g　　　　胆南星　165g

砂仁　165g　　　　槟榔　165g　　　　神曲（炒）　165g

生姜　24.8g　　　　木蝴蝶　165g　　　　法半夏　165g

青皮（炒）　165g　　　　橘红　165g　　　　豆蔻　82.5g

| 合欢皮 | 165g | 紫苏梗 | 165g | 蝉蜕 | 165g |
| 厚朴（制） | 165g | | | | |

【制法】 以上十六味，取茯苓、砂仁、胆南星各 1/2 量粉碎成细粉，过筛，混匀，其余枳实等十三味及上述三味的剩余量加水煎煮 2 次，每次 2h，合并煎液，滤过，滤液浓缩至相对密度为1.28～1.32（85℃）的稠膏，与上述细粉混匀，干燥，粉碎，制成细小颗粒，装入胶囊，制成 1000粒，即得。

【性状】 本品为胶囊剂，内容物为棕褐色的颗粒和粉末；气微，味微苦。

【功能主治】 燥湿化痰，疏肝理气，用于咽部不适，咽部异物感，声带肥厚等属于痰湿内阻，肝郁气滞型者。

【用法用量】 口服，一次 2～4 粒，一日 2 次。

【规格】 每粒装 0.4g。

【储藏】 密闭、防潮。

（八）参苓白术胶囊[42]

Shenling Baizhu Jiaonang

【处方】	人参	178g	茯苓	178g	白术（炒）	178g
	山药	178g	白扁豆（炒）	133g	莲子	89g
	薏苡仁（炒）	89g	砂仁	89g	桔梗	89g
	甘草	178g				

【制法】 以上十味，人参、莲子、砂仁及山药 93g 粉碎成细粉；剩余山药与其余茯苓等六味，加水煎煮 3 次，合并煎液，滤过，滤液浓缩成稠膏，加入上述粉末，干燥，粉碎，混匀，过筛，装入胶囊，制成 1000 粒，即得。

【性状】 本品为胶囊剂，内容物为棕色的粉末；气香，味甜。

【功能主治】 补脾胃，益肺气。用于脾胃虚弱，食少便溏，气短咳嗽，肢倦乏力。

【用法用量】 口服，一次 3 粒，一日 3 次。

【规格】 每粒装 0.5g。

【储藏】 密封。

（九）香砂养胃软胶囊[43]

Xiangsha Yangwei Ruanjiaonang

【处方】	木香	154g	砂仁	154g	白术	221g
	陈皮	221g	茯苓	221g	半夏（制）	221g
	香附（醋制）	154g	枳实（炒）	154g	豆蔻（去壳）	154g
	厚朴（姜制）	154g	广藿香	154g	甘草	66g
	生姜	66g	大枣	110g		

【制法】 以上十四味，木香、砂仁、陈皮、豆蔻、广藿香蒸馏，提取挥发油，蒸馏后的水溶液另器收集，其余白术等九味，用 80% 乙醇加热回流提取 2 次，第一次 2h，第二次 1h，滤过，合并滤液，回收乙醇至无醇味。加入上述水溶液，浓缩至相对密度 1.30（50℃）的稠膏，减压干燥，粉碎成细粉，加入植物油及上述木香等挥发油，混匀，制成 1000 粒，即得。

【性状】 本品为软胶囊，内容物为深棕色黏稠状液体；气香、味辛、微苦。

【功能主治】 温中，和胃。用于不思饮食，呕吐酸水，胃脘满闷，四肢倦怠。

【用法用量】 口服，一次 3 粒，一日 3 次。

【规格】 每粒装 0.45g。

【储藏】　密封，置阴凉处。

（十）妇科养荣胶囊[44]

Fuke Yangrong Jiaonang

【处方】

当归	白术	熟地黄	川芎
白芍（酒炒）	香附（醋制）	益母草	黄芪
杜仲	麦冬	阿胶	艾叶（炒）
陈皮	茯苓	砂仁	甘草

【性状】　本品为胶囊剂，内容物为棕褐色粉末；气微，味苦、辛。

【功能主治】　补养气血，疏肝解郁，祛瘀调经。用于气血不足，肝部不舒，月经不调，头晕目眩，血漏血崩，贫血身弱及不孕症。

【用法用量】　口服，一次4粒，一日3次。

【规格】　每粒装0.35g。

【储藏】　密封。

【有效期】　3年

（十一）洋参保肺胶囊[45]

Yangshen Baofei Jiaonang

【处方】

罂粟壳	砂仁	石膏	五味子（醋炙）
枳实	甘草	川贝母	麻黄
玄参	陈皮	苦杏仁	西洋参

【性状】　本品为胶囊剂，内容物为棕黄色至灰褐色粉末；味甜，微苦。

【功能主治】　滋阴补肺，止嗽定喘。用于阴虚肺热引起的咳嗽痰喘、胸闷气短、口燥咽干、睡卧不安。

【用法用量】　口服，一次3粒，一日2～3次。

【注意】　①感冒咳嗽者忌服；②孕妇，儿童禁用；③本品含罂粟壳，罂粟壳易成瘾，本品不宜常服。

【规格】　每粒装0.5g。

【储藏】　密封。

【有效期】　2年。

（十二）沉香化气胶囊[46]

Chenxiang Huaqi Jiaonang

【处方】

沉香	木香	莪术（醋制）	香附（醋制）
砂仁	陈皮	广藿香	六神曲（炒）
麦芽（炒）	甘草		

【性状】　本品为胶囊剂，内容物为黄棕色粉末；气香，味微甜、苦。

【功能主治】　理气疏肝，消积和胃。用于肝胃气滞，脘腹胀痛，胸膈痞满，不思饮食，嗳气泛酸。

【用法用量】　口服，一次3粒，一日2次。

【注意】　孕妇慎用。

【规格】　每粒装0.45g。

【储藏】　密封。

【有效期】 2年。

五、酒 剂

酒剂系指饮片用蒸馏酒提取制成的澄清液体制剂。酒剂又名药酒。酒剂在中国已有数千年的历史,《黄帝内经》对酒的制作、酒的性状及酒治病症进行了详细的描述。《千金方》中记载了较多的酒剂方,涉及中医内科多个方面,更在妇科、儿科的应用中有较为突出的论述,是我国现存最早的对药酒的专题论著。随着科技的不断发展,酿酒技术地不断提高,药酒的治疗范围逐步确定,更向保健养生方向发展。民间也逐渐开始流传开佳节饮酒的风俗,如桂花酒、菊花酒等,这对药酒的发展产生了巨大的推动作用,更可见药酒是一种传统的中药剂型,具有悠久的历史。药酒的酿制,不仅继承了传统的经验,更吸收了现代先进技术,使药酒的发展到现在已经较为成熟。酒剂常用冷浸法、热浸法及渗漉法来制备。酒本身有行血活络的功效,易于吸收和发散,因此酒剂通常主用于风寒湿证,具有祛风活血、止痛散瘀的功能,但小儿、孕妇、心脏病及高血压患者不宜服用。以下列出部分含砂仁药材的酒剂。

(一)五加皮酒[47]

Wujiapijiu

【处方】

五加皮	50g	青风藤	13g	当归	13g
川芎	13g	海风藤	13g	木瓜	13g
威灵仙	13g	白芷	19g	白术(麸炒)	19g
红花	25g	牛膝	25g	菊花	25g
党参	75g	姜黄	75g	独活	6g
川乌(制)	6g	草乌(制)	6g	玉竹	200g
豆蔻(去壳)	9g	檀香	13g	肉豆蔻(煨)	9g
丁香	6g	砂仁	6g	木香	6g
陈皮	50g	肉桂	6g		

【制法】 以上二十六味,粉碎成粗粉;另取白酒(55°)20kg,照流浸膏剂与浸膏剂项下渗漉法(2010版中国药典一部附录ⅠO)渗漉,收集渗漉液;另取蔗糖2000g制备成糖浆,加入渗漉液中,混匀,静置,滤过,即得。

【性状】 本品为橘黄色澄清液体;气芳香,味甘、微苦。

【功能与主治】 舒筋活血,除湿祛风。用于风湿痹痛,手足疼挛,四肢麻木,腰膝酸痛。

【用法与用量】 口服,一次15～30ml,一日3次。

【注意】 孕妇忌服。

【储藏】 密封,置阴凉处。

(二)黄金波药酒[48]

Huangjinbo Yaojiu

【处方】

当归	30g	佛手	30g	红花	30g
陈皮	25g	龙眼肉	25g	肉豆蔻	25g
川芎	20g	白芷	20g	肉桂	20g
砂仁	20g	栀子	20g	地枫皮	20g
姜黄	15g	高良姜	12.5g	丁香	12.5g
千年健	12.5g	檀香	10g	甘草	20g

【制法】　以上十八味，粉碎成粗粉，装入袋内于 60°白酒 12 000g 中浸泡 30 日，每日抽提药袋一次。将药袋取出压榨，压榨液与浸液合并。另取冰糖 3200g，加水适量熬成糖液，与浸液搅匀，置坛内密封 3 个月，滤过，即得。

【性状】　本品为金黄色的澄清液体；气香，味微苦、辛、甘。

【功能与主治】　祛风活血，湿中和胃。用于肢体麻木。筋骨疼痛，胃寒胀满。

【用法与用量】　口服，一次 20～30ml，一日 2～3 次。

【储藏】密封，置阴凉处。

（三）鸿茅药酒[49]

Hongmao Yaojiu

【处方】

制何首乌	15g	地黄	15g	白芷	15g
山药（炒）	15g	五倍子	15g	广藿香	15g
人参	30g	桑白皮	15g	海桐皮	15g
甘松	15g	独活	15g	苍术（炒）	15g
川芎	15g	菟丝子（盐炒）	15g	茯神	15g
青皮（炒）	15g	草果	15g	山茱萸（去核）	15g
附子（制）	15g	厚朴	30g	陈皮	15g
五味子	15g	牛膝	15g	枳实（炒）	30g
高良姜	15g	山奈	15g	款冬花	15g
小茴香（盐炒）	240g	桔梗	60g	熟地黄	30g
九节菖蒲	30g	白术（炒）	45g	槟榔	45g
甘草	30g	当归	90g	秦艽	15g
红花	60g	莪术	15g	莲子（去心）	15g
木瓜	15g	麦冬（去心）	15g	羌活	15g
香附（炒）	15g	肉苁蓉	15g	黄芪	15g
天冬	15g	桃仁	15g	栀子（炒）	15g
泽泻	15g	乌药	15g	半夏（制）	15g
天南星（制）	15g	苦杏仁（去皮、尖）	15g	茯苓	30g
远志	15g	淫羊藿（炒）	15g	三棱（醋制）	15g
茜草	15g	砂仁	60g	肉桂	120g
白豆蔻	60g	红豆蔻	30g	荜茇	60g
沉香	30g	豹骨	15g	麝香	1g
红曲	900g				

【制法】　以上六十七味，除红曲外，麝香研细，豹骨加 5 倍量水煎煮 10h，至胶尽，将煎液滤过，滤液浓缩至稠膏状，放冷，备用；砂仁、肉桂、白豆蔻、荜茇、沉香粉碎成粗粉，其余制何首乌等五十八味另粉碎成粗粉。另取白酒 157 500g、红糖 22 680g、冰糖 7440g 及红曲共置罐中，加入上述药粉，隔水加热，炖至酒沸，倾入缸内，冷却后密封静置 2 个月以上，取上清液，将残渣压榨，榨出液澄清后，加入麝香细粉，搅匀，密封静置，与上清液合并，制成 187 000g，滤过，即得。

【性状】　本品为深红棕色的液体；味微甜、微苦。

【功能与主治】　祛风除湿，补气通络，舒筋活血，健脾温肾。用于风寒湿痹，筋骨疼痛，脾胃虚寒，肾亏腰酸及妇女气虚血亏等症。

【用法与用量】　口服，一次 15ml，一日 2 次。

【注意】　阴虚阳亢患者及孕妇慎用。

【规格】　每瓶装①250ml；②500ml。
【储藏】　密封，置阴凉处。

（四）骨刺宁酒[50]

Gucining Jiu

【处方】　威灵仙 50g　　急性子 30g　　山楂 30g　　砂仁 5g
　　　　　白芷 5g　　红花 5g　　乌梅 10g

【制法】　以上七味粉碎成粗粉，置容器内，加入白酒 700ml 封严，3 日搅拌一次，浸渍 2 周，取出浸出液，再加入 300ml 白酒封严，浸 1 周，取出浸出液并将残渣压榨，榨液与两次浸出液合并，静置 72h，滤过，滤液备用。另取白糖 100g，加水适量，加热溶解，滤过，将滤液加入酒浸液中，搅拌，充分混合，静置 72h，滤过，制成 1000ml，即得。

【性状】　本品为橙黄色至橙红色的澄清液体，气香，味辛，微甜略涩。

【功能与主治】　活血通络，消瘦定痛。用于骨刺、风寒湿痹所引起的疼痛及四肢麻木等症。

【用法与用量】　口服，一次 20～25ml，一日 2 次。

【注意】　孕妇慎用。

【储存】　密封。

六、曲　　剂

　　曲剂（fermented herb）是药材与淀粉混匀后，在适宜条件（温度、湿度）下经自然发酵而制成的内服固体制剂；或将已发酵的药料与其他药料混合所制得的制剂。中药曲剂起源甚早，并广泛应用于临床。相传在公元前 597 年就已知应用曲剂治胃病。曲剂一般具有健脾胃、助消化、消积导滞的功效，经配伍其他药物后多作芳香健胃药。曲剂在中药临床上应用是在酿酒业发展的基础上出现的，曲与酒相维系。后来人们在酒曲的基础上加入其他药物而制成专供药用的各类曲剂。曲剂的制作方法是，药物在一定的温度和湿度条件下，由于霉菌和酶的催化分解作用，使药物发泡、生衣而制成药曲。不同品种，采用不同的方法进行加工处理后，再置温度、湿度适宜的环境中进行发酵。发酵制曲的关键在于温度和湿度，一般温度在 30～37℃，相对湿度为 70%～80%。发酵后，气味芳香，无霉气，曲块表面布满黄衣，内部生有斑点。通过发酵使药物改变原有的性能，产生新的治疗作用，以扩大用药范围。曲剂因制法简便、功效确切，历有"神曲"之美称，如六神曲、建曲、三余曲、沉香曲、半夏曲、福建神曲等。

　　以下列出了含砂仁药材的部分曲剂。

（一）神曲茶（六曲茶）[51]

Shenqu Cha

【处方】　六神曲（炒）3250g　　麦芽 250g　　山楂（炒）188g
　　　　　广藿香 125g　　香附（醋制）125g　　陈皮 125g
　　　　　苍术（炒）125g　　紫苏叶 125g　　槟榔 94g
　　　　　桔梗 94g　　厚朴（姜制）63g　　白芷 63g
　　　　　姜半夏 63g　　茯苓 63g　　砂仁 47g
　　　　　豆蔻 31.5g　　甘草 32g

【制法】　以上十七味，粉碎成细粉，过筛，混匀；另取蔗糖适量制成单糖浆，加入上述药粉中搅匀，制成颗粒，除留湿粒适量外，其余颗粒低温干燥，加剩余湿粒和辅料适量，混匀，压制成 970 块，低温干燥，即得。

【性状】　本品为棕色至棕褐色的长方形块；气微香，味甜、微苦。

【功能与主治】　解表祛风，健胃消食。用于风寒感冒、头痛、咳嗽、伤食腹痛、呕吐泄泻。

【用法与用量】　用沸水泡服或加生姜1~2片煎服，一次 2 块，一日 2 次，小儿酌减。

【规格】　每块重 7.5g。

【储藏】　密封，防虫蛀。

（二）老范志万应神曲[52]

Laofanzhi Wanying Shenqu

【处方】

砂仁	50g	广藿香	50g	青皮（制）	50g
木香	50g	乌药（炒）	50g	青蒿叶	100g
黄柏（炒）	50g	枳实（炒）	50g	麸皮	1000g
使君子	125g	白曲	36.5g	槟榔	50g
甘草	75g	柴胡（炒）	50g	泽泻（炒）	75g
苍术	75g	车前子	75g	诃子肉（炒）	75g
黄芪（炒）	50g	香薷	75g	茯苓皮	75g
枳壳（炒）	75g	小麦	4000g	陈皮（制）	75g
栀子（炒）	75g	姜黄（炒）	25g	香附子	50g
防风（去毛）	50g	山楂	50g	薄荷	100g
荆芥	50g	赤小豆	400g	白扁豆（炒）	100g
泽兰	75g	白芍（炒）	75g	莪术（制）	50g
苍耳草	100g	葛根	50g	延胡索（制）	50g
芡实	75g	厚朴（制）	75g	麦芽（炒）	50g
川椒（炒）	37.5g	紫苏	50g	辣蓼	100g
羌活	25g	白芥子	50g	面粉	800g
苦杏仁	200g	桑枝（制）	50g	大黄（炒）	50g
高良姜（炒）	50g				

【制法】　以上五十二味，除麸皮、面粉外，小麦加水浸泡发酵，青蒿叶、辣蓼、苍耳草加水煎煮，滤过，滤液备用；其余砂仁等四十六味粉碎成粗粉，混匀，加入麸皮、面粉、水浸发酵的小麦及上述备用滤液，捣制成软材，模印成长方形小块，蒸 1h，发酵，取出，晒干或低温干燥，刷去外表菌丝，包装，即得。

【性状】　本品为淡灰褐色的方形块状物；气香，味甘淡。

【功能与主治】　疏风解表，消积化湿，醒脾开胃。用于伤风感冒，夏令中暑，食积腹痛，呕吐泄泻等症。

【用法与用量】　煎服，一次 30g，小儿酌减或遵医嘱。

【注意】　孕妇忌服或遵医嘱。

【规格】　每块重 30g。

【储藏】　密闭，置干燥处，防潮，防蛀。

（三）沉香曲[53]

Chenxiang Qu

【处方】

沉香	200g	木香	200g	柴胡	100g
厚朴（姜制）	100g	豆蔻	100g	砂仁	100g
郁金	100g	防风	400g	葛根	100g

乌药	400g	枳壳（麸炒）	400g	陈皮	400g
桔梗	400g	槟榔	400g	麦芽（炒）	400g
谷芽（炒）	400g	前胡	400g	青皮（麸炒）	400g
白芷	400g	檀香	300g	降香	300g
羌活	300g	藿香	300g	甘草	150g

【制法】 以上二十四味，粉碎成细粉，过筛，混匀。每100g粉末加面粉25g（制成稀糊），搅匀，制成块状，低温干燥，即得。

【性状】 本品为黄棕色小块；气香、味苦、辛。

【功能与主治】 疏表化滞，舒肝和胃。用于表邪未尽，肝胃气滞，胸闷脘胀，胁肋作痛，吞酸呕吐。

【用法与用量】 口服，一次9g，一日2次，煎服或供配方用。

【规格】 每袋500g。

【储藏】 密闭，防潮。

（四）保宁半夏曲[54]

Baoning Banxia Qu

【处方】	半夏（制）	豆蔻（去壳）	砂仁（去壳）	陈皮
	木香	丁香	枳实（炒）	枳壳
	五味子	肉桂	青皮（去心）	生姜
	薄荷	甘草	广藿香	

【制法】 以上十五味，半夏按规定制成细粉；豆蔻、砂仁、肉桂、木香、丁香共粉碎成细粉；其余枳实等九味加水煎煮2次，滤过，合并滤液，浓缩至适量，加入上述2种细粉，充分混匀，制成薄片，切成方形颗粒，晒干或低温干燥，即得。

【性状】 本品为方形颗粒，外表米黄色，断面松泡；气芳香，味微甜。

【功能与主治】 止咳化痰，平喘降逆，和胃止呕，消痞散结。用于风寒咳嗽，喘息气急，湿痰冷饮，胸脘满闷，久咳不愈，顽痰不化及老年咳嗽等症。

【用法与用量】 口服，一次5g，一日3次，温开水或姜汤送服。小儿酌减或遵医嘱。

【储藏】 密闭，防潮。

七、冲　　剂

冲剂系指药材的提取物加适量赋形剂或部分药材细粉制成干燥颗粒状或块状的固体药剂。其可分为可溶型冲剂和混悬型冲剂，服时用开水冲服。冲剂即冲服剂，是在汤剂和糖浆剂的基础上发展起来的一种新剂型。它既保持了汤剂的特色，又克服了汤剂服前临时煎煮、容易变质霉败的缺点，并可掩盖某些中药的苦味，而且携带、服用方便。

以下列出含砂仁的部分冲剂。

（一）止泻保童冲剂[55]

Zhixie Baotong Chongji

【处方】	人参	15g	白术（麸炒）	30g	茯苓	60g
	白扁豆	60g	苍术（制）	30g	广藿香	30g
	木香	15g	丁香	15g	檀香	15g
	砂仁	15g	肉豆蔻（煨）	30g	肉桂	15g

吴茱萸（甘草水炙）15g	芡实（麸炒）	30g	薏苡仁（麸炒）60g
车前草	30g	滑石	60g	黄连	15g
诃子肉	30g	天冬	30g	麦冬	30g
槟榔	30g

【制法】　以上二十二味，人参粉碎成细粉；广藿香、木香、丁香、檀香、砂仁、肉桂、吴茱萸提取挥发油，蒸馏后的水溶液另器收集；其余白术等十四味，加水煎煮 2 次，第一次 2.5h，滤过，合并滤液，滤液与上述水溶液合并，浓缩至相对密度 1.32～1.35（50℃测）的清膏。取清膏 1 份，蔗糖粉 3.75 份，糊精 1.25 份，人参粉（先与蔗糖粉、糊精配研均匀）及乙醇适量制成颗粒，干燥，加入上述广藿香等挥发油，混匀，即得。

【性状】　本品为灰黄色颗粒；味甜、微苦。

【功能与主治】　健脾止泻，温中化痢。用于小儿脾胃虚弱，寒热凝结引起的水泻痢疾，肚腹疼痛，口干舌燥，四肢倦息，恶心呕吐，小便不利。

【用法与用量】　开水冲服，一次 2.5g，一日 2 次，周岁内小儿酌减。

【规格】　每袋装 5g。

【储藏】　密封，防潮。

（二）小儿止泻安冲剂[56]

Xiao'er Zhixiean Chongji

【处方】　赤石脂（煅）	60g	肉豆蔻（煨）50g	伏龙肝	60g
茯苓	100g	陈皮	60g	木香（煨）	30g
砂仁	30g

【制法】　以上七味，取砂仁、肉豆蔻提取挥发油，蒸馏后的水溶液另器收集；其余赤石脂等五味，加水煎煮 2 次，第一次 3h，第二次 1h，合并煎液，滤过。滤液与上述水溶液合并，浓缩至相对密度为 1.30（50℃测）的清膏。取清膏 1 份，蔗糖 4 份，湖精 1 份，制成颗粒，干燥，加入上述砂仁等挥发油，混匀，即得。

【性状】　本品为棕黄色的颗粒；气香，味甜、微苦、辛凉。

【功能与主治】　健脾和胃，利湿止泻。用于小儿消化不良腹泻，脾虚腹泻。

【用法与用量】　开水冲服，1 岁以内每次服 3g；1～2 岁每次服 6g，一日 3 次；2～3 岁每次服 12g，一日 2 次，或遵医嘱。

【注意】　不宜用于合并其他感染的小儿腹泻。

【规格】　每袋装 12g。

【储藏】　密封。

（三）复方春砂冲剂[58]

Fufang Chunsha Chongji

| 【处方】　砂仁叶油 | 10ml | 化橘红 | 300g | 白术 | 300g |
| 枳壳 | 200g |

【制法】　以上四味，取化橘红、白术、枳壳三味，加水煎煮 2 次，第一次 3h，第二次 2h，合并煎液，滤过，滤液浓缩至密度约为 1.29，加入砂仁叶油与蔗糖适量，混匀，制成颗粒，干燥，制成 1000g，即得。

【性状】　本品为棕色或棕褐色的颗粒；热水溶解后具砂仁香气，味甜、微苦。

【功能与主治】　行气温中，健脾开胃，止痛消胀。用于脾胃虚寒引起的胃脘痛和消化不良。

【用法与用量】　开水冲服，一次 10g，一日 3 次。

【规格】 每袋装 10g。
【储藏】 密封。

八、散　剂

散剂系指药物或与适宜的辅料经粉碎、均匀混合制成的干燥粉末状制剂。分为口服散剂和局部外用散剂。早在《黄帝内经》就有散剂治疗疾病的记载，是一种历史悠久的传统剂型。由于散剂表面积较大，具有易分散、便于吸收、奏效较快的特点，至今仍是中医常用的治疗剂型。散剂制法简单，当不便服用丸、片、胶囊等剂型时，均可改用散剂。这种固体剂型，在化学药品中应用不多，但在中药制剂中仍有一定的应用。

以下列出含砂仁的部分散剂。

（一）参苓白术散[58]

Shenling Baizhu San

【处方】	人参	100g	茯苓	100g	白术（炒）	100g
	山药	100g	白扁豆（炒）	75g	莲子	50g
	薏苡仁（炒）	50g	砂仁	50g	桔梗	50g
	甘草	100g				

【制法】 以上十味，粉碎成细粉，过筛，混匀，即得。
【性状】 本品为黄色至灰黄色的粉末；气香，味甜。
【功能与主治】 补脾胃，益肺气。用于脾胃虚弱，食少便溏，气短咳嗽，肢倦乏力。
【用法与用量】 口服。一次 6～9g，一日 2～3 次。
【储藏】 密封。

（二）小儿渗湿止泻散[59]

Xiao'er Shenshi Zhixie San

【处方】	白扁豆（炒）	156.9g	薏苡仁（炒）	117.6g	厚朴（姜制）	117.6g
	白术（炒）	78.4g	芡实（炒）	78.4g	滑石粉	78.4g
	党参	117.6g	泽泻	78.4g	莲子（炒）	78.4g
	砂仁	39.2g	广藿香	19.6g	车前子（盐炒）	39.2g

【制法】 以上十二味，粉碎成极细粉，过筛，混匀，即得。
【性状】 本品为黄棕色至棕色的粉末；气微香，味甘。
【功能与主治】 健脾和胃，渗湿止泻。用于小儿脾虚引起的腹泻，腹痛，胀满，食少，小便不利。
【用法与用量】 口服，一次 2.5g，一日 2～4 次；周岁以下酌减。
【规格】 每袋装 2.5g。
【储藏】 密闭，防潮。
【有效期】 1.5 年。

（三）香砂平胃散[60]

Xiangsha Pingwei San

【处方】	苍术（炒）	229g	陈皮	229g	厚朴（姜炙）	229g
	木香	114g	砂仁	114g	甘草	85g

【制法】 以上六味，粉碎成细粉，过筛，混匀，即得。
【性状】 本品为灰黄色的粉末；气芳香，味辛、苦。
【功能与主治】 健脾，温中，燥湿。用于饮食不节，食湿互滞，胃脘胀痛，消化不良。
【用法与用量】 口服，一次6g，一日1~2次。
【规格】 每袋装6g。
【储藏】 密闭，防潮。
【有效期】 1.5年。

（四）香砂胃痛散[61]

Xiangsha Weitong San
【处方】 碳酸氢钠 960g　　　　沉香 15g　　　　砂仁 15g
　　　　珍珠层粉 5g　　　　朱砂 5g
【制法】 以上五味，朱砂水飞成极细粉；其余沉香等四味粉碎成细粉，与朱砂极细粉配研，过筛，混匀，即得。
【性状】 本品为微红色的粉末；气芳香，味微咸。
【功能主治】 制酸和胃，疏肝止痛。用于肝胃不和之胃痛或高本性消化溃疡见上述症状者。
【用法用量】 口服，一次2g，一日2次。
【禁忌】 肝肾功能不全、造血系统疾病、孕妇吸哺乳期妇女、儿童禁用。
【注意事项】 ①本品为处方药，必须在医生指导下使用；本品含朱砂，不宜长期口服。②严重胃溃疡患者忌服。③服用本品超过1周者，应检查血、尿中汞离子浓度，检查肝、肾功能，超过规定限度者立即停用。
【规格】 每袋（瓶）装①2g；②4g；③8g。
【储藏】 密封。
【有效期】 1.5年。

（五）藿香万应散[62]

Huoxiang Wanying San
【处方】 皱叶香薷 136g　　　　厚朴 136g　　　　干姜 40g
　　　　苍术 136g　　　　广藿香 134g　　　　大枣 68g
　　　　砂仁 40g　　　　吴茱萸 68g　　　　丁香 68g
　　　　陈皮 134g　　　　白胡椒 40g
【制法】 以上十一味，分别粉碎成细粉，过筛，混匀，即得。
【性状】 本品为黄棕色的粉末；气香，味辛辣、微苦。
【功能主治】彝医：木希武打，凯补凯扎奴，光摆兹。中医：解表散寒，理气化湿，和胃止痛。用于外感风寒，内伤湿滞所致的头痛鼻塞，恶心呕吐，胃脘胀痛等症。
【用法用量】 口服，一次5g，一日3次。
【注意事项】 孕妇及哺乳期妇女慎用。
【规格】 每袋装5g。
【储藏】 密封。
【有效期】 1.5年。

（六）肠胃散[63]

Changwei San

【处方】　肉桂叶 516g　　　吴茱萸　322g　　　　　　艾叶　　　322g

　　　　　砂仁　 194g　　　陈皮　　258g　　　　　　丁香　　　194g

　　　　　茯苓　 194g　　　岗松　　333g　　　　　　大叶桉叶 333g

【制法】　以上九味，取岗松、大叶桉叶，粉碎成中粉，用水蒸气蒸馏法提取挥发油备用。其余肉桂叶等七味粉碎成中粉，过 4 号筛，喷洒上述挥发油，混匀，闷润，分装，即得。

【性状】　本品为夹有少量棉絮状物的棕黄色粉末；气芳香，味辛、微苦。

【功能主治】　温中散寒，燥湿止泻。用于寒湿泄泻，证见：大便次数增多，粪质稀薄，腹痛肠鸣，舌苔薄白或白腻。

【用法用量】　外用，一次 1 袋，一日 1 次；贴肚脐处。

【注意事项】　用药期间忌食生冷食物。

【规格】　每袋装 2g。

【储藏】　密封，置阴凉处。

【有效期】　1.5 年。

（七）小儿化滞散[64]

Xiao'er Huazhi San

【处方】　山楂（炒）96g　　麦芽（炒）　　96g　　六神曲（麸炒）96g

　　　　　槟榔（炒）96g　　鸡内金（醋炙）96g　　牵牛子（炒）　 48g

　　　　　木香　 24g　　　砂仁　　　 24g　　　陈皮　　　　 24g

　　　　　熟大黄　 48g

【制法】　以上十味，粉碎成细粉，过筛，混匀，即得。

【性状】　本品为浅黄褐色的粉末；气芳香，味酸、微苦。

【功能主治】　健脾和胃，消食化滞。用于脾胃不和，伤食伤乳，呕吐腹痛，腹胀便秘。

【用法用量】　红糖水冲服，4～6 岁一次 3g，1～3 岁一次 1.5g，周岁以内酌减，一日 2 次。

【规格】　每瓶装 3g

【储藏】　密封。

（八）养脾散[65]

Yangpi San

【处方】　党参　　　 50g　　白术　　　　 50g　　山药　 50g　　茯苓　 50g

　　　　　陈皮（制）50g　　肉桂　　　　 75g　　薏苡仁 50g　　砂仁　 25g

　　　　　莲子　 50g　　　山橘干　　　 25g　　麦芽　 25g　　丁香 12.5g

　　　　　甘草　 50g　　　老范志万应神曲 25g

【制法】　以上十四味，除肉桂、砂仁、陈皮、丁香、山橘干外，其余党参等九味切碎，粗细分开，分别用文火炒焦（至内为金黄色），将砂仁、陈皮，丁香、山橘干趁热埋入炒焦的药材中煨，冷却后加入肉桂，磨成细粉，过筛，混匀，即得。

【性状】　本品为浅棕色的粉末；气香，味微辛、甘。

【功能与主治】　养脾健胃，开郁消食。用于脾胃虚弱、水土不服引起的消化不良，饮食积滞，脘腹胀满，嗳气吞酸，腹泻下痢，食欲不振，面黄肌瘦等症。

【用法与用量】　口服，一次 3～5g，一日 2～3 次，儿童酌减；饭前或空腹时服。

【注意】　孕妇忌服。

【规格】　每瓶装①18g；②30g。

【储藏】　密闭，防潮。

（九）磨积散[66]

Moji San

【处方】　鸡内金（醋炙）240g　　白扁豆（去皮）240g　　木香　　　60g
　　　　　砂仁　　　　120g　　使君子仁　　120g　　三棱（麸炒）60g
　　　　　莪术（醋炙）60g　　水红花　　　240g

【制法】　以上八味，粉碎成细粉，过筛，混匀，即得。

【性状】　本品为浅棕黄色的粉末；气微香，味微甘。

【功能与主治】　消疳，磨积。用于小儿宿食积滞引起：停食停乳，不思饮食，面黄肌瘦，腹胀坚硬，虫积腹痛。

【用法与用量】　口服，一次 3g，一日 2 次，周岁以内小儿酌减。

【规格】　每袋装 3g。

【储藏】　密闭，防潮。

（十）伤科八厘散[67]

Shangke Bali San

【处方】　土鳖虫　　50g　　乳香　　　　150g　　没药（制）150g
　　　　　血竭　　　50g　　半夏（制）　75g　　当归　　　75g
　　　　　巴豆霜　　75g　　砂仁　　　　75g　　雄黄　　　75g
　　　　　甜瓜子　　75g

【制法】　以上十味，雄黄水飞或粉碎成极细粉，其余土鳖虫等九味粉碎成细粉，与雄黄粉末配研，过筛，混匀，即得。

【性状】　本品为棕黄色的粉末；气微香，味辛、苦。

【功能与主治】　祛瘀，活血，止痛。用于跌打损伤，瘀血疼痛，大便秘结。

【用法与用量】　口服，一次 0.3g，一日 1～2 次。

【注意】　孕妇忌服。服后如腹泻不止者，可饮冷粥适量。

【规格】　每袋装 0.3g。

【储藏】　密封，防潮。

（十一）镇坎散[68]

Zhenkan San

【处方】　西瓜 1 只（约 5kg）　　砂仁 190g　　　　大蒜（剥净）380g

【制法】　以上三味，取西瓜在瓜蒂下方开孔，挖去瓤肉，装入砂仁、大蒜，用原瓜蒂盖后再用竹钉固定，外用泥与黄酒搅匀封固，厚度为 3～4cm，置炭火中煅透存性放冷后，弃去泥及竹钉，粉碎成细粉，过筛，混匀，即得。

【性状】　本品为黑的粉末；气甜，味微辛、凉。

【功能与主治】　利水水消肿。用于蓄水膨胀，二便不通，浮肿气喘。

【用法与用量】　口服，1 次 3～6g，一日 2 次。

【储藏】　密封。

（十二）沉香散[69]

Chenxiang San

【处方】

沉香	30g	砂仁	30g	苍术	40g
木香	30g	麦芽（炒焦）	40g	陈皮	40g
紫苏叶	40g	细辛	20g	川芎	40g
半夏（姜制）	40g	茯苓	40g	甘草	10g
栀子	40g	厚朴（制）	30g	香附（制）	40g
枳实	50g	山楂（焦）	50g	桔梗	30g
藿香	40g	荆芥	40g	白芷	30g
防风	20g	薄荷	40g	葛根	40g
白芍	30g	青皮	50g		

【制法】 以上二十六味，粉碎成粗粉，过筛，混匀，即得。

【性状】 本品为棕黄色的粗粉；具沉香的特异香气，味微苦。

【功能与主治】 疏表化滞。用于风寒外侵，气滞不运，脘腹痞胀。

【用法与用量】 煎服或泡茶服，一次 9～15g，一日 1～2 次。

【规格】 每袋装 15g。

【储藏】 密闭，防潮。

（十三）活胃散[70]

Huowei San

【处方】

砂仁	小茴香	肉桂	碳酸镁
大黄	滑石粉	薄荷油	碳酸氢钠
酒石酸	红曲		

【制法】 以上十味，除薄荷脑、碳酸氢钠、酒石酸、碳酸镁外，砂仁、小茴香、肉桂、红曲、大黄五味粉碎成细粉，与滑石粉，淀粉 240g、糖粉 144g 混匀，将薄荷脑、碳酸氢钠、酒石酸、碳酸镁研细，与上述混合粉配研，过筛，混匀，即得。

【性状】 本品为灰粉色粉末；气香，味酸涩。

【功能与主治】 理气和胃，降逆止呕。用于肝郁气逆，脾胃不和引起的胸肋胀满、胃脘疼痛、气逆嘈杂、呕吐吞酸、消化不良。

【用法与用量】 口服，一次 1g，一日 2 次；病重者可服 2g。

【注意】 忌气恼，辛辣，油腻。

【规格】 每盒装 75g

【储藏】 密封，置阴凉干燥处。

（十四）阿那日五味散[71]

Anari Wuwei San

【处方】

石榴 250g	肉桂 150g	砂仁 150g
荜茇 100g	干姜 100g	

【制法】 以上五味，粉碎成细粉，过筛，混匀，即得。

【性状】 本品为黄色粉末；气香，味辛。

【功能与主治】 温胃，清食。用于胃脘寒痛，清化不良，臀寒腰疼。

【用法与用量】 口服，一次 1.5～3g，一日 1～2 次。

【规格】 每袋装 15g。

【储藏】 密闭，防潮。

九、颗　粒　剂

　　颗粒剂系指药物与适宜的辅料混合制成具有一定粒度的干燥颗粒状制剂。颗粒剂可分为可溶颗粒（通称为颗粒）、混悬颗粒、泡腾颗粒、肠溶颗粒、缓释颗粒和控释颗粒等。中药颗粒剂，曾称"冲剂"，是在汤剂和糖浆剂基础上发展起来的剂型，开始出现于 20 世纪 70 年代，由于辅料中蔗糖占有相当的比例，又被称为干糖浆，后由于出现了块状型式，但与颗粒剂一样可冲服，故又称为冲剂。该剂型携带服用方便，在 20 世纪 80 年代的中药工业生产中得以迅速发展，如今在中成药市场中占据不小的份额。《中国药典》从 1995 年版开始将 1990 年版"冲剂"重新定义为颗粒剂。以下列出含砂仁的部分颗粒剂。

（一）孕康颗粒[72]

Yunkang Keli

【处方】
山药	续断	黄芪	当归
狗脊（去毛）	菟丝子	桑寄生	盐杜仲
补骨脂	党参	茯苓	炒白术
阿胶	地黄	山茱萸	枸杞子
乌梅	白芍	砂仁	益智
苎麻根	黄芩	艾叶	

【制法】　以上二十三味，除阿胶外，其余山药等二十二味，用 50～60℃温水浸泡 4h，滤过，滤液备用，药渣加水 煎煮 3 次，第一次 2h，第二次 1h，第三次 0.5h，滤过，合并滤液，加入阿胶溶化，浓缩成每 11ml 含生药 1g 的清膏，加乙醇使含醇量达 70%，搅匀，静置 24h，滤过，回收乙醇，滤液减压浓缩，低温干燥，粉碎成细粉，加入糊精、甜菊素等辅料适量，混匀，制粒，干燥，制成颗粒 1000g，即得。

【性状】　本品为棕色至棕褐色的颗粒；味甜、微苦。

【功能与主治】　健脾固肾，养血安胎。用于肾虚型和气血虚弱型先兆流产和习惯性流产。

【用法与用量】　开水冲服。早、中、晚空腹口服，一次 1 袋，一日 3 次。

【注意】　①服药期间，忌食辛辣刺激性食物，避免剧烈运动及重体力劳动。②凡难免流产、异位妊娠、葡萄胎等非本品适用范围。

【规格】　每袋装 8g。

【储藏】　避光，密封，置阴凉处。

（二）香砂养胃颗粒[73]

Xiangsha Yangwei Keli

【处方】
木香	152.2g	白术	217.4g	茯苓	217.4g
醋香附	152.2g	砂仁	152.2g	陈皮	217.4g
姜半夏	217.4g	枳实（炒）	152.2g	豆蔻（去壳）	152.2g
姜厚朴	152.2g	广藿香	152.2g	甘草	65.2g

【制法】　以上十二味，姜半夏和生姜 65.2g，用药材 6 倍量的 70%乙醇作溶剂，浸渍 24h，缓慢渗漉，收集漉液备用。木香、砂仁、白术、陈皮、枳实、豆蔻、姜厚朴、广藿香用蒸馏法提取挥发油，蒸馏后的水溶液另器收集；药渣与其余茯苓等三味、大枣 108.7g，加水煎煮 2 次，每次 1.5h，合并煎液，滤过，滤液与上述水溶液合并，浓缩至约 1900ml，放冷，加等量乙醇，静置，倾取上清液，滤过，滤液与上述漉液合并，回收乙醇，浓缩至相对密度为 1.33～1.36（50～55℃）

的清膏，与蔗糖 375g、糊精与乙醇适量，制成颗粒，干燥，加入上述挥发油，混匀，制成 1000g，即得。

【性状】　本品为黄棕色至棕色的颗粒；气芳香，味微甜、略苦。

【功能与主治】　温中和胃。用于胃阳不足、湿阻气滞所致的胃痛、痞满，症见胃痛隐隐、脘闷不舒、呕吐酸水、嘈杂不适、不思饮食、四肢倦怠。

【用法与用量】　开水冲服。一次 1 袋，一日 2 次。

【规格】　每袋装 5g。

【储藏】　密封。

（三）小儿利湿止泻颗粒[74]

Xiao'er Lishi Zhixie Keli

【处方】	苍术 120g	砂仁 80g	诃子 120g
	猪苓 400g	车前子 200g	山楂 600g
	乌梅 240g	儿茶 80g	淀粉 200g
	蔗糖 600g		

【制法】　以上八味药材，取苍术、砂仁用水蒸气蒸馏法提取挥发油，蒸馏后的水溶液另器收集；其余诃子等六味药材与上述蒸馏后的药渣混合后加水浸泡 2h，煎煮 2 次，第一次 1.5h，第二次 1h，合并滤液，滤过，滤液与蒸馏后的水溶液合并，浓缩至相对密度为 1.30～1.35（50℃）的稠膏，加蔗糖、淀粉及乙醇适量制成颗粒，干燥，加入上述挥发油，混匀，密闭，分装，灭菌，即得。

【性状】　本品为红棕色至棕褐色的颗粒；味酸甜。

【功能与主治】　利湿健脾止泻。用于湿邪困脾所致的小儿泄泻。

【用法与用量】　口服，1 岁以下一次 1/6～1/3 袋，1～3 岁一次 1/3～1 袋，3 岁以上一次 1～1.5 袋，一日 3～4 次。

【规格】　每袋装 5g。

【储藏】　密封。

【有效期】　1.5 年。

（四）温胃降逆颗粒[75]

Wenwei Jiangni Keli

【处方】	肉桂 166.7g	延胡索 125g	牡蛎 125g
	小茴香 62.5g	砂仁 41.7g	高良姜 20.8g
	甘草 333.3g	白芍 291.7g	淀粉 190g
	糊精 33g		

【制法】　以上八味药材，取甘草、白芍各 291.7g，加水煎煮 3h，滤过，滤液减压浓缩至相对密度为 1.12（20℃）的清膏，喷雾干燥，细粉备用；另取肉桂等六味药材及剩余甘草，粉碎，与上述细粉混匀，加淀粉、糊精，混匀，制成颗粒，干燥，即得。

【性状】　本品为棕色的颗粒；气香，味甜。

【功能与主治】　温中散寒，缓急止痛。用于急、慢性胃炎，胃及十二指肠溃疡胃寒证表现为胃脘疼痛、食欲不振，恶心呕吐者。

【用法与用量】　口服，一次 1.2g，一日 3 次。

【禁忌】　内有火热者禁用。

【规格】　每袋装 1.2g。

【储藏】　密封。

【有效期】　1.5 年。

（五）香砂平胃颗粒[76]

Xiangsha Pingwei Keli

【处方】　苍术（炒）　384g　　　陈皮　144g　　　砂仁　36g

厚朴（姜炙）240g　　　香附（醋炙）144g　　　甘草　48g

【制法】　以上六味，砂仁粉碎成粗粉，用乙醇 5 倍量浸泡 48h，滤过，滤液回收乙醇，浓缩至适量，备用；药渣与其余苍术等五味加水煎煮 2 次，每次 1.5h，合并煎液，滤过，滤液浓缩至相对密度为 1.25～1.28（50～60℃）的清膏。取清膏 1 份，加蔗糖粉 7 份及上述砂仁浓缩液，用乙醇适量制成颗粒，干燥，制成 1000g，即得。

【性状】　本品为灰黄色的颗粒；味甜、微苦。

【功能与主治】　健脾，温中，燥湿。用于饮食不节，食湿互滞，胃脘胀痛，消化不良。

【用法与用量】　开水冲服，一次 10g，一日 2 次。

【注意】　脾胃虚弱者慎用。

【规格】　每袋装 10g。

【储藏】　密封。

（六）参苓健脾胃颗粒[77]

Shenling Jianpiwei Keli

【处方】　北沙参　113g　　　山药（炒）　94g　　　薏苡仁（炒）63g

茯苓　94g　　　砂仁（盐炙）　63g　　　扁豆（炒）　94g

甘草　63g　　　陈皮　63g　　　白术　125g

莲子　94g

【制法】　以上十味，薏苡仁、山药粉碎成细粉；砂仁用 60% 的乙醇蒸馏提取挥发油；其余七味加水煎煮 1.5h，加入砂仁渣，再煎煮 2 次，每次各 1h；合并煎液，滤过，滤液浓缩至相对密度为 1.30～1.34 的稠膏。将上述细粉、稠膏、糖粉、砂仁挥发油混匀，制成颗粒，干燥，即得。

【性状】　本为浅棕黄色颗粒；气芳香，味甜。

【功能与主治】　补脾健胃，利湿止泻。用于脾胃虚弱，饮食不消，或泻或吐，形瘦色萎，神疲乏力。

【用法与用量】　开水冲服，一次 10g，一日 2 次。

【规格】　每袋装 10g（相当于原生药 10g）。

【储藏】　密封。

（七）温胃舒颗粒[78]

Wenweishu Keli

【处方】　党参　　　附子（制）　　　黄芪（炙）　　　肉桂

山药　　　肉苁蓉（制）　　　白术（炒）　　　山楂（炒）

砂仁　　　陈皮　　　补骨脂　　　乌梅

【性状】　本品为浅棕黄色的颗粒；味酸、甜。

【功能与主治】　补肾健脾，温中养胃，行气止痛。用于脾肾阳虚引起的胃脘冷痛，胀气，嗳气，纳差，畏寒，无力等症，以及萎缩性胃炎、慢性胃炎表现有上述证候者。

【用法与用量】　开水冲服，一次 10～20g，一日 2 次。

【注意】　胃大出血时忌用。
【规格】　每袋装 10g。
【储藏】　密封。

（八）健脾养胃颗粒[79]

Jianpi Yangwei Keli

【处方】　砂仁　14g　　　陈皮　14g　　　厚朴　28g　　　青皮　14g
　　　　　猪苓 112g　　　白术 112g　　　甘草　56g　　　党参 112g
　　　　　茯苓 112g　　　酵母粉 88g　　　淀粉酶 9g

【制法】　以上十一味，将砂仁粉碎成细粉，过筛，备用。陈皮水蒸气蒸馏提取挥发油，用适量乙醇溶解，备用。取党参、猪苓、茯苓、甘草四味与陈皮渣合并加水煎煮 2 次，第一次 2h，第二次 1h，滤过，合并煎液，浓缩至相对密度 1.06（98℃）。厚朴、青皮、白术三味药以 60%乙醇回流提取，回收乙醇至无醇味。将水、醇两项清膏浓缩至相对密度 1.28～1.30（98℃），放冷后加入淀粉 160g，搅匀制成大颗粒，干燥，兑入酵母粉、糖化素、砂仁粉、砂糖 330g，粉碎成细粉，混匀，用适量乙醇制成颗粒，干燥。兑入陈皮油醇溶液及适量香精，密闭，制成颗粒 750g，即得。
【性状】　本品为淡棕黄色颗粒；气香，味甜。
【功能与主治】　健脾消食，止泻利尿。用于胃肠衰弱，消化不良，呕吐便泻，腹胀腹痛，小便不利，面黄肌瘦。
【用法与用量】　口服，成人一次 9g，儿童一次 1.5g，一日 2 次，周岁以内酌减。
【注意】　忌油腻硬食，痢疾初起忌服。
【规格】　每袋装 9g。
【储藏】　密封，置阴凉干燥处。

（九）经前舒颗粒[80]

Jingqianshu Keli

【处方】　当归　　　　人参　　　　白芍（炒）　　牡丹皮
　　　　　砂仁　　　　陈皮　　　　香附　　　　　郁金
　　　　　白术（炒）　甘草　　　　柴胡

【性状】　本品为棕黄色至棕褐色的颗粒；气香，味苦。
【功能与主治】　养肝解郁，理气止痛。用于经前期综合征属肝气郁结、脾运失调证。症见经前情绪低落，郁闷不乐，头痛，心烦，经前乳房胀痛，腹部胀满，食欲不振。
【用法与用量】　温开水冲服。一次 1 袋，一日 3 次。
【规格】　每袋装 6g。
【储藏】　密闭，防潮。
【有效期】　24 个月

（十）木香顺气颗粒[81]

Muxiang Shunqi Keli

【处方】　木香　　　　砂仁　　　　枳壳（炒）　　青皮（炒）
　　　　　苍术（炒）　甘草　　　　生姜　　　　　陈皮
　　　　　厚朴（制）　香附（醋制）槟榔

【性状】　本品为黄褐色的颗粒；气香，味甜、微苦。
【功能与主治】　行气化湿，健脾和胃。用湿浊阻滞气机、胸膈痞闷、脘腹胀痛，呕吐恶心、噯气纳呆。

【用法与用量】　开水冲服。一次 15g，一日 2 次，3 日为一疗程，或遵医嘱。

【规格】　每袋 15g。

【储藏】　密封。

【有效期】　2 年。

（十一）维血康颗粒[82]

Weixuekang Keli

【处方】　砂仁　　　　熟地黄　　　黑豆　　　　山药
　　　　党参　　　　陈皮　　　　何首乌　　　山楂
　　　　硫酸亚铁

【性状】　本品为棕色至棕褐色的颗粒；气香，味甜、微酸。

【功能与主治】　补肾健脾，补血养阴。适用于脾肾不足，精血亏虚，面色萎黄，眩晕耳鸣，腰膝酸软，倦怠体瘦。营养性贫血、缺铁性贫血属上述证候者。

【用法与用量】　开水冲服。成人一次 10g，小儿一次 5g，一日 3 次。15～20 日为一疗程。

【规格】　每袋 10g。

【储藏】　密封，置阴凉干燥处。

【有效期】　24 个月。

（十二）小儿厌食颗粒[83]

Xiao'er Yanshi Keli

【处方】　人参　　　　山药　　　　白术（焦）　槟榔
　　　　干姜　　　　胡黄连　　　山楂（焦）　砂仁

【性状】　本品为棕黄色的颗粒；气微，味微苦。

【功能与主治】　健脾和胃，理气消食。用于小儿脾虚厌食、乳食停滞、面色少华、脘腹时痛等症。

【用法与用量】　热水冲服，1 岁以下，一次 2g，一日 2 次；1～3 岁，一次 4g，一日 2 次；4～7 岁，一次 4g，一日 3 次；8～14 岁，一次 8g，一日 2 次；7 日为一疗程。

【规格】　每袋装 4g。

【储藏】　密封，置阴凉处。

【有效期】　24 个月。

（十三）茵莲清肝颗粒[84]

Yinlian Qinggan Keli

【处方】　茵陈　　　　当归　　　　半枝莲　　　丹参
　　　　板蓝根　　　砂仁　　　　广藿香　　　泽兰
　　　　绵马贯众　　琥珀　　　　佩兰　　　　柴胡
　　　　茯苓　　　　白芍（炒）　红花　　　　重楼
　　　　郁金　　　　虎杖　　　　白花蛇舌草

【性状】　本品为棕褐色颗粒；气微清香，味微苦。

【功能与主治】　清热解毒，调肝和脾。用于急性甲型、慢性乙型病毒性肝炎属"湿热蕴结，肝脾不和"证者，症见胁痛、脘痞、纳呆、乏力等。

【用法与用量】　温开水冲服，一次 10g，一日 3 次；急性甲型病毒性肝炎的一个疗程为 4 周，慢性乙型病毒性肝炎的一个疗程为 3 个月。

【注意】　偶见恶心、呕吐、轻度腹泻。孕妇慎用。忌食辛辣油腻食物。

【规格】　每袋装 10g。

【储藏】　密封。

【有效期】　2 年。

注：茵陈为菊科植物茵陈蒿 *Artemisia capillaris* Thunb.的干燥地上部分。

（十四）洋参保肺颗粒[85]

Yangshen Baofei Keli

【处方】　罂粟壳　　砂仁　　陈皮　　五味子（醋炙）

　　　　枳实　　甘草　　川贝母　麻黄

　　　　玄参　　苦杏仁　石膏　　西洋参

【性状】　本品为棕色至棕褐色颗粒；味甜、微苦。

【功能与主治】　滋阴补肺，止嗽定喘。用于阴虚肺热引起的咳嗽痰喘、胸闷气短、口燥咽干、睡卧不安等症。

【用法与用量】　口服，一次 1 袋，一日 2~3 次。

【注意】　外感初期，感冒咳嗽者忌服；痰热壅盛，痰多咳嗽者禁用。

【规格】　每袋装 4g。

【储藏】　密封，置干燥处。

【有效期】　3 年。

十、酊　　剂

酊剂系指将原料药物用规定浓度的乙醇提取或溶解而制成的澄清液体制剂，也可用流浸膏稀释制成，供口服或外用。酊剂可分为中草药酊剂、化学药物酊剂和中草药与化学药物合制的酊剂三类。中草药酊剂又分为毒剧药材酊剂和其他药材酊剂。酊剂制备简单，易于保存。但由于中药酊剂成分复杂，在储存中易发生沉淀，可以先测定乙醇含量，调整至规定浓度，如仍有沉淀，可滤去，再测定有效成分含量，并调至规定的标准即可。酊剂收敛散风，杀虫止痒，活血通络，适用于各种慢性或瘙痒性皮肤病，以及浅表真菌病等。溶剂中含有较多乙醇，凡急性炎症性皮肤病和有破皮、糜烂者均禁用，头面、会阴或皮肤薄嫩处禁用，儿童、孕妇、心脏病及高血压等患者也不宜内服使用。酊剂可用溶解、稀释、浸渍、渗漉等方法制备，并分装于洁净干燥的棕色玻璃瓶内，密闭置阴凉处储存。

济众酊[86]

Jizhong Ding

【处方】　樟脑　12g　　薄荷脑　6g　　桂皮　10g

　　　　砂仁　10g　　辣椒　2.5g　　大黄　10g

　　　　广藿香　40g　　姜　30g　　小茴香　30g

【制法】　以上九味，樟脑、薄荷脑用适量乙醇溶解，其余砂仁等七味照流浸膏剂与浸膏剂项下的渗漉法（2010 版中国药典一部附录ⅠO），用 70%乙醇作溶剂进行渗漉，收集渗漉液约 900ml，压出药渣中的溶剂，合并，加入樟脑、薄荷脑的乙醇溶液，加 70%乙醇使成 980ml，静置，滤过，加乙醇使成 1000ml，混匀，即得。

【性状】　本品为棕褐色的液体；气清凉，有樟脑臭，味辛辣。

【功能与主治】　辛温解表，散寒止痛，化湿开胃。用于因中暑而引起的头晕、恶心、腹痛等。

【用法与用量】　口服，一次 5ml，儿童应在医生指导下按年龄递减用药。

【注意】　周岁以内婴儿禁服。

【规格】　每瓶装 5ml。

【储藏】　密封。

十一、茶　剂

茶剂（medicinal tea）系指饮片或提取物（液）与茶叶或其他辅料混合制成的内服制剂，可分为块状茶剂、袋装茶剂和煎煮茶剂。块状茶剂又可分为不含糖块状茶剂和含糖块状茶剂，前者系指药材粗粉、碎片与茶叶或适宜的黏合剂压制成块状的茶剂，后者系指提取物、饮片细粉与蔗糖等辅料压制成块状的茶剂。袋装茶系指茶叶、饮片粗粉或部分饮片粗粉吸取提取液经干燥后，装入袋的茶剂，其中装入饮用茶袋中的又称袋泡茶剂。煎煮茶系指将饮片适当虽碎断后，装入袋中，供煎服的茶剂。

茶剂的使用在我国很早就有文献记载。在《神农本草经》中茶被作为正式药物首载其中。《本草纲目》中用茶治病，并没有固定用茶范围，把茶叶作为药物单用或与它药配伍使用，这远远超越了茶叶本身涵义。对茶剂的形成奠定了基础。茶叶本身也是一味药食两用的中药，并以茶剂这一传统而特有的剂型出现。现代研究证明，茶叶解毒的有效成分是儿茶酚和茶黄素。从常用天然药物茶组成看，可分为有药有茶与有药无茶两类。无论是有药无茶或有药有茶的茶剂，均是在中医药学理论指导下，遵循中医辨证论治原则，根据药物性、味、归经等组成的组方，所以对增强体质、防病治病、益寿延年等具有重要作用。茶剂在临床治疗、保健和减肥等方面的有着广泛的应用。茶剂疗效可靠、不良反应较小、制法简单、使用方便。除此之外，茶剂还有很多优点，茶剂为天然中药不经化学加工，可直接服用；配伍的药物，一般有效成分明确，药理作用及临床疗效研究较深入；常与芳香性中草药配伍，口感优良，使患者乐于饮用。以下列出含砂仁的部分茶剂。

（一）生茂午时茶[87]

Shengmao Wushi Cha

【处方】

广藿香	24g	青蒿	30g	白芷	18g
甘草	12g	川芎	18g	陈皮	24g
独活	18g	紫苏叶	30g	厚朴	18g
砂仁	7.5g	大腹皮	24g	麦芽	18g
黄芩	24g	枳壳	12g	虫屎茶	57g
山楂	18g	扁豆	18g	石菖蒲	18g
前胡	24g	荷叶	15g	羌活	18g
干姜	9g	防风	9g	法半夏	18g
香薷	15g	葛根	24g	桔梗	18g
茯苓	24g	苍术	10.5g	岗梅	30g
五指柑	360g	柴胡	9g		

【制法】　以上三十二味，五指柑粉碎成细粉，其余广藿香等三十一味粉碎成粗粉，混匀，加入面粉糊，混匀，制成块状，干燥，即得（茶块）。或除五指柑、甘草、虫屎茶外，其余广藿香等二十九味粉碎成粗粉，混匀，取粗粉17g与甘草粉碎成细粉，备用；剩余粗粉与五指柑225g加水煎煮 1.5h，滤过，滤液浓缩至适量，喷洒在余下的五指柑、虫屎茶及上述细粉上，混匀，干燥，粉碎成粗粉，分装，即得（袋泡茶）。

【性状】　本品为深棕色长方形的茶块或粗粉；气香，味微苦而甘。

【功能与主治】　消暑止渴，开胃进食。用于感冒发热，腹痛呕吐，头痛头晕，湿热积滞。

【用法与用量】 煎服，一次 1～2 次（茶块），或泡服，一次 1～2 包（袋泡茶）。
【规格】 每块重 11g；每包重 2.5g（约相当于原生药 11g）。
【储藏】 密闭，防潮。

（二）万应茶[88]

Wangying Cha

【处方】
大黄（酒制）96g	木香	18g	豆蔻	15g
陈皮（制） 36g	檀香	36g	砂仁（姜制）24g
广藿香 48g	紫苏叶	48g	枳壳（麸炒）24g
薄荷 48g	木瓜	24g	香薷	48g
羌活 24g	前胡	24g	泽泻（盐制）24g
白术（土炒）24g	明党参	24g	肉桂	24g
丁香 24g	山楂	24g	肉豆蔻	24g
小茴香 24g	茯苓	48g	厚朴（姜制）48g
槟榔 24g	白扁豆（姜制）24g	桔梗	24g
猪苓 24g	香附（醋制） 24g	白芷	24g
半夏（姜制）24g	苍术	24g	甘草	24g
茶叶 624g				

【制法】 以上三十四味，粉碎成中粉；另取陈仓米粉 72g，加适量水调匀，煮成稀浆糊，与上述药粉混匀，制成颗粒，干燥；或制成软材，反复蒸晒，压制成小扁圆形块，干燥，即得。
【性状】 本品为棕褐色颗粒状袋泡茶，或淡红褐色小扁圆形块状茶；气香，味苦、微甘。
【功能主治】 疏风解表，健脾和胃，祛痰利湿。用于外感风寒，食积腹痛，呕吐泄泻，胸满腹胀，痢疾。
【用法用量】 开水泡服或煎服，一次 12g，一日 3 次。
【注意】 孕妇慎用。
【规格】 每袋（块）重 3g。
【储藏】 密闭，防潮，防蛀。

（三）万应甘和茶[89]

Wangying Ganhe Cha

【处方】
藿香 313g	厚朴（姜炒）156g	紫苏	313g
白术（漂） 94g	砂仁	63g	陈皮（制）250g
茯苓 313g	泽泻	250g	木瓜	94g
苦杏仁 63g	苍术	94g	半夏（制）94g
甘草 46g	白扁豆	125g	茶叶	15000g

【制法】 以上十五味，取藿香、紫苏叶揉碎，砂仁研碎，与茶叶混匀；剩余的藿香、紫苏枝茎与其余白术等十二味加水煎煮 2 次，第一次 4h，第二次 2h，合并煎液，滤过，滤液浓缩至适量，与上述碎末混匀，吸尽浓缩液，低温干燥，即得。
【性状】 本品为褐黑色药茶；气香，味微苦。
【功能主治】 芳香解表，燥湿和中，升清降浊。用于感冒发热，腹痛吐泻，暑湿泄泻。
【用法用量】 开水泡服，一次 9g，如感冒发热，另加生姜、葱、紫苏叶少许同煎服。
【规格】 每袋装①3g；②9g。
【储藏】 密封。

十二、丹 剂

丹剂是以某些矿物类药物经高温烧炼制成的不同结晶形状的制品，如用水银、硝石、白矾、硫黄、雄黄等矿物药经加热升华或熔合方法制成，可以单独使用，也可以与其他药物混合制成，如红升丹、白降丹等，多作外用。丹药常用于淋巴结核、骨髓炎、恶性肿瘤、瘰疬、痈、疽、疔、流痰、瘘管、鼠疮、乳痈、神经性皮炎等，具有比较好的疗效。但是由于丹剂具有一定的毒性，制备过程比较复杂，在临床的使用有减少的趋势。另外，也习惯把某些较贵重的药品或有特殊功效的药物剂型称为丹，取灵丹妙药之意。这类内服丹剂无固定剂型，如属散剂的有九一丹、紫雪丹，属蜜丸剂的有大活络丹，属水丸剂的有梅花点舌丹，属糊丸剂的有人丹、小金丹，属锭剂的，如辟瘟丹等，属蜡丸剂的有黍米寸金丹等。1995年版《中国药典》一部开始将以前收载的以丹来命名的部分中成药做了修改，使其各归其类，如属于丸剂的十香返生丸、女金丸、小儿百寿丸、小活络丸等，分别删除了"丹"字，而冠以"丸"。属于散剂的九一散、紫雪散等。以下列出部分含砂仁冠以"丹"名的剂型，大多数属于传统的叫法，而非真正的丹剂。

（一）清凉丹[90]

Qingliang Dan

【处方】 薄荷油 45ml　　樟脑 17g　　砂仁 25g
高良姜 30g　　儿茶 300g　　甘草浸膏 30g
甘草 430g　　蟾酥 0.5g

【制法】 以上八味，蟾酥加13%乙醇适量，研成浆状。取甘草浸膏加水适量，煮沸使溶解，滤过，滤液加防腐剂适量，搅匀，放冷后加入上述蟾酥浆，混匀备用；取儿茶加水适量，煮沸使溶解，滤过，滤液浓缩成稠膏，加防腐剂适量，搅匀备用；取樟脑与薄荷油混合，备用；其余砂仁等三味粉碎成细粉备用，另取防腐剂适量加水溶解后，加糯米粉100g、淀粉30g，搅匀，蒸熟，分次加入上述各备用液、稠膏、粉末及菜油10g，搅匀，制成软材，压块，低温干燥，即得。

【性状】 本品为棕褐色的方形片块；气香，味辛辣，有清凉感。

【功能与主治】 祛风，舒气，健胃。用于晕船，晕车，胃闷不舒及因气候闷热而引起的不适。

【用法与用量】 含服或嚼服，一次1～2格，需要时服。

【规格】 每块（划分为25格）重5g。

【储藏】 密闭，置阴凉干燥处。

（二）龙虎人丹[91]

Longhu Rendan

【处方】 薄荷脑 40g　　冰片 30g　　丁香 25g　　砂仁 25g
八角茴香 15g　　肉桂 40g　　胡椒 15g　　木香 15g
干姜 25g　　儿茶 200g　　甘草 364.1g　　糯米粉 180g
苯甲酸钠 5g

【制法】 以上十一味药材，儿茶加水，加热溶解，滤过，加入糯米粉、苯甲酸钠，加热搅匀，制成儿茶糯米浆。取冰片、薄荷脑，加入适量95%乙醇，制成混合液。其余丁香等八味粉碎成细粉，混匀，加入混合液搅拌混合均匀，制成混合粉。取混合粉与儿茶糯米浆搅匀，制成丸块，机制成丸，干燥，红氧化铁包衣，即得。

【性状】 本品为铁红色包衣糊丸；具特异香气，味甘、凉。

【功能与主治】 开窍醒神，祛暑化浊，和中止呕。用于中暑头晕，恶心呕吐，腹泻及晕车，晕船。

【用法与用量】 口服或含服，一次 4～8 粒；或遵医嘱。

【注意事项】 ①孕妇及过敏体质者慎用；②药品性状发生改变时禁止使用；③儿童应遵医嘱，且必须在成人监护下使用。

【规格】 每丸重 0.04g。

【储藏】 密封。

【有效期】 1.5 年。

（三）女金丹丸[92]

Nüjindan Wan

【处方】

炙黄芪	28g	益母草	28g	川芎	21g
香附（醋炙）	42g	三七（熟）	21g	白术	28g
杜仲（盐炙）	21g	陈皮	14g	砂仁	14g
小茴香（盐炙）	7g	熟地黄	28g	地榆	28g
牛膝	7g	荆芥（炒）	21g	木香	7g
白芍（酒炙）	28g	山药	28g	党参	28g
续断（酒炙）	21g	阿胶（烫珠）	28g	当归	42g
茯苓	21g	桑寄生	21g	麦冬	14g
海螵蛸	28g	益智仁（盐炙）	14g	朱砂	4g
肉苁蓉	21g	延胡索（醋炙）	7g	白薇	7g
艾叶（醋炙）	42g	丁香	4g	黄芩	28g
酸枣仁（清炒）	28g	炙甘草	7g	肉桂	14g
椿皮	14g	蜂蜜（炼）	267g	药用炭	28g

【制法】 以上三十七味药材，粉碎成细粉，过筛，混匀，加炼蜜和适量的水，泛丸，用药用炭包衣，低温干燥，打光，即得。

【性状】 本品为黑色的水蜜丸；味甜、微苦、略麻辣。

【功能与主治】 补肾养血、调经止带，用于肾亏血虚引起的月经不调，带下量多，腰腿酸软，小腹疼痛。

【用法与用量】 口服，一次 5g，一日 2 次。

【禁忌】 肝肾功能不全、造血系统疾病、孕妇及哺乳期妇女禁用；感冒忌用。

【注意事项】 ①本品含朱砂，不宜长期服用；本品为处方药，必须在医生指导下使用；②服用本品超过 1 周者，应检查血、尿中汞离子浓度，检查肝、肾功能，超过规定限度者立即停用。

【规格】 每 10 丸重 0.5g。

【储藏】 密封。

【有效期】 1.5 年。

（四）妇科金丹[93]

Fuke Jindan

【处方】

延胡索（醋制）	40g	黄芪	40g	赤石脂（煅）	40g
人参	40g	阿胶	40g	白薇	40g
白芍	40g	甘草	40g	茯苓	40g
没药（制）	40g	当归	40g	鹿角	40g
白芷	40g	松香（制）	20g	杜仲（盐制）	20g

益母草浸膏	20g	鸡冠花	20g	补骨脂（盐制）	10g
乳香（制）	10g	锁阳	10g	菟丝子	10g
小茴香（盐制）	5g	血余炭	5g	艾叶（炭）	5g
益母草	150g	续断	10g	牡丹皮	40g
山药	40g	川芎	40g	红花	10g
黄柏	40g	白术（麸炒）	40g	藁本	40g
黄芩	40g	砂仁	40g	熟地黄	40g
木香	10g	陈皮	60g	青蒿	10g
肉桂	10g	紫苏叶	10g		

【制法】　以上四十一味，将延胡索、黄芪、赤石脂、人参、阿胶、白薇、白芍、甘草、茯苓、没药、当归、鹿角、黄柏、松香、杜仲、益母草清膏、鸡冠花、补骨脂、乳香、锁阳、菟丝子、小茴香、血余炭、艾叶置罐中，加入黄酒 1000g，加盖密闭，放高压罐内加热或隔水加热炖至黄酒基本蒸尽。其余益母草等十七味粉碎成粗粉，与上述蒸制的延胡索等拌匀，干燥，粉碎成细粉，过筛，混匀。每 100g 粉末加炼蜜 110～130g，制成大蜜丸，即得。

【性状】　本品为黑色的大蜜丸，气香，味甜、微苦。

【功能与主治】　调经活血。用于腰酸背痛，肚腹疼痛，饮食不化，呕逆恶心，自汗盗汗。

【用法与用量】　口服，一次 1 丸，一日 2 次。

【规格】　每丸重 9g。

【储藏】　密封，防潮。

（五）仁丹[94]

Rendan

【处方】	陈皮	50g	檀香	100g	砂仁	100g
	豆蔻（去果皮）	100g	甘草	80g	木香	30g
	丁香	50g	广藿香叶	100g	儿茶	150g
	肉桂	300g	薄荷脑	80g	冰片	20g
	朱砂	100g				

【制法】　以上十三味，除薄荷脑、冰片外，朱砂水飞或粉碎成极细粉，其余陈皮等十味共粉碎成细粉；薄荷脑、冰片研细，与上述粉末配研，过筛，混匀，用水泛丸，朱砂粉末包衣，干燥，即得。

【性状】　本品为朱红色的水丸，除去外衣，显黄褐色；味甘、凉。

【功能与主治】　清暑开窍，辟秽排浊。用于中暑呕吐，烦躁恶心，胸中满闷，头目眩晕，晕车晕船，水土不服。

【用法与用量】　含化或用温开水送服，一次 10～20 粒。

【规格】　每 10 粒重 0.3g。

【储藏】　密闭，防潮。

（六）调胃丹[95]

Tiaowei Dan

【处方】	木香	75g	砂仁	75g	甘草	75g
	槟榔	75g	枳实（炒）	75g	厚朴（姜制）	75g
	香附（醋制）	75g	豆蔻	75g	五灵脂（醋制）	50g
	高良姜	25g	丁香	25g	肉桂	25g

【制法】　以上十二味，粉碎成细粉，过筛，混匀，用水泛丸，干燥，每 500g 干丸，用朱砂粉末 16g，桃胶 3g 化水包衣，打光，干燥，即得。

【性状】 本品为朱红色光亮的水丸，除去外衣，显褐黄色；气芳香，味辛苦。

【功能与主治】 健胃宽中，舒肝顺气。用于胃酸胃寒，胸口胀满，倒饱嘈杂，胃口疼痛。

【用法与用量】 口服，一次 3g，一日 2 次。

【注意】 孕妇忌服。

【规格】 每 20 粒重 3g。

【储藏】 密闭，防潮。

（七）胃病丹[96]

Weibing Dan

【处方】

槟榔	30g	黄芩	30g	枳壳（麸炒）	120g
陈皮	30g	砂仁	15g	檀香	15g
木香	15g	豆蔻	15g	麦芽（炒）	60g
桔梗	30g	谷芽（炒）	60g	厚朴（姜炙）	30g
黄连	15g	瓜蒌	60g	鸡内金（醋炙）	30g
莱菔子（炒）	15g	枳实（炒）	30g	吴茱萸（甘草水炙）	5g
茯苓	30g	郁金	30g	赭石（煅醋淬）	30g
甘草	30g	泽泻	30g	六神曲（麸炒）	30g
山楂（炒）	30g	白扁豆	30g	苏合香	6g
白术（麸炒）	60g	香附（醋炙）	30g	法半夏	30g
高良姜	15g	刀豆	30g	薤白	30g
北沙参	60g	连翘	30g	九节菖蒲	15g
细辛	15g	薄荷	15g		

【制法】 以上三十八味，粉碎成细粉，过筛，混匀，用水泛丸，干燥。每 1000g 丸药加滑石粉 250g，包衣，打光，干燥，即得。

【性状】 本品为白色的水丸，除去外衣显浅黄色；气微香，味苦。

【功能与主治】 健脾化滞，理气止呕。用于脾胃虚弱，消化不良引起的胃脘疼痛，气逆胸满，倒饱嘈杂，嗳气吞酸，呕吐恶心，宿食停水，食欲不振，大便不调。

【用法与用量】口服，一次 6g，一日 2 次。

【规格】 每 100 粒重 6g。

【储藏】 密封。

（八）混元丹[97]

Hunyuan Dan

【处方】

紫河车	60g	人参	30g	黄芪	30g
山药	60g	甘松	120g	益智仁（盐炒）	180g
远志（甘草炙）	75g	桔梗	30g	茯苓	150g
天竺黄	30g	木香	30g	砂仁	90g
香附（醋炙）	300g	梅花	90g	莪术（醋炙）	90g
牡丹皮	600g	天花粉	300g	甘草	300g
滑石	1800g				

【制法】 以上十九味，粉碎成细粉，过筛，混匀。每 100g 粉末加炼蜜 70～80g 制成大蜜丸，即得。

【性状】 本品为灰黄色的大蜜丸；气香，味甜、微苦。

【功能与主治】 健脾，益肾。用于小儿先天不足，后天失调，脾胃虚弱引起的体质软弱，发育不良，面黄肌瘦，饮食少进，遗尿便溏。

【用法与用量】 口服，一次 1 丸，一日 2 次，周岁以内小儿酌减。

【规格】 每丸重3g。

【储藏】 密封。

十三、搽 剂

搽剂系指原料药物用乙醇、油或适宜的溶剂制成的液体制剂，供无破损皮肤揉擦用。中药搽剂就是将药材提取物、药材细粉或挥发性药物，用乙醇、油或适宜的溶剂制成的澄清或混悬的外用液体制剂。搽剂常用的溶剂有水、乙醇、液状石蜡、甘油或植物油等，并分为溶液型、混悬型，乳化型等类型。搽剂经透皮吸收，有镇痛、保护、引赤和对抗刺激的作用。不同用途的搽剂分散媒不同，保护和滋润皮肤的搽剂多用油为分散媒，止痛和抗炎的搽剂多用二甲亚砜稀释液为分散媒，可增加穿透作用。

（一）六神祛暑水[98]

Liushen Qushu Shui

【处方】	樟脑	12g	砂仁	10g	茴香	30g
	薄荷脑	6g	陈皮	10g	姜	30g
	桂皮	10g	甘草	7.5g	大黄	10g
	辣椒	2.5g	广藿香	40g		

【制法】 以上十一味，除樟脑、薄荷脑外，其余砂仁等九味粉碎成粗粉，照流浸膏剂与浸膏剂项下的渗漉法（2010 版中国药典一部附录ⅠO），用 70%乙醇作溶剂，浸渍 24h 后进行渗漉，收集渗漉液约 900ml，再将药渣中的药液压出，合并，备用；将樟脑、薄荷脑用适量乙醇溶解，与渗漉液合并，静置，滤过，加 70%乙醇使成 1000ml，静置，滤过，即得。

【性状】 本品为棕褐色的液体；气芳香、清凉，有樟脑臭，味辛辣。

【功能与主治】 用于因中暑而引起的头晕、恶心、腹痛等。

【用法与用量】 口服，一次 5ml。

【注意】 1 岁以下婴儿禁服。

【储藏】 密闭，置阴凉处。

（二）砂仁驱风油[99]

Sharen Qufeng You

| 【处方】 | 砂仁叶油 | 200ml | 冬绿油 | 160ml | 薄荷脑 | 180g |
| | 桉叶油 | 100ml | 薄荷油 | 100ml | 樟脑 | 50g |

【制法】 以上六味，取薄荷脑、樟脑加液状石蜡适量，溶解后，再加入砂仁叶油等四味及氯仿 30g，加液状石蜡至 1000ml，搅拌，静置 24h，滤过，分装，即得。

【性状】 本品为淡黄色透明液体；有特殊香气，味辛、凉。

【功能与主治】 祛风，行气，降逆，消炎，镇痛。用于食滞不化，腹胀，胃痛，呕吐，伤风鼻塞，头晕头痛，中暑晕厥，风湿骨痛，神经痛，蚊虫咬伤等。

【用法与用量】 口服，一次 3～6 滴，一日 1～3 次，小儿酌减；外用，涂抹患处。

【规格】 每瓶装①3ml；②5ml；③10ml。

【储藏】 密封，避热。

十四、口服液（合剂）

合剂系指饮片用水或其他溶剂，采用适宜的方法提取制成的口服液体制剂。（单剂量灌装者也可称口服液）。中药合剂为中药复方的水煎浓缩液，或中药提取物以水为溶媒配制而成的内服液体制剂。合剂是在汤剂基础上发展和改进的，并保持了汤剂用药特点，服用量较汤剂小，可以成批生产，省去临时配方和煎煮的麻烦。以下列出部分方中含砂仁药材的合剂。

（一）孕康合剂（孕康口服液）[100]

Yunkang Heji

【处方】

桑寄生	狗脊（去毛）	续断	黄芪
当归	菟丝子	补骨脂	山药
茯苓	党参	杜仲（炒）	炒白术
阿胶	地黄	乌梅	枸杞子
山茱萸	白芍	砂仁	黄芩
苎麻根	益智	艾叶	

【制法】　以上二十三味，除阿胶外，其余山药等二十二味用温水浸泡 4h，滤过，滤液备用，药渣加水煎煮 3 次，第一次 2h，第二次 1h，第三次 0.5h，滤过，合并上述滤液，加入阿胶溶化后，浓缩成每 1ml 含生药 1g 的清膏；清膏加乙醇使含醇量达 70%，静置，滤过，滤液回收乙醇，加入蜂蜜 83g、蔗糖 88g、苯甲酸钠 3.0g 及水适量，混匀，加氢氧化钠试液调 pH 至 5～6，加水至 1000ml，滤过，灌封，灭菌，即得。

【性状】　本品为棕褐色的液体；气微，味甜。

【功能与主治】　健脾固肾，养血安胎。用于肾虚型和气血虚弱型先兆流产和习惯性流产。

【用法与用量】　口服。早、中、晚空腹口服，一次 20ml，一日 3 次。

【注意】　①服药期间，忌食辛辣刺激性食物，避免剧烈运动及重体力劳动。②凡难免流产、异位妊娠、葡萄胎等非本品适用范围。

【规格】　①每瓶装 10ml；②每瓶装 20ml；③每瓶 100ml。

【储藏】　遮光，密封，置阴凉处。

（二）甜梦口服液（甜梦合剂）[101]

Tianmeng Koufuye

【处方】

刺五加	53g	蚕蛾	13g	党参	40g
枸杞子	40g	山楂	160g	炙淫羊藿	27g
茯苓	27g	法半夏	27g	山药	27g
黄精	67g	桑椹	33g	黄芪	40g
泽泻	40g	熟地黄	27g	陈皮	27g
制马钱子	1.3g	砂仁	5g		

【制法】　以上十七味，加水煎煮 2 次，第一次 1.5h，第二次 1h，合并煎液，滤过，滤液浓缩至相对密度为 1.18～1.20（70℃）的清膏，加乙醇使含醇量达 65%，静置，取上清液回收乙醇，浓缩至相对密度为 1.16～1.20（65℃）的清膏，加水适量，冷藏，滤过，加山梨酸钾 2g，加水至 1000ml，灭菌，灌封，即得。

【性状】　本品为棕红色的液体；味酸甜、微苦。

【功能与主治】　益气补肾，健脾和胃，养心安神。用于头晕耳鸣，视减听衰，失眠健忘，食欲不振，腰膝酸软，心慌气短，中风后遗症；对脑功能减退，冠状血管疾患，脑血管栓塞及脱发也有一定作用。

【用法与用量】　口服。一次 10～20ml，一日 2 次。

【规格】　每支装①10ml；②20ml；③100ml。

【储藏】 密封。

（三）乐孕宁口服液[102]

Leyunning Koufuye

【处方】
黄芪	112.5g	党参	112.5g	白术	75g
续断	75g	杜仲	112.5g	白芍	45g
补骨脂	75g	当归	7.5g	山药	150g
大枣	75g	砂仁	37.5g	蔗糖	200g
苯甲酸钠	0.3g				

【制法】 以上十一味药材，粉碎成粗粉，加水煎煮 3 次，第一次 2.5h，第二、三次各 2h，合并煎液，滤过，滤液浓缩至相对密度为 1.05（60℃）的清膏，放冷，加乙醇使含醇量达 75%，搅匀，静置 24h，滤过，滤液浓缩至相对密度为 1.05～1.15（20℃）的清膏，加苯甲酸钠、蔗糖，加水至规定量，搅匀，静置，滤过，灌封，灭菌，即得。

【性状】 本品为棕褐色的液体；气微，味甜。

【功能主治】 健脾养血，补肾安胎，用于脾肾两虚所致的先兆流产、习惯性流产。

【用法用量】 口服，一次 10ml，一日 3 次。

【禁忌】 难产、异位妊娠者禁用。服药期间防止剧烈运动。

【规格】 每支装 10ml。

【储藏】 密封，置阴凉处。

【有效期】 1.5 年。

（四）健脑补肾口服液[103]

Jiannao Bushen Koufuye

【处方】
人参	110g	鹿茸	26g	狗肾	52g
肉桂	111g	金牛草	44g	牛蒡子（炒）	66g
金樱子	45g	杜仲（炭）	133g	川牛膝	133g
金银花	96g	连翘	88g	蝉蜕	88g
山药	176g	当归	132g	酸枣仁（炒）	155g
砂仁	154g	豆蔻	128g	龙骨（煅）	129g
牡蛎	155g	茯苓	309g	白术（麸炒）	155g
桂枝	129g	甘草	103g	白芍	129g
远志（甘草水制）	154g				

【制法】 以上二十五味，人参、鹿茸、狗肾、肉桂、砂仁，用40%乙醇回流提取 2 次，第一次 3h，第二次 2h，合并提取液，滤过；其余金牛草等二十味加水煎煮 2 次，第一次 2h，第二次 1.5h，合并煎液，滤过，滤液浓缩至相对密度为 1.20，与人参等提取液合并，加乙醇使含醇量为 70%，静置，取上清液，加收乙醇，加水至 7000ml，搅匀，静置。取上清液滤过，另取蔗糖适量，制成糖浆，与上述药液合并，加入防腐剂适量，调整总量至 10 000ml，搅匀，静置，滤过，灌装，即得。

【性状】 本品为棕红色至棕褐色的液体；味甜、微苦。

【功能主治】 健脑补肾，益气健脾，安神定志。用于健忘失眠，头晕目眩，耳鸣心悸，腰膝酸软，肾亏遗精，神经衰弱和性功能障碍等病症。

【用法用量】 口服，一次 10ml，一日 2～3 次。

【规格】 每支装 10ml。

【储藏】 密封，置阴凉处。

（五）二仙口服液[104]

Erxian Koufuye

【处方】

五味子（醋制）	12.5g	枸杞子	24g	鹿角胶	6g
黄芪（蜜炙）	33.3g	龟板胶	2g	牛鞭	12.5g
熟地黄（砂仁拌）	37.3g	何首乌	12.5g	人参	2.7g
沙苑子（盐炒）	12.5g	牛膝	8g	核桃仁	12.5g
黑芝麻（炒）	33.3g	丹参	8g	远志（制）	4g
山药（炒）	33.3g				

【制法】 以上十六味，人参加水煎煮3次，第一次3h，第二、三次各2h，合并煎液，滤过，滤液备用；龟板胶、鹿角胶加水烊化，滤过，滤液备用；牛鞭加水煎煮2次，第一次煮至触之即烂，第二次2h，合并煎液，滤过，滤液备用；其余枸杞子等十二味加水煎煮2次，每次3h，合并煎液，滤过，滤液与上述3种药液合并，浓缩至适量，滤过，滤液加炼蜜及蔗糖适量，混匀，加水至1000ml，即得。

【性状】 本品为红棕色的澄清液体；气香，味甜、微苦。

【功能主治】 滋阴助阳，补肾养血。用于气血两虚，周身酸软，神经衰弱等症。

【用法用量】 口服，一次30ml，一日2次。

【规格】 每支装10ml。

【储藏】 密封，置阴凉处。

（六）香砂养胃口服液[105]

Xiangsha Yangwei Koufuye

【处方】

香附（醋制）	100g	砂仁	100g	木香	50g
白豆蔻（去壳）	50g	陈皮	50g	半夏（制）	100g
白术（麸炒）	100g	枳实（麸炒）	100g	甘草	50g
厚朴（姜制）	100g	茯苓	100g	广藿香	100g
生姜（捣碎）	10g	大枣	40g		

【制法】 以上十四味，取香附、厚朴、白术、枳实、陈皮，照流浸膏剂与浸膏剂项下的渗漉法（2010版中国药典一部附录ⅠO），用60%乙醇作溶剂，浸渍24h，缓缓渗漉，收集渗漉液约为生药量的10倍，漉液备用。另取广藿香、砂仁、白豆蔻、木香、生姜提取挥发油，药渣与茯苓、半夏、大枣、甘草加水煎煮2次，每次2h，滤过，滤液冷却后加入上述漉液中，静置24h，滤过，滤液回收乙醇，浓缩至适量，冷却后再加入蔗糖粉200g、防腐剂及上述挥发油，制成约1000ml，即得。

【性状】 本品为棕褐色澄清液体；气香，味苦、微辛。

【功能与主治】 温中行气，健脾和胃。用于脾胃虚弱，消化不良，胃脘胀痛，呕吐酸水，不思饮食。

【用法与用量】 口服一次10ml，一日2次。

【规格】 每支装10ml。

【储藏】 密封，置阴凉处保存。

参 考 文 献

[1] 国家药典委员会.中华人民共和国药典（一部）.2015年版.北京：中国医药科技出版社，2015.447.

[2] 国家药典委员会.中华人民共和国药典（一部）.2015年版.北京：中国医药科技出版社，2015.455.

[3] 国家药典委员会.中华人民共和国药典（一部）.2015年版.北京：中国医药科技出版社，2015.827.

[4] 国家药典委员会.中华人民共和国药典（一部）.2015年版.北京：中国医药科技出版社，2015.844.

[5] 国家药典委员会.中华人民共和国药典（一部）.2015年版.北京：中国医药科技出版社，2015.461.

[6] 中华人民共和国卫生部药典委员会.卫生部药品标准中药成方制剂. 第七册. 北京：化学工业出版社，1993.116.

[7] 国家药典委员会.中华人民共和国药典（一部）.2015年版.北京：中国医药科技出版社，2015.530.

[8] 中华人民共和国卫生部药典委员会.卫生部药品标准中药成方制剂（第六册）.北京：化学工业出版社，1992.141.

[9] 国家药典委员会.中华人民共和国药典（一部）.2015年版.北京：中国医药科技出版社，2015.581.

[10] 国家药典委员会.中华人民共和国药典（一部）.2015年版.北京：中国医药科技出版社，2015.609.

[11] 国家药典委员会.中华人民共和国药典（一部）.2015年版.北京：中国医药科技出版社，2015.610.

[12] 国家药典委员会.中华人民共和国药典（一部）.2015年版.北京：中国医药科技出版社，2015.990.

[13] 国家药典委员会.中华人民共和国药典（一部）.2015年版.北京：中国医药科技出版社，2015.1133.

[14] 国家药典委员会.中华人民共和国药典（一部）.2015年版.北京：中国医药科技出版社，2015.1138.

[15] 国家药典委员会.中华人民共和国药典（一部）.2015年版.北京：中国医药科技出版社，2015.1201.

[16] 国家药典委员会.中华人民共和国药典（一部）.2015年版.北京：中国医药科技出版社，2015.1202.

[17] 国家药典委员会.中华人民共和国药典（一部）.2015年版.北京：中国医药科技出版社，2015.1203.

[18] 国家药典委员会.中华人民共和国药典（一部）.2015年版.北京：中国医药科技出版社，2015.1204.

[19] 国家药典委员会.中华人民共和国药典（一部）.2015年版.北京：中国医药科技出版社，2015.1205.

[20] 国家药典委员会.中华人民共和国药典（一部）.2015年版.北京：中国医药科技出版社，2015.1258.

[21] 国家药品监督管理局.国家中成药标准汇编内科肺系（一）分册.北京：人民卫生出版社，2002.466.

[22] 中华人民共和国卫生部药典委员会.卫生部药品标准中药成方制剂第十八册. 北京：化学工业出版社，1998.2.

[23] 国家药典委员会.中华人民共和国药典（一部）.2015年版.北京：中国医药科技出版社，2015.876.

[24] 国家药品监督管理局.国家中成药标准汇编口腔肿瘤儿科分册.北京：人民卫生出版社，2002.101.

[25] 国家药品监督管理局.国家中成药标准汇编内科脾胃分册.北京：人民卫生出版社，2002.535.

[26] 中华人民共和国卫生部药典委员会.卫生部药品标准中药成方制剂（第五册）.北京：化学工业出版社，1991.105.

[27] 中华人民共和国卫生部药典委员会.卫生部药品标准中药成方制剂（第七册）.北京：化学工业出版社，1993.80.

[28] 中华人民共和国卫生部药典委员会.卫生部药品标准中药成方制剂（第十册）.北京：化学工业出版社，1995.183.

[29] 中华人民共和国卫生部药典委员会.卫生部药品标准中药成方制剂（第十四册）.北京：化学工业出版社，1997.65.

[30] 中华人民共和国卫生部药典委员会.卫生部药品标准中药成方制剂（第十四册）.北京：化学工业出版社，1997.106.

[31] 中华人民共和国卫生部药典委员会.卫生部药品标准中药成方制剂（第十四册）.北京：化学工业出版社，1997.143.

[32] 中华人民共和国卫生部药典委员会.卫生部药品标准中药成方制剂（第十五册）.北京：化学工业出版社，1998.98.

[33] 中华人民共和国卫生部药典委员会.卫生部药品标准中药成方制剂（第十九册）.北京：化学工业出版社，1998.13.

[34] 中华人民共和国卫生部药典委员会.卫生部药品标准中药成方制剂（第二十二册）.北京：化学工业出版社，1998.158.

[35] 国家药典委员会.中华人民共和国药典（一部）.2015年版.北京：中国医药科技出版社，2015.522.

[36] 国家药典委员会.中华人民共和国药典（一部）.2015年版.北京：中国医药科技出版社，2015.597.

[37] 国家药品监督管理局.国家中成药标准汇编内科脾胃分册.北京：人民卫生出版社，2002.76.

[38] 国家药品监督管理局.国家中成药标准汇编内科脾胃分册.北京：人民卫生出版社，2002.526.

[39] 国家药品监督管理局.国家中成药标准汇编内科脾胃分册.北京：人民卫生出版社，2002.576.

[40] 中华人民共和国卫生部药典委员会.卫生部药品标准中药成方制剂（第八册）.北京：化学工业出版社，1991.113.

[41] 中华人民共和国卫生部药典委员会.卫生部药品标准中药成方制剂（第十二册）.北京：化学工业出版社，1997.95.

[42] 中华人民共和国卫生部药典委员会.卫生部药品标准中药成方制剂（第十二册）.北京：化学工业出版社，1997.107.

[43] 中华人民共和国卫生部药典委员会.卫生部药品标准中药成方制剂（第二十册）.北京：化学工业出版社，1998.253.

[44] 国家药典委员会.新药转正标准（第七十九册）.北京：化学工业出版社，2008.172.

[45] 国家药典委员会.新药转正标准（第七十四册）.北京：化学工业出版社，2008.172.

[46] 国家药典委员会.新药转正标准（第六十四册）.北京：化学工业出版社，2008.16.

[47] 中华人民共和国卫生部药典委员会.卫生部药品标准中药成方制剂（第一册）.北京：化学工业出版社，1989.34.

[48] 中华人民共和国卫生部药典委员会.卫生部药品标准中药成方制剂（第六册）.北京：化学工业出版社，1992.161.

[49] 中华人民共和国卫生部药典委员会.卫生部药品标准中药成方制剂（第十四册）.北京：化学工业出版社，1997.166.

[50] 中华人民共和国卫生部药典委员会.卫生部药品标准中药成方制剂（第十七册）.北京：化学工业出版社，1998.204.

[51] 中华人民共和国卫生部药典委员会.卫生部药品标准中药成方制剂（第二册）.北京：化学工业出版社，1990.193.

[52] 中华人民共和国卫生部药典委员会.卫生部药品标准中药成方制剂（第十七册）.北京：化学工业出版社，1998.103.

[53] 中华人民共和国卫生部药典委员会.卫生部药品标准中药成方制剂（第十七册）.北京：化学工业出版社，1998.121.

[54] 中华人民共和国卫生部药典委员会.卫生部药品标准中药成方制剂（第十九册）.北京：化学工业出版社，1998.105.

[55] 中华人民共和国卫生部药典委员会.卫生部药品标准中药成方制剂（第六册）.北京：化学工业出版社，1992.33.

[56] 中华人民共和国卫生部药典委员会.卫生部药品标准中药成方制剂（第六册）.北京：化学工业出版社，1992.16.

[57] 中华人民共和国卫生部药典委员会.卫生部药品标准中药成方制剂（第十一册）.北京：化学工业出版社，1996.136.

[58] 国家药典委员会.中华人民共和国药典（一部）.2015 年版.北京：中国医药科技出版社，2015.1134.

[59] 国家药品监督管理局.国家中成药标准汇编口腔肿瘤儿科分册.北京：人民卫生出版社，2002.185.

[60] 国家药品监督管理局.国家中成药标准汇编内科脾胃分册.北京：人民卫生出版社，2002.236.

[61] 国家药品监督管理局.国家中成药标准汇编内科脾胃分册.北京：人民卫生出版社，2002.491.

[62] 国家药品监督管理局.国家中成药标准汇编内科脾胃分册.北京：人民卫生出版社，2002.580.

[63] 国家药品监督管理局.国家中成药标准汇编内科脾胃分册.北京：人民卫生出版社，2002.687.

[64] 中华人民共和国卫生部药典委员会.卫生部药品标准中药成方制剂（第二册）.北京：化学工业出版社，1990.19.

[65] 中华人民共和国卫生部药典委员会.卫生部药品标准中药成方制剂（第十七册）.北京：化学工业出版社，1998.173.

[66] 中华人民共和国卫生部药典委员会.卫生部药品标准中药成方制剂（第三册）.北京：化学工业出版社，1991.205.

[67] 中华人民共和国卫生部药典委员会.卫生部药品标准中药成方制剂（第六册）.北京：化学工业出版社，1992.57.

[68] 中华人民共和国卫生部药典委员会.卫生部药品标准中药成方制剂（第七册）.北京：化学工业出版社，1993.200.

[69] 中华人民共和国卫生部药典委员会.卫生部药品标准中药成方制剂（第十册）.北京：化学工业出版社，1995.74.

[70] 中华人民共和国卫生部药典委员会.卫生部药品标准中药成方制剂（第十五册）.北京：化学工业出版社，1998.155.

[71] 中华人民共和国卫生部药典委员会.卫生部药品标准蒙药分册. 北京：化学工业出版社，1998.118.

[72] 国家药典委员会.中华人民共和国药典（一部）.2015 年版.北京：中国医药科技出版社，2015.818.

[73] 国家药典委员会.中华人民共和国药典（一部）.2015 年版.北京：中国医药科技出版社，2015.1207.

[74] 国家药品监督管理局.国家中成药标准汇编口腔肿瘤儿科分册.北京：人民卫生出版社，2002.177.

[75] 国家药品监督管理局.国家中成药标准汇编内科脾胃分册.北京：人民卫生出版社，2002.410.

[76] 中华人民共和国卫生部药典委员会.卫生部药品标准中药成方制剂（第十二册）.北京：化学工业出版社，1997.113.

[77] 中华人民共和国卫生部药典委员会.卫生部药品标准中药成方制剂（第十五册）.北京：化学工业出版社，1998.115.

[78] 中华人民共和国卫生部药典委员会.卫生部药品标准中药成方制剂（第十八册）.北京：化学工业出版社，1998.337.

[79] 中华人民共和国卫生部药典委员会.卫生部药品标准中药成方制剂（第十九册）.北京：化学工业出版社，1998.146.

[80] 国家药典委员会.新药转正标准（第七十六册）.北京：化学工业出版社，2008.112.

[81] 国家药典委员会.新药转正标准（第五十二册）.北京：化学工业出版社，2008.86.

[82] 国家药典委员会.新药转正标准（第八十八册）.北京：化学工业出版社，2008.101.

[83] 国家药典委员会.新药转正标准（第八十五册）.北京：化学工业出版社，2008.16.

[84] 国家药典委员会.新药转正标准（第七十二册）.北京：化学工业出版社，2008.83.

[85] 国家药典委员会.新药转正标准（第八十三册）.北京：化学工业出版社，2008.44.

[86] 中华人民共和国卫生部药典委员会.卫生部药品标准中药成方制剂（第十五册）.北京：化学工业出版社，1998.157.

[87] 中华人民共和国卫生部药典委员会.卫生部药品标准中药成方制剂（第十册）.北京：化学工业出版社，1995.40.

[88] 中华人民共和国卫生部药典委员会.卫生部药品标准中药成方制剂（第九册）.北京：化学工业出版社，1994.13.

[89] 中华人民共和国卫生部药典委员会.卫生部药品标准中药成方制剂（第九册）.北京：化学工业出版社，1994.14.

[90] 中华人民共和国卫生部药典委员会.卫生部药品标准中药成方制剂（第九册）.北京：化学工业出版社，1994.188.

[91] 国家药品监督管理局.国家中成药标准汇编脑系经络肢体分册.北京：人民卫生出版社，2002.154.

[92] 国家药品监督管理局.国家中成药标准汇编外科妇科分册.北京：人民卫生出版社，2002.545.

[93] 中华人民共和国卫生部药典委员会.卫生部药品标准中药成方制剂（第一册）.北京：化学工业出版社，1989.82.

[94] 中华人民共和国卫生部药典委员会.卫生部药品标准中药成方制剂（第五册）.北京：化学工业出版社，1991.38.

[95] 中华人民共和国卫生部药典委员会.卫生部药品标准中药成方制剂（第二册）.北京：化学工业出版社，1990.225.

[96] 中华人民共和国卫生部药典委员会.卫生部药品标准中药成方制剂（第六册）.北京：化学工业出版社，1992.111.

[97] 中华人民共和国卫生部药典委员会.卫生部药品标准中药成方制剂（第六册）.北京：化学工业出版社，1992.175.

[98] 中华人民共和国卫生部药典委员会.卫生部药品标准中药成方制剂（第十三册）.北京：化学工业出版社，1997.45.

[99] 中华人民共和国卫生部药典委员会.卫生部药品标准中药成方制剂（第九册）.北京：化学工业出版社，1994.120.

[100] 国家药典委员会.中华人民共和国药典（一部）.2015 年版.北京：中国医药科技出版社，2015.817.

[101] 国家药典委员会.中华人民共和国药典（一部）.2015 年版.北京：中国医药科技出版社，2015.1506.

[102] 国家药品监督管理局.国家中成药标准汇编外科妇科分册.北京：人民卫生出版社，2002.410.

[103] 中华人民共和国卫生部药典委员会.卫生部药品标准中药成方制剂（第十一册）.北京：化学工业出版社，1996.153.

[104] 中华人民共和国卫生部药典委员会.卫生部药品标准中药成方制剂（第十三册）.北京：化学工业出版社，1997.3.

[105] 中华人民共和国卫生部药典委员会.卫生部药品标准中药成方制剂（第二十册）.北京：化学工业出版社，1998.252.

第八章 砂仁产品开发及药膳

砂仁药用历史的记载达1300多年，至今砂仁仍广泛应用于临床。砂仁的化湿开胃，温脾止泻，理气止痛的功效最早记载见于唐·甄权的《药性论》，且此功效的记载贯穿于历代文献中。安胎作用的记载始于宋代，安胎之起效与砂仁之行气功能关系密切，现今行气安胎仍是砂仁的主要临床功效。理气祛疾、醒酒祛痰作用在唐朝《本草拾遗》就有记载，古代文献中有记载砂仁可醒酒，应是缘于砂仁的理气功效。现代研究发现，砂仁化学成分较为复杂，有多种生物学活性。砂仁对消化系统的作用主要为提高胃肠道的兴奋性，增强胃肠的运动功能；还对由于盐酸导致的急性胃黏膜损伤、胃黏膜细胞障碍等均有较好的抑制作用。砂仁醇提物还有较好的利胆作用，其可以有效地提高胆汁分泌量，进而降低腹部胀痛，起到开胃消食的效果；砂仁的促胃液素可以抑制肝胰壶腹括约肌运动。砂仁可以提高炎症部位的平滑肌收缩，进而缓解腹部疼痛和腹泻。砂仁中的乙酸龙脑酯能够作用到小肠，提高小肠收缩，当加大剂量后，砂仁还可以抑制肠管作用，降低肠道张力，使肠道的振幅降低，缓解肠管紧张性和强制性收缩。砂仁还能够有效地纠正脾胃气虚的患者T细胞和B细胞的比例失常，恢复其免疫系统功能。研究还发现，绿壳砂提取物还能够对细胞因子诱导性B细胞有较好的保护作用，对糖尿病的治疗具有较好的效果。其中绿壳砂提取物能够阻断白细胞介素和干扰素的细胞毒性，抑制iNOS基因的表达，降低空腹血糖。砂仁内的二萜过氧化物还具有较好的杀灭恶性疟原虫的效果。砂仁醇提物还有抗氧化性能。砂仁还能够对由于环磷酰胺引起的骨髓抑制起到缓解效果。砂仁内的樟脑具有较好的解除痉挛效果[1, 2]。

砂仁被列入了国家卫生与计划生育委员会规定的药食同源种类目录。药食同源植物是指具有一定医疗保健作用，同时又具有一定营养价值的可食性植物，亦称药食两用植物。药食同源的历史源远流长，早在周代《周礼·天官》中记载了疾医主张"五味五谷五药养其病"。《黄帝内经》记载："大毒治病，十去其六；常毒治病，十去其七；小毒治病，十去其八；无毒治病，十去其九；谷肉果，食养尽之，无使过之，伤其正也。"这些都是最早的药食同源的思想。随后，"食治""养""寓医于食"等概念相继被人们提出，强调了药食同源植物在保健预防和辅助治疗疾病等方面的作用。南方湿热，砂仁香气浓郁又化湿醒脾，理气止痛，南方人多喜欢在食品中使用。在广东地区，阳春砂可以被腌制成凉果直接食用。砂仁还可用作调味剂，其成熟果实，经加工粉碎后制成砂仁粉，既是药物，又是食品调味剂，具有去擅、除腥、增味、增香等作用，用于食品的调味及保鲜，有补肺醒脾、养胃益肾、理元气、通滞气、散寒饮胀痞、行气宽中、健胃消食，以及促进消化液分泌和增强胃肠蠕动的作用。在我国传统的食品中，常用砂仁干果或子仁捣碎煲瘦肉、炖鸡、蒸排骨、煮猪骨汤和蒸鱼肉，也作烧鸡、烤鸭、熏肉、腌制榨菜、话梅、糕点等的调料，既能消食，又能增添菜肴的美味。用砂仁加工的春砂蜜、春砂饼、春砂糖、春砂蜜饯、春砂醋等，独具风味，颇受欢迎。还有用砂仁水提液和仙人掌汁混合加入面团制成保健馒头，使仙人掌与砂仁的药性得到互补，这种绿色保健馒头食品吃后口中留有清凉感。砂仁还可以被制作成酒、饮料等。阳春市某酒厂还以砂仁作主要原料，生产出春砂酒、春花白酒，功能祛风活血，醒脾健胃，调中化湿。还有人采用砂仁浸提液研制新型砂仁风味发酵乳，进一步提升发酵乳的消化保健功能和营养价值。早在1984年，中山大学生物系南药科研小组就研制开发了春砂可乐保健饮料。药膳也是我国民间经常食用的美食。例如，用砂仁烹制的春砂肉、春砂鸡、砂仁肚条、砂仁粳米粥、砂仁内金橘皮粥、砂仁鲫鱼汤等都是有名的药膳。根据药智网的统计数据，以砂仁为主要原料的保健品就有春砂胶囊、恩威牌胃康咀嚼片、方中方牌宜中胶囊、鸿宇牌胃舒乐胶囊等70多种[2]。

此外，砂仁花、叶、茎杆都可开发利用。砂仁花也有一定的功效，在《中国医学大辞典》中记载砂仁花的功用为"利肺快隔，调中和胃，此物力量逊于仁，证缓者可用之"。《饮片新参》中记载的功用为"宽胸理气，化痰，治喘咳"。在民间，人们用春砂花可制作回锅春砂花肚、春砂花佩兰汤等药膳，清香可口，开胃醒脾。新鲜的砂仁茎叶可以用来提取挥发油，广东植物研究所用春砂叶提取砂仁叶油，所得挥发油成分与砂仁果仁油成分基本相似，可以部分代替砂仁使用。昆明中药厂也曾试生产砂仁叶油的冲剂或胶囊，作为速效型肠胃药物。砂仁叶油具有清凉的香味略带药苦味，有些专家认为适用于健胃饮料及烟用香精中，有科研小组应用其研制成保健饮料。砂仁果实及其叶的精油，主治脾胃气滞、食积不消、腹痛、恶心呕吐等疾病。砂仁鲜果收成后，经间伐，割去老植株，修枝所得茎叶可综合利用，叶可提取砂仁叶精油，茎可供造纸厂做原料（砂仁茎杆纤维含量略高于芦苇），对砂仁资源进行综合开发利用[1]。

第一节　砂仁保健食品与产品

砂仁广泛的药理作用和药食两用历史悠久，使得其在中药方剂、中成药制剂、功能性食品、普通食品、食疗等多方面都有应用。将砂仁用于普通食品、功能性食品和食疗中，会在人们吃到美味的食物的同时，对其身体有一定的调理保健作用。随着人们回归自然的健康意识的提高和消费趋势的改变，人们会越来越重视自身的预防保健。研制口感好，具保健作用的食品将越来越受到关注和喜爱，这将使人们的保健意识提升到每一刻、溶入人们的日常生活中。目前，已研制开发出砂仁保健馒头、春砂仁凝胶软糖、砂仁风味发酵乳、春砂可乐饮料、砂仁豆蔻酥、砂仁酒、蔻砂消食口服液等系列产品。

一、砂仁保健馒头[3]

1. 制备工艺　选取炮制过的砂仁，无虫蛀。将砂仁与水以 0.5∶1 的比例进行焖煮，煮时要把砂仁的药效成分充分溶解到水中，用 120 目的箩将其过滤，盛装到干净的瓶中进行低温储藏，即得砂仁汁；然后在 30℃ 的热水中将酵母融化，有酵母的特殊香味即可。接下来，将砂仁汁和仙人掌汁按一定的比例与面粉混合，在 28℃，湿度 65%~75% 的发酵箱中发酵 60min 后，将发酵面团取出，与剩余的面粉进行揉搓后，放到发酵箱中进行再次发酵，至面团孔隙均匀，有特殊的香味即可。把发酵好的面团取出，经揉搓使面团光滑，搓成条下挤揉成圆馒头形。冬天醒发 5~6min，夏天醒发 4~5min，用手拍发出仆仆的声音即可，蒸汽车中加足水，待上足气时把醒好的馒头放入蒸车中，蒸制 17~20min。用天平称量，每个品种重 25g。

2. 产品特色　砂仁富含多种营养成分，其性辛温，对体内虚寒者有良好的效果。再添加有"绿色金子"之称仙人掌，使得砂仁与仙人掌混合的使用达到药性上的互补。砂仁的气味比较浓重，颜色发暗，使用过多易造成馒头色泽发暗，影响其感官和口感。产品以中国传统医学理论为指导，在传统的食品的基础上加入仙人掌汁和砂仁汁后，用柠檬酸进行校正口味能够改善仙人掌的不良气味。制出的馒头表面光滑，对称，色泽好；用手指按复原性好，有嚼劲；结构纵剖面气孔小而均匀；麦清香，无异味。

二、春砂仁凝胶软糖[4]

1. 制备工艺　春砂仁 ——→ 粉碎后过 40 目筛 ——→ 加入乙醚浸泡 10min ——→ 在 CEM 微波系统中加热萃取 ——→ 冷却 ——→ 收集提取液 ——→ 乙醚洗涤滤渣 ——→ 浓缩 ——→ 浓缩液成品。将幼砂糖（26.5%）、超高麦芽糖浆（40%）和水（32%）加入升降式刮边搅拌锅里，开始溶糖，当糖液温度达到100℃时，加入复配的亲水胶体，继续熬煮，温度控制在 130℃，待含水量控制在 14%~18%时，溶糖结束，待糖液冷却至 75℃左右时，加入预备好的经乳化工艺处理过的春砂仁浓缩液（0.11%），熬煮片刻，搅拌 1~2min 后，离火冷却。待糖膏冷却至 70℃时出锅，趁热浇模，静置至室温后凝胶成型。将凝固成块的糖体分条切块成型。然后按一定间距放在烘盘上送入烘箱，在 45℃条件下干燥 12~18h，至含水量达 18%左右取出，包装即为成品。干燥温度不可高于 60℃，否则会使成品糖的色泽发生褐变或明胶溶解。

2. 产品特色　产品琥珀色，晶莹透亮、富有光泽，无杂质；糖体饱满、表面光滑细腻、无硬皮、柔软而有弹性；微苦中带有甘凉、爽滑、不勃牙、有咬劲，具有春砂仁特有风味。产品还具有保健养生功效，行气开胃，和胃温脾，止泻。

三、砂仁风味发酵乳[5]

1. 制备工艺　将砂仁干果的杂质挑选干净，粉碎过60目筛，按料液比1：20（g/ml）加水，沸水煮制5min，而后冷却，3000r/min离心15min，取上清液，而后再次3000r/min离心10min，取上清液，即为砂仁提取液，备用。将奶粉、糖（8%）、砂仁提取液（20%）溶解于45℃水中，均质化30min，而后进行巴氏灭菌（90℃，10 min），迅速冷却到45℃，添加菌种，然后灌装，于42℃下发酵6h，冷却后于4℃条件下放置24h继续发酵，即得成品。砂仁风味发酵乳的具体加工操作流程为：原料混匀（奶粉，糖）——→添加砂仁提取液——→水合（45℃，30min）——→热处理（90℃，10 min）——→迅速冷却——→添加菌种——→灌装——→发酵（42℃）——→冷却——→后发酵（4℃，24h）——→质量评价——→成品。

2. 产品特色　本品采用四大南药之一、药食同源的砂仁与风味发酵乳相结合，发挥发酵乳制品风味独特、营养丰富、能调节肠道菌群平衡、促进肠胃消化、深受广大消费者青睐等优点。结合砂仁化湿开胃，温脾止泻，理气安胎的功效。可以进一步提升发酵乳的消化保健功能和营养价值。砂仁浸提液的添加赋予发酵乳良好的砂仁风味和特征颜色，同时具有良好的抗氧化特性，是一种风味独特、营养保健的健康型乳制品。

四、砂仁豆蔻酥

砂仁豆落酥是保定市稻香村食品厂的传统产品，已有百余年产销历史。此点素以酥脆甜香、开胃助消化而深受人们欢迎。每百千克成品的投料配方为：面粉60kg，植物油26kg，绵白糖2kg，砂仁0.05kg，豆蔻0.05kg。大致制作工序如下所示。①将砂仁、豆蔻磨成面粉。②将白糖、植物油、砂仁、豆蔻粉和在一起，搅拌均匀。③把拌好的料倒在案板上，四周加木板条，格成若干个小方。烤好的砂仁豆蔻酥，形状美观，色泽金黄，质地酥脆，味道甜香，开胃爽口。

五、春砂可乐饮料[6]

1985年中山大学黄庆昌等申请了一项春砂可乐饮料的发明专利，该饮料由中药材春砂仁、山楂或春砂仁、山楂、罗汉果、陈皮的萃取物、糖类、无机盐、防腐剂和水组成。具体就是将春砂仁清洗除尘，磨碎后加水煮沸4~5h，然后过滤，即为春砂仁的萃取物；按饮料配方的比例，将山楂、罗汉果和陈皮一起清晰除尘，破碎后加水煮沸30~60min，然后过滤，即为山楂萃取物。然后按配方比例，将蔗糖、各种无机盐、防腐剂加水溶解，然后过滤，并与春砂仁的萃取物和山楂萃取物的混合，即得春砂可乐饮料的原液，直接灌装，而后巴氏灭菌。检验合格即为春砂可乐饮料产品。

春砂可乐是以春砂仁和多种药用植物为原料，经提取配制而成的一种新可乐型饮料。它含有多种氨基酸、维生素及人体所必需的矿物质元素，具有增进食欲、生津止渴的作用，而且具有独特的健脾开胃、消食化滞等作用，是一种日常饮用又具有一定医药疗效的保健饮料。

六、蔻砂消食口服液[7]

蔻砂消食口服液的组方来源于《施今墨对药》中的砂仁、白豆蔻药对，该方作为汤剂具有良好的治疗效果。为了方便患者服用，将其改造为口服液，能够提高患者的顺应性。蔻砂消食口服液的组方重于芳香燥湿，健脾开胃，行气消食，不仅消食以治标，而且燥脾湿，益脾阳，行气化浊，从根本上调理脾胃。具体的生产工艺如下所示。

（1）按配方比例取砂仁及白豆蔻，粗碎，收集，备用。

（2）将粗碎后的中药饮片，加入提取罐内，加入 10 倍量的饮用水，加热回流提取 3h，同时收集挥发油和水提液，200 目筛过滤，入冷库。

（3）将水提液加入配液罐内，加入纯化水至 60L，启动搅拌装置搅拌 2min，加热至药液温度为 700℃，边搅拌边缓缓加入 1%ZTC1+1 澄清剂 B 组分溶液，加完后每 15min 搅拌一次，每次搅拌 2min，同时温度保持 700℃ 1h，停止加热。再边搅拌边加入加入 1% ZTC1+1 澄清剂 A 组分溶液，此后每小时搅拌一次，每次搅拌 2min，共搅拌 4 次。用板框过滤器 600 目滤布进行过滤，收集过滤后的澄清药液，备用。

（4）在上述药液中加入羟丙基-β-环糊精，搅拌至羟丙基-β-环糊精全部溶解，启动加热装置加热至 50℃，逐渐加入挥发油，边加边搅拌，搅拌 30min，加入阿斯巴甜和山梨酸钾，待全部溶解后停止搅拌，用板框过滤器 4 层滤纸进行过滤，收集。补加纯化水至 200L，搅拌 5min，收集于储液罐内，取样检验。

（5）将检验合格的药液，通过管道与全自动口服液清洗烘干灌轧机进液管连接，灌装，每支装 10ml（应在配制完成后 6h 内完成灌装，灌装完毕后 2h 内进行灭菌操作）。

（6）将分装完成后的口服液用不锈钢盘收集，移入口服液灭菌检漏器，设定置换温度 95℃，灭菌温度 105℃，灭菌时间 50min，冷却温度 80℃，清洗时间 10min，保压时间 5min，泵排延时 5min，进行灭菌操作，灭菌完成后进行灯检，灯检完成后通知检验室取样进行检验，检验合格移入外包车间，待外包装。

研制的蔻砂消食口服液能显著促进小鼠小肠推进，其他的保健功能还需进一步考察。

第二节　含有砂仁的保健食品一览

保健食品是指声称具有特定保健功能或者以补充维生素、矿物质为目的的食品，即适宜于特定人群食用，具有调节机体功能，不以治疗疾病为目的，并且对人体不产生任何急性、亚急性或者慢性危害的食品。以下列出了含砂仁药材的部分有批准文号的保健食品。

一、润馨堂牌佳佳乐口服液

【主要原料】　麦芽、白术、鸡内金、砂仁、枸杞子、太子参、葡萄糖酸锌、蔗糖、
　　　　　　　苯甲酸钠、纯化水。

【功效成分/标志性成分含量】　每 100ml 含：粗多糖 8.0mg；锌 13.2mg。

【保健功能】　促进消化。

【食用方法及食用量】　每日 3 次，每次 1 支，口服。

【适宜人群】　消化不良的儿童，不适宜婴幼儿。

【注意事项】　本品不能代替药物；本品添加了营养素，与同类营养素同时食用不宜超过推荐量。

【产品规格】　10ml/支。

【储藏方法】　密闭、置阴凉干燥处。

【保质期】　24 个月。

【批准文号】　国食健字 G20070391。

【生产厂家】　成都润馨堂药业有限公司。

二、春砂牌春砂胶囊

【主要原料】　黄芪、蒲公英、砂仁、人参、香橼、佛手、白术、麦芽、大枣。

【功效成分/标志性成分含量】 每100g含：总皂苷2.49g；总黄酮1.22g。

【保健功能】 对胃黏膜有辅助保护功能。

【食用方法及食用量】 每日3次，每次2粒，温开水送食。

【适宜人群】 轻度胃黏膜损伤者；不适宜少年儿童。

【注意事项】 本品不能代替药物。

【产品规格】 0.3g/粒。

【储藏方法】 密闭、置阴凉避光干燥处。

【保质期】 24个月。

【批准文号】 国食健字G20080185。

【生产厂家】 阳春市绿业保健食品有限公司。

三、日月星牌日月星康乐酒

【主要原料】 枸杞子、大枣、肉桂、人参、淫羊藿、熟地黄、砂仁、马鹿茸、冰糖、白酒。

【功效成分/标志性成分含量】 每100g含：粗多糖25.0mg；总皂苷25.2mg。

【保健功能】 增强免疫力、缓解体力疲劳。

【食用方法及食用量】 每日1次，每次50ml，口服。

【适宜人群】 免疫力低下者、易疲劳者；不适宜少年儿童、孕妇、乳母。

【注意事项】 本品不能代替药物；不宜过量饮用。

【产品规格】 500ml/瓶，（37±1）%（v/v）。

【储藏方法】 密封，室温，阴凉干燥处保存。

【保质期】 24个月。

【批准文号】 国食健字G20060054。

【生产厂家】 泸州喜洋洋酒业有限公司。

四、致中和牌五加皮酒

【主要原料】 白酒、蜜酒、栀子、玉竹、红曲米、五加皮、木香、枸杞子、肉桂、当归、砂仁、丁香、白砂糖。

【功效成分/标志性成分含量】 每100ml含：总黄酮47.1mg。

【保健功能】 免疫调节。

【食用方法及食用量】 直接饮用，每日50～100ml。

【适宜人群】 免疫力低下者；不适宜未成年人、孕妇、酒精过敏者。

【注意事项】 本品不能代替药物；过量饮用，有害健康。

【产品规格】 125ml/瓶、250ml/瓶、500ml/瓶。

【储藏方法】 密封、置阴凉干燥处。

【保质期】 24个月。

【批准文号】 卫食健字（2002）第0651号。

【生产厂家】 浙江致中和生物工程有限公司。

五、椰岛牌海王酒

【主要原料】 海参干、牡蛎（煅牡蛎）、龙眼肉、枸杞子、桑椹、砂仁、淫羊藿、肉桂、五味子、黄酒、串香酒、白砂糖、水。

【功效成分/标志性成分含量】 每100ml含：总黄酮8.0mg。

【保健功能】 增强免疫力、缓解体力疲劳。

【食用方法及食用量】 每日2次，每次50ml。

【适宜人群】 免疫力低下者、易疲劳者；不适宜少年儿童、孕妇、哺乳期妇女、糖尿病患者、心脑血管疾病患者、肝肾功能不全者、酒精过敏者。

【注意事项】 本品不能代替药物，不宜过量饮用。

【产品规格】 500ml/瓶、125ml/瓶、100ml/瓶，酒精度35%（v/v）。

【储藏方法】 密封，置阴凉干燥处。

【保质期】 24个月。

【批准文号】 国食健字G20110558。

【生产厂家】 海南椰岛（集团）股份有限公司。

六、汇 仁 极 酒

【主要原料】 蛹虫草、人参、蛤蚧、巴戟天、枸杞子、太子参、丁香、砂仁、白砂糖、蜂蜜、50%白酒（v/v）、纯化水。

【功效成分/标志性成分含量】 每100ml含：总皂苷30mg；腺苷2.5mg。

【保健功能】 增强免疫力。

【食用方法及食用量】 每日2次，每次50ml（附量具），口服。

【适宜人群】 免疫力低下者；不适宜少年儿童、孕妇、乳母、酒精过敏者。

【注意事项】 本品不能代替药物。

【产品规格】 500ml/瓶、100ml/瓶，酒精度：（35±1.0）%（v/v）。

【储藏方法】 置避光干燥处。

【保质期】 24个月。

【批准文号】 国食健字G20140528。

【生产厂家】 福建汇仁酒业有限公司。

七、恩威牌胃康咀嚼片

【主要原料】 山楂、麦芽、陈皮、干姜、砂仁、栀子。

【功效成分/标志性成分含量】 每100g中含总黄酮200mg。

【保健功能】 改善胃肠道功能（调节肠道菌群）。

【食用方法及食用量】 口嚼，每日3次，每次3片。

【适宜人群】 肠道功能紊乱者。

【注意事项】 本品不能代替药物。

【产品规格】 1g/片。

【储藏方法】 置阴凉干燥避光处。

【保质期】 24个月。

【批准文号】 卫食健字（2000）第0284号。

【生产厂家】 四川恩威制药有限公司。

八、正德牌龟龄御酒

【主要原料】 白酒、桑椹、枸杞、茯苓、山药、陈皮、何首乌、小茴、丁香、肉桂、砂仁、仙茅、薄荷脑。

　　【保健功能】　免疫调节。

　　【食用方法及食用量】每日 2 次，每次 50ml，直接或佐餐饮用。

　　【适宜人群】　免疫力低下者；不适宜少年儿童。

　　【注意事项】　本品不能代替药物。

　　【产品规格】　500ml/瓶。

　　【储藏方法】　置阴凉干燥处。

　　【保质期】　24 个月。

　　【批准文号】　卫食健字（2000）第 0130 号。

　　【生产厂家】　山西龟龄御酒厂。

九、"四世同堂"海狗鞭特补酒

　　【主要原料】　海狗鞭、淫羊藿、人参、砂仁、肉桂、枸杞子、红花、山药、茯苓、大枣。

　　【保健功能】　抗疲劳、延缓衰老。

　　【食用方法及食用量】　口服，每次 30～50ml，或酌量饮用。

　　【适宜人群】　易疲劳者及中老年人群；不适宜少年儿童。

　　【注意事项】　本品不能代替药物的治疗作用。

　　【储藏方法】　置于阴凉干燥处。

　　【保质期】　5 年。

　　【批准文号】　卫食健字（1997）第 281 号。

　　【生产厂家】　山东天地健生物工程有限公司。

十、椰岛牌鹿龟酒

　　【主要原料】　米酒、鹿茸、鹿骨胶、龟板胶、黄精、党参、何首乌、熟地、当归、枸杞、肉桂、栀子、川芎、白术、砂仁、甘草、白砂糖。

　　【保健功能】　抗疲劳、免疫调节。

　　【食用方法及食用量】　口服，每日 2 次，每次 30～50ml。

　　【适宜人群】　易疲劳者、免疫力低下者；不适宜少年儿童、妊娠期妇女、心脑血管疾病患者、肝肾功能不全者及酒精过敏者。

　　【注意事项】　①本品不能代替药物；②本品不宜过量饮用。

　　【产品规格】　100ml/瓶、350ml/瓶、500ml/瓶、550ml/瓶、600ml/瓶、750ml/瓶。

　　【储藏方法】　密封、置常温通风处。

　　【保质期】　36 个月。

　　【批准文号】　卫食健字（1998）第 446 号。

　　【生产厂家】　海南椰岛（集团）股份有限公司。

十一、养生堂牌人参养荣丸

　　【主要原料】　西洋参、麦冬、地黄、砂仁、制何首乌、枸杞子、菊花、紫苏油、蜂蜡、大豆磷脂。

　　【功效成分/标志性成分含量】　每 100g 含：人参皂苷 Rb_1 123.3mg；2，3，5，4-四羟基二苯乙烯-2-O-β-D-葡萄糖苷 9.27mg。

【保健功能】　延缓衰老、免疫调节。
【食用方法及食用量】　每日 2 次，每次 2～4 粒。
【适宜人群】　中老年人、免疫力低下者；不适宜少年儿童。
【注意事项】　本品不能代替药物。
【产品规格】　0.5g/粒。
【储藏方法】　密封。
【保质期】　24 个月。
【批准文号】　国食健字 G20040115。
【生产厂家】　养生堂药业有限公司。

十二、必原牌香芪胶囊

【主要原料】　黄芪、白芍、枳壳、麦芽、山药、白芷、木香、砂仁、干姜。
【功效成分/标志性成分含量】　每 100g 含：粗多糖 2.2g；总皂苷 750mg。
【保健功能】　对胃黏膜损伤有辅助保护功能。
【食用方法及食用量】　每日 3 次，每次 3 粒。
【适宜人群】　轻度胃黏膜损伤者；不适宜少年儿童。
【注意事项】　本品不能代替药物。
【产品规格】　0.4g/粒。
【储藏方法】　密闭、置阴凉干燥处。
【保质期】　24 个月。
【批准文号】　国食健字 G20080339。
【生产厂家】　咸阳利华药业有限公司。

十三、国林牌威威强身胶囊

【主要原料】　灵芝、三七、蜂房、枸杞、芡实、砂仁、韭菜籽、蛤蚧、茯苓。
【功效成分/标志性成分含量】　每 100g 含：总皂苷 3～4g。
【保健功能】　抗疲劳、延缓衰老。
【食用方法及食用量】　每日 2 次，每次 6 粒。
【适宜人群】　易疲劳者、中老年人；不适宜少年儿童。
【注意事项】　本品不能代替药物。
【产品规格】　0.4g/粒。
【储藏方法】　置阴凉干燥处。
【保质期】　24 个月。
【批准文号】　卫食健字（1999）第 0512 号。
【生产厂家】　江西益佰年药业股份有限公司。

十四、芊玖舒牌芊玖舒胶囊

【主要原料】　葛根、枳椇子、大枣、乌梅、砂仁、甘草、淀粉。
【功效成分/标志性成分含量】　每 100g 含：总黄酮 422mg；葛根素 120mg。
【保健功能】　对化学性肝损伤有辅助保护功能。
【食用方法及食用量】　每日 2 次，每次 4 粒，口服。

【适宜人群】　有化学性肝损伤危险者；不适宜少年儿童、孕妇、哺乳期妇女。
【注意事项】　本品不能代替药物。
【产品规格】　0.4g/粒。
【储藏方法】　密封，置干燥处。
【保质期】　24个月。
【批准文号】　国食健字 G20150575。
【生产厂家】　贵阳青青生物科技有限公司。

十五、裕禾牌人参鹿茸酒

【主要原料】　马鹿茸、人参、淫羊藿、枸杞子、丁香、砂仁、白砂糖、蜂蜜、纯化水、白酒。
【功效成分/标志性成分含量】　每100ml含：总皂苷 36.2mg。
【保健功能】　增强免疫力。
【食用方法及食用量】　每日1次，每次50ml，口服。
【适宜人群】　免疫力低下者；不适宜少年儿童、孕妇、乳母、酒精过敏者。
【注意事项】　本品不能代替药物。
【产品规格】　100ml/瓶（附量具）；酒精度：（29±1.0）%（v/v）。
【储藏方法】　置阴凉干燥处。
【保质期】　24个月。
【批准文号】　国食健字 G20080500。
【生产厂家】　江西百禾药业有限公司。

十六、雄威牌健酒

【主要原料】　人参、杜仲、巴戟天、黄精、肉桂、枸杞子、淮山药、龙眼肉、丁香、砂仁、冰糖。
【功效成分/标志性成分含量】　每100ml含：总皂苷 11.4mg。
【保健功能】　抗疲劳。
【食用方法及食用量】　每日1~2次，每次50ml。
【适宜人群】　易疲劳者；不适宜少年儿童、孕妇、乳母。
【注意事项】　本品不能代替药物。
【产品规格】　125ml/瓶、250ml/瓶、500ml/瓶。
【储藏方法】　密封、置阴凉干燥处。
【保质期】　36个月。
【批准文号】　国食健字 G20040214。
【生产厂家】　武汉康威特生物药品科技有限公司　河南强盛保健品有限公司。

十七、常康牌活力之春片

【主要原料】　山药、山楂、枸杞子、白扁豆、砂仁、益智仁、低聚异麦芽糖。
【功效成分/标志性成分含量】　每100g含：总黄酮 58mg；粗多糖 350mg；蛋白质 10.1%。
【保健功能】　增强免疫力、促进消化。
【食用方法及食用量】　每日3次，每次3片；一般空腹食用，过饱者饭后食用，温开水送食。
【适宜人群】　免疫力低下者、消化不良者。
【注意事项】　本品不能代替药物。

【产品规格】　0.8g/片。

【储藏方法】　密封、避光、防潮。

【保质期】　24 个月。

【批准文号】　国食健字 G20050497。

【生产厂家】　成都华佗科技有限公司。

十八、顺其自然酒

【主要原料】　马鹿茸、西洋参、巴戟天、熟地、枸杞子、砂仁、丁香、蜂蜜、低聚果糖、白酒。

【功效成分/标志性成分含量】　每 100ml 含：总皂苷 29.8mg。

【保健功能】　缓解体力疲劳。

【食用方法及食用量】　每日 1 次，每次 50ml，附量具。

【适宜人群】　易疲劳者；不适宜少年儿童、妊娠期妇女、心脑血管疾病患者、酒精过敏者。

【注意事项】　本品不能代替药物。

【产品规格】　250ml/瓶、450ml/瓶、500ml/瓶；酒精度：34%～36%（v/v）。

【储藏方法】　避光，置阴凉干燥处。

【保质期】　24 个月。

【批准文号】　国食健字 G20110081。

【生产厂家】　四川沱牌舍得酒业股份有限公司。

十九、泰康益肝饮

【主要原料】　秦巴山区特产灵芝、冬虫夏草、茯苓、栀子、柴胡、白芍、甘草、雪茶（太白茶）、桃仁、山楂、砂仁、大枣。

【功效成分/标志性成分含量】　每 100ml 含：总皂苷 29.8mg。

【保健功能】　调节细胞免疫、对化学性肝损伤有一定保护作用。

【食用方法及食用量】　每日 3 次，每次一袋，开水冲饮。

【适宜人群】　年老体弱、免疫力低下者；化学性肝损伤者。

【注意事项】　本品不能代替药物。

【产品规格】　250ml/瓶、450ml/瓶、500ml/瓶；酒精度：34%～36%（v/v）。

【储藏方法】　储于阴凉干燥处。

【保质期】　18 个月。

【批准文号】　卫食健字（1997）第 508 号。

【生产厂家】　西安枫岗保健食品有限责任公司。

二十、总统牌舒达软胶囊（焦糖色）

【主要原料】　蜂胶提取物粉、砂仁提取物、白芍提取物、黄芪提取物、大豆色拉油、明胶、甘油、焦糖色素、水。

【功效成分/标志性成分含量】　每 100g 含：总黄酮 1.5g；总皂苷 0.5g。

【保健功能】　对胃黏膜有辅助保护功能。

【食用方法及食用量】每日 2 次，每次 3 粒。

【适宜人群】　轻度胃黏膜损伤者；不适宜少年儿童、孕妇及乳母。

【注意事项】　本品不能代替药物；蜂胶过敏者慎用。

【产品规格】 0.6g/粒。

【储藏方法】 密封，置阴凉干燥处保存。

【保质期】 24 个月。

【批准文号】 国食健字 G20110437。

【生产厂家】 北京同仁堂健康药业股份有限公司。

二十一、远字牌龟龄集酒

【主要原料】 白酒、矿泉水、冰糖、白砂糖、熟地、肉苁蓉、蜂蜜、大枣、人参、砂仁、怀牛膝、地骨皮、天冬、枸杞、大青盐、补骨脂、菟丝子、急性子、丁香、薄荷冰。

【保健功能】 延缓衰老、抗疲劳。

【食用方法及食用量】 日服 100ml 以内，可以佐膳饮用。如发现少量沉淀，摇匀后饮用；本品亦可与其他酒水、冰块、饮料勾兑调饮。

【适宜人群】 中老年人、易疲劳者；不适宜未成年人、妊娠期妇女、心脑血管疾病患者、肝肾功能不全者及酒精过敏者。

【注意事项】 本品不宜过量饮用；本品不能代替药物。

【产品规格】 125ml/瓶、250ml/瓶、450ml/瓶、500ml/瓶、700ml/瓶。

【储藏方法】 阴凉干燥处。

【保质期】 24 个月。

【批准文号】 卫食健字（1998）第 0486 号。

【生产厂家】 山西广誉远国药有限公司。

二十二、鄱湖牌甲鱼酒

【主要原料】 甲鱼液、茯苓、砂仁、黄芪、木香、黄酒、枸杞、甘草、白术、甲板汁、曲酒、山药、苡仁、党参、调味液（柠檬酸）。

【功效成分/标志性成分含量】 每 100ml 中含总皂苷 8.15～12.7mg。

【保健功能】 免疫调节。

【食用方法及食用量】 每日 1 次，睡前饮用 30～100ml，日限量 100ml。

【适宜人群】 免疫力低下者。不适宜少年儿童、肝肾功能不全者及酒精过敏者。

【注意事项】 ①本品不能代替药物；②忌与中西药或苋菜同食。

【产品规格】 480ml/瓶、240ml/瓶、120ml/瓶。

【储藏方法】 室内常温。

【保质期】 24 个月。

【批准文号】 卫食健字（2000）第 0267 号。

【生产厂家】 江西省波阳县酒厂。

二十三、致中和牌致中和五加皮酒

【主要原料】 白酒、蜜酒、栀子、玉竹、红曲、五加皮、木香、枸杞子、肉桂、当归、砂仁、丁香、白砂糖。

【功效成分/标志性成分含量】 每 100ml 含：总黄酮 23.6mg。

【保健功能】 增强免疫力

【食用方法及食用量】 每日 50ml，直接饮用。

【适宜人群】 免疫力低下者；不适宜少年儿童、孕妇、乳母、酒精过敏者。

【注意事项】 本品不能代替药物；不宜过量饮用；本品不宜与他汀类药物同时使用；对酒精过敏者慎用。

【产品规格】 100ml/瓶、125ml/瓶、250ml/瓶、500ml/瓶、750ml/瓶、2.5L/坛（附量具）；酒精度：（32.0±1.0）%（v/v）。

【储藏方法】 密封、置阴凉干燥处。

【保质期】 36个月。

【批准文号】 国食健字 G20060361。

【生产厂家】 浙江致中和生物工程有限公司。

二十四、汇仁牌汇仁元酒

【主要原料】 人参、马鹿茸、巴戟天、太子参、黄精、枸杞子、丁香、砂仁、蜂蜜、白砂糖、白酒、纯化水。

【功效成分/标志性成分含量】 每100ml含：总皂苷 38mg。

【保健功能】 缓解体力疲劳。

【食用方法及食用量】 每日2次，每次50ml（附量具）。

【适宜人群】 易疲劳者；不适宜少年儿童、孕妇、乳母、酒精过敏者。

【注意事项】 本品不能代替药物。

【产品规格】 100ml/瓶、500ml/瓶；酒精度：（35±1.0）%。

【储藏方法】 置避光干燥处。

【保质期】 24个月。

【批准文号】 国食健字 G20130553。

【生产厂家】 福建汇仁酒业有限公司。

二十五、日升月恒牌太白乐胶囊

【主要原料】 葛根、甘草、白芍、决明子、砂仁、高良姜、薄荷。

【功效成分/标志性成分含量】 每100g含：葛根素 1100mg；甘草酸 1600mg。

【保健功能】 对化学性肝损伤有辅助保护功能。

【食用方法及食用量】 每日2次，每次2粒，口服。

【适宜人群】 有化学性肝损伤危险者；不适宜少年儿童、孕妇、乳母、慢性腹泻。

【注意事项】 本品不能代替药品；食用本品后如出现腹泻，请立即停止食用。

【产品规格】 0.25g/粒。

【储藏方法】 密封、置阴凉干燥处。

【保质期】 24个月。

【批准文号】 国食健字 G20120485。

【生产厂家】 河南海丝克生物科技股份有限公司。

二十六、海龙玉樽牌常康胶囊

【主要原料】 葛根、砂仁、白扁豆、益智仁、薄荷。

【功效成分/标志性成分含量】 每100g含：总黄酮 34mg；氨基酸 7220mg。

【保健功能】 对化学性肝损伤有辅助保护功能。

【食用方法及食用量】　每日 3～5 粒，温开水送服。

【适宜人群】　有化学性肝损伤危险者。

【注意事项】　本品不能代替药品；食用本品后如出现腹泻，请立即停止食用。

【产品规格】　0.5g/粒。

【储藏方法】　密封、避光、防潮。

【保质期】　24 个月。

【批准文号】　国食健字 G20041035。

【生产厂家】　成都华佗科技有限公司。

二十七、辅助保护胃粘膜丸

【主要原料】　党参、陈皮、砂仁、茯苓、甘草、吴茱萸、蜂蜜。

【功效成分/标志性成分含量】　每 100g 含：总皂苷 800mg；粗多糖 0.6g。

【保健功能】　对胃黏膜损伤有辅助保护功能。

【食用方法及食用量】　每日 2 次，每次 1 袋，口服。

【适宜人群】　轻度胃黏膜损伤者；不适宜少年儿童、孕妇、乳母。

【注意事项】　本品不能代替药品；食用本品后如出现腹泻，请立即停止食用。

【产品规格】　3g/袋。

【储藏方法】　置室温干燥处。

【保质期】　24 个月。

【批准文号】　国食健字 G20130898。

【生产厂家】　河南万仁药业有限公司。

二十八、润馨牌道荣软胶囊

【主要原料】　蜂胶粉、砂仁提取物、沙棘子油、玉米油、蜂蜡、明胶、纯化水、甘油、二氧化钛、可可壳色素。

【功效成分/标志性成分含量】　每 100g 含：总黄酮 2.4g；α-亚麻酸 2.0g；亚油酸 3.2g。

【保健功能】　对胃黏膜损伤有辅助保护功能。

【食用方法及食用量】　每日 2 次，每次 2 粒，口服。

【适宜人群】　轻度胃黏膜损伤者；不适宜少年儿童、孕期及哺乳期妇女。

【注意事项】　本品不能代替药物；蜂产品过敏者慎用。

【产品规格】　0.6g/粒。

【储藏方法】　密封、置干燥处。

【保质期】　24 个月。

【批准文号】　国食健字 G20160378。

【生产厂家】　成都润馨堂药业有限公司。

二十九、醒康宝牌牛奶巧克力糖

【主要原料】　葛根、枳椇子、白砂糖、可可脂、麦芽糊精、奶粉、可可粉、磷脂、砂仁、食盐、香兰素、巧克力香精、牛奶香精、山梨酸钾、咖啡因、乙基麦芽粉。

【保健功能】　对化学性肝损伤有一定保护作用。

【食用方法及食用量】　直接口嚼食用，饭前 1～2 块。

【适宜人群】　化学性肝损伤者。
【注意事项】　本品不能代替药物。
【产品规格】　25g/块。
【储藏方法】　18～22℃环境下保存。
【保质期】　24个月。
【批准文号】　卫食健字（1998）第378号。
【生产厂家】　天津万力合食品有限公司。

三十、方中方牌宜中胶囊

【主要原料】　蒲公英、佛手、三七、砂仁、猴头菌提取物、蜂胶提取物、淀粉、硬脂酸镁。
【功效成分/标志性成分含量】　每100g含：总黄酮1.79g；总皂苷2.1g。
【保健功能】　对胃黏膜有辅助保护功能。
【食用方法及食用量】　每日2次，每次3粒，口服。
【适宜人群】　轻度胃黏膜损伤者；不适宜少年儿童、孕妇、乳母。
【注意事项】　本品不能代替药物；蜂产品过敏者慎用。
【产品规格】　0.45g/粒。
【储藏方法】　密闭，置阴凉干燥处。
【保质期】　24个月。
【批准文号】　国食健字G20120643。
【生产厂家】　北京方中方科技有限公司。

三十一、宇露牌人参鹿茸黄芪枸杞酒

【主要原料】　马鹿茸、人参、黄芪、枸杞子、丁香、砂仁、白砂糖、纯化水、白酒。
【功效成分/标志性成分含量】　每100ml含：总皂苷32mg。
【保健功能】　增强免疫力。
【食用方法及食用量】　每日2次，每次30ml（附量具），口服。
【适宜人群】　免疫力低下者；不适宜少年儿童、孕妇、乳母、酒精过敏者。
【注意事项】　本品不能代替药物；对酒精过敏者慎用。
【产品规格】　125ml/瓶、480ml/瓶；酒精度：（34±1.0）%（v/v）。
【储藏方法】　置干燥处。
【保质期】　24个月。
【批准文号】　国食健字G20130666。
【生产厂家】　江西华欣药业有限公司。

三十二、鸿宇牌胃舒乐胶囊

【主要原料】　山楂、鸡内金、麦芽、砂仁、太子参、硬脂酸镁。
【功效成分/标志性成分含量】　每100g含：总黄酮298mg。
【保健功能】　促进消化。
【食用方法及食用量】　每日2次，每次3粒。
【适宜人群】　消化不良者。
【注意事项】　本品不能代替药物；对酒精过敏者慎用。

【产品规格】　0.3g/粒。
【储藏方法】　置阴凉干燥处。
【保质期】　24个月。
【批准文号】　国食健字 G20050445。
【生产厂家】　鸿宇集团大连康瑞国际股份有限公司。

三十三、今天龙牌多力纳胶囊

【主要原料】　淫羊藿、巴戟天、韭菜籽、补骨脂、山药、枸杞子、桑椹、茯苓、砂仁、覆盆子。
【功效成分/标志性成分含量】　每100g含：总黄酮0.12g；总皂苷0.97g。
【保健功能】　缓解体力疲劳。
【食用方法及食用量】　每日3次，每次2粒，温开水送服。
【适宜人群】　易疲劳者；不适宜少年儿童、孕妇。
【注意事项】　本品不能代替药物。
【产品规格】　0.4g/粒。
【储藏方法】　密封、置阴凉干燥处。
【保质期】　24个月。
【批准文号】　国食健字 G20050395。
【生产厂家】　河北鸿仁堂生物制品集团有限公司。

三十四、倍乐舒软胶囊

【主要原料】　砂仁粉、三七提取物、广藿香油、紫苏叶油、大豆油、蜂蜡、大豆磷脂、明胶、纯化水、甘油、棕氧化铁、二氧化钛。
【功效成分/标志性成分含量】　每100g含：总皂苷1.25g。
【保健功能】　对胃黏膜有辅助保护功能。
【食用方法及食用量】　每日2次，每次2粒，口服。
【适宜人群】　轻度胃黏膜损伤者；不适宜孕妇、乳母。
【注意事项】　本品不能代替药物。
【产品规格】　500mg/粒。
【储藏方法】　密封，常温干燥处保存。
【保质期】　24个月。
【批准文号】　国食健字 G20130379。
【生产厂家】　广州善元堂健康科技股份有限公司。

三十五、三生牌鹿茸补酒

【主要原料】　鹿茸、人参、灵芝、鹿尾巴、海马、枸杞子、桑寄生、春砂仁、黄精、甘草、高粱酒。
【功效成分/标志性成分含量】　每100ml中含：总皂苷0.15～0.2g；总黄酮0.007～0.012g；每100g中含总多糖（以葡萄糖计）0.07～0.12g。
【保健功能】　抗疲劳、免疫调节。
【食用方法及食用量】　每日1次，每次30～50ml。
【适宜人群】　易疲劳者、免疫力低下者。不适宜少年儿童、孕妇及酒精过敏者。

【注意事项】　本品不能代替药物。
【产品规格】　300ml/瓶、600ml/瓶。
【储藏方法】　置阴凉干燥处。
【保质期】　24 个月。
【批准文号】　卫食健字（2000）第 0444 号。
【生产厂家】　佛山市南海三生酒业有限公司。

三十六、一片天 ^R 春砂佛手胶囊

【主要原料】　太子参、茯苓、牡蛎、白术、砂仁、佛手、三七。
【功效成分/标志性成分含量】　每 100g 含：总皂苷 1.7g；粗多糖 263mg。
【保健功能】　对胃黏膜有辅助保护功能。
【食用方法及食用量】　每日 2 次，每次 3 粒。
【适宜人群】　轻度胃黏膜损伤者。
【注意事项】　本品不能代替药物。
【产品规格】　0.5g/粒。
【储藏方法】　密闭、置阴凉干燥处。
【保质期】　24 个月。
【批准文号】　国食健字 G20080116。
【生产厂家】　广东一片天医药集团制药有限公司。

三十七、和治牌爱康九亨口服液

【主要原料】　甘草、葛根、生姜、砂仁、白豆蔻、陈皮、赤小豆、丁香、蔗糖、蜂蜜、水。
【功效成分/标志性成分含量】　每 100ml 含：甘草酸 20mg。
【保健功能】　对化学性肝损伤有辅助保护功能。
【食用方法及食用量】　每日 3 次，每次 1 支，摇匀后直接饮用。
【适宜人群】　有化学性肝损伤危险者；不适宜少年儿童。
【注意事项】　本品不能代替药物。
【产品规格】　10ml/支。
【储藏方法】　置阴凉、干燥处、避光保存。
【保质期】　24 个月。
【批准文号】　国食健字 G20120292。
【生产厂家】　天津和治药业有限公司。

三十八、宇露牌天麻枸杞党参黄芪酒

【主要原料】　天麻、枸杞子、党参、黄芪、丁香、砂仁、白砂糖、白酒、纯化水。
【功效成分/标志性成分含量】　每 100ml 含：粗多糖 15.2mg；总黄酮 22.1mg。
【保健功能】　增强免疫力。
【食用方法及食用量】　每日 60ml，口服（附量具）。
【适宜人群】　免疫力低下者；不适宜少年儿童、孕妇、乳母、酒精过敏者。
【注意事项】　本品不能代替药物。
【产品规格】　125ml/瓶、480ml/瓶；酒精度：（34±1.0）%（v/v）。

【储藏方法】 置干燥处。

【保质期】 24个月。

【批准文号】 国食健字 G20130823。

【生产厂家】 江西华欣药业有限公司。

三十九、庆福仁康牌增强免疫力酒

【主要原料】 马鹿茸、人参、黄精、枸杞子、丁香、砂仁、白砂糖、蜂蜜、纯化水、白酒。

【功效成分/标志性成分含量】每100ml含：总皂苷 39.6mg。

【保健功能】 增强免疫力。

【食用方法及食用量】 每日1次，每次50ml，口服。

【适宜人群】 免疫力低下者；不适宜少年儿童、酒精过敏者、妊娠期妇女、心脑血管疾病患者。

【注意事项】 本品不能代替药物。

【产品规格】 100ml/瓶、125ml/瓶、500ml/瓶；酒精度：（30±1.0）%（v/v）（附量具）。

【储藏方法】 置阴凉干燥处。

【保质期】 24个月。

【批准文号】 国食健字 G20070219。

【生产厂家】 江西樟树市庆仁保健品有限公司。

四十、鹿鹿通牌鹿胎洋参软胶囊

【主要原料】 马鹿胎、西洋参、白芍、枸杞子、酸枣仁、砂仁、红花、植物油、明胶、甘油、水、可可壳色素。

【功效成分/标志性成分含量】 每100g含：总皂苷 1300mg；蛋白质 5000mg；粗多糖 150mg。

【保健功能】 增强免疫力。

【食用方法及食用量】 每日3次，每次2粒。

【适宜人群】 免疫力低下者；不适宜孕产妇、少年儿童及月经过多者。

【注意事项】 本品不能代替药物。

【产品规格】 0.75g/粒。

【储藏方法】 置于避光阴凉干燥处。

【保质期】 24个月。

【批准文号】 国食健字 G20080308。

【生产厂家】 辽宁好护士生物科技有限公司。

四十一、同仁堂牌维斯达软胶囊

【主要原料】 蜂胶、砂仁提取物、白芍提取物、黄芪提取物、大豆色拉油、明胶、甘油、纯化水。

【功效成分/标志性成分含量】 每100g含：总黄酮 1.5g；总皂苷 0.5g。

【保健功能】 对胃黏膜有辅助保护功能。

【食用方法及食用量】 0.6g/粒，每日2次，每次3粒；0.9g/粒，每日2次，每次2粒；口服。

【适宜人群】 轻度胃黏膜损伤者；不适宜少年儿童、孕妇、乳母。

【注意事项】 本品不能代替药物；蜂胶过敏者慎用。

【产品规格】 0.6g/粒；0.9/粒。

【储藏方法】 密封，置阴凉干燥处保存。

【保质期】　24个月。
【批准文号】　国食健字 G20080688。
【生产厂家】　北京同仁堂健康药业股份有限公司。

四十二、同仁堂牌老庄酒

【主要原料】　熟地黄、制何首乌、山楂、黄精（酒制）、女贞子、枸杞子、桑椹、覆盆子、砂仁、陈皮、党参、冰糖、白酒、水。
【功效成分/标志性成分含量】　每100ml含：总皂苷 7.0mg；粗多糖 7.0mg。
【保健功能】　抗氧化、增强免疫力。
【食用方法及食用量】　每日2次，每次40ml。
【适宜人群】　中老年人；不适宜少年儿童、孕妇。
【注意事项】　本品不能代替药物。
【产品规格】　300ml/瓶。
【储藏方法】　密封、常温保存。
【保质期】　24个月。
【批准文号】　国食健字 G20080656。
【生产厂家】　北京同仁堂股份有限公司同仁堂药酒厂。

四十三、润馨堂牌润馨阿胶浆口服液

【主要原料】　阿胶、熟地黄、党参、人参、砂仁、单糖浆、纯化水。
【功效成分/标志性成分含量】　每100ml含：总黄酮 70mg；总皂苷 177mg。
【保健功能】　增强免疫力。
【食用方法及食用量】　每日2次，每次20ml，早晚空腹饮用。
【适宜人群】　免疫力低下者；不适宜少年儿童、孕期及哺乳期妇女。
【注意事项】　本品不能代替药物。
【产品规格】　20ml/瓶。
【储藏方法】　置阴暗处。
【保质期】　18个月。
【批准文号】　国食健字 G20050883。
【生产厂家】　成都润馨堂药业有限公司。

四十四、新态牌怡爽含片

【主要原料】　绿豆提取物、厚朴提取物、薄荷提取物、金银花提取物、砂仁提取物、胖大海提取物、淀粉。
【功效成分/标志性成分含量】　每100g含：总皂苷 3.07g；粗多糖 0.66g。
【保健功能】　清咽。
【食用方法及食用量】　每日3次，每次2片，含服。
【适宜人群】　咽部不适者；不适宜少年儿童。
【注意事项】　本品不能代替药物。
【产品规格】　1g/片。
【储藏方法】　密封、置阴凉干燥处。

【保质期】 24 个月。
【批准文号】 国食健字 G20060718。
【生产厂家】 南京中脉科技发展有限公司。

四十五、亮奇典牌维达软胶囊

【主要原料】 蜂胶粉（提纯蜂胶、淀粉、硬脂酸镁）、砂仁提取物、广藿香油、玉米油、蜂蜡、明胶、纯化水、甘油、可可壳色、二氧化钛。
【功效成分/标志性成分含量】 每 100g 含：总黄酮 3.2g。
【保健功能】 对胃黏膜有辅助保护功能。
【食用方法及食用量】 每日 2 次，每次 2 粒，口服。
【适宜人群】 轻度胃黏膜损伤者；不适宜少年儿童、孕妇、乳母。
【注意事项】 本品不能代替药物；蜂产品过敏者慎用。
【产品规格】 0.5g/粒。
【储藏方法】 密封、置阴凉干燥处。
【保质期】 24 个月。
【批准文号】 国食健字 G20130295。
【生产厂家】 长沙市亮奇典医药科技有限公司。

四十六、优久牌健胃口服液

【主要原料】 白术、茯苓、山药、陈皮、砂仁、麦芽、莱菔子、山楂、生姜、蜂蜜、低聚果糖。
【功效成分/标志性成分含量】 每 100g 含：总黄酮 31mg；低聚果糖 1.3g。
【保健功能】 促进消化。
【食用方法及食用量】 每日 2 次，每次 10ml。
【适宜人群】 消化不良者。
【注意事项】 本品不能代替药物；蜂产品过敏者慎用。
【产品规格】 10ml/支、140ml/支。
【储藏方法】 密封、置阴凉干燥处。
【保质期】 24 个月。
【批准文号】 国食健字 G20040982。
【生产厂家】 北京天天维他保健食品有限公司。

四十七、焦长安牌元瑞胶囊

【主要原料】 麦芽、蒲公英、白术、百合、山药、茯苓、枳实、白及、三七、砂仁、鸡内金、甘草、干姜、硬脂酸镁。
【功效成分/标志性成分含量】 每 100g 含：总皂苷 760mg；粗多糖 400mg。
【保健功能】 对胃黏膜有辅助保护功能。
【食用方法及食用量】 每日 3 次，每次 4 粒，口服。
【适宜人群】 轻度胃黏膜损伤者；不适宜少年儿童、孕妇、乳母。
【注意事项】 本品不能代替药物。
【产品规格】 0.45g/粒。
【储藏方法】 密封、阴凉干燥处存放。

【保质期】　　24 个月。
【批准文号】　　国食健字 G20070218。
【生产厂家】　　昆区焦长安中医诊所。

四十八、金星牌五加皮酒

【主要原料】　　高粱酒、蔗糖、五加皮、黄芪、枸杞子、木瓜、熟地黄、砂仁、栀子、丁香、蒸馏水。
【功效成分/标志性成分含量】　　每 100ml 含：总皂苷 942mg；粗多糖 1190mg。
【保健功能】　　增强免疫力、缓解体力疲劳。
【食用方法及食用量】　　每日 50ml。
【适宜人群】　　免疫力低下者、易疲劳者；不适宜少年儿童。
【注意事项】　　本品不能代替药物。
【产品规格】　　250ml/瓶。
【储藏方法】　　密封、避光、置阴凉干燥处。
【保质期】　　24 个月。
【批准文号】　　国食健字 G20060080。
【生产厂家】　　天津义聚永酒业酿造有限公司。

四十九、王和牌益保康袋泡茶

【主要原料】　　人参、三七、酸枣仁、砂仁、续断。
【功效成分/标志性成分含量】　　每 100g 含人参皂苷 70～90mg。
【保健功能】　　抗疲劳。
【食用方法及食用量】　　每日 1 袋，冲泡 3 次（每次用 100ml 白开水），分早、中、晚 3 次服用。
【适宜人群】　　易疲劳的中老年人。不适宜少年儿童、孕妇、哺乳期妇女。
【注意事项】　　本品不能代替药物。
【产品规格】　　17.5g/袋。
【储藏方法】　　密封，置阴凉干燥处。
【保质期】　　18 个月。
【批准文号】　　卫食健字（2000）第 0344 号。
【生产厂家】　　北京阳健医疗器材开发公司昆明王和专科医院。

五十、胶宝牌新胶宝冲剂

【主要原料】　　砂仁、陈皮、山药、栀子、莱菔子、薏苡仁、山楂、鸡内金、丁香白芷、薤白。
【功效成分/标志性成分含量】　　每 100g 含：总黄酮≥65mg；粗多糖≥3.0%。
【保健功能】　　改善胃肠道功能（对胃黏膜有辅助保护作用）。
【食用方法及食用量】　　每日 2 次，每次 1 袋。
【适宜人群】　　轻度胃黏膜损伤者。
【注意事项】　　本品不能代替药物。
【产品规格】　　6g/袋。
【储藏方法】　　置于阴凉干燥处存放。
【保质期】　　24 个月。

【批准文号】　卫食健字（1997）第 888 号。
【生产厂家】　河北宝光实业公司。

五十一、惠灵牌清公颗粒

【主要原料】　人参、丹参、百合、白术、白芍、砂仁、蔗糖、淀粉。
【功效成分/标志性成分含量】　每 100g 含：总皂苷 2.3g。
【保健功能】　对胃黏膜有辅助保护功能。
【食用方法及食用量】　每日 3 次，每次 1 袋，冲服。
【适宜人群】　轻度胃黏膜损伤者；不适宜少年儿童。
【注意事项】　本品不能代替药物。
【产品规格】　1.5g/袋。
【储藏方法】　密闭，置阴凉干燥处。
【保质期】　24 个月。
【批准文号】　国食健字 G20070272。
【生产厂家】　辽宁森荣制药有限公司。

五十二、至宝 ᴿ 金鸡铁树酒

【主要原料】　人参、肉桂、杜仲、砂仁、陈皮、丁香、柠檬酸铁铵、金鸡纳皮。
【功效成分/标志性成分含量】每 100g 含：总皂苷 2.3g。
【保健功能】　免疫调节。
【食用方法及食用量】　每次服用 50ml，酒量小者，可进行预热除去部分乙醇成分，或用开水适量稀释，正常状态下，产品中如有微量析出物，不影响正常饮用。
【适宜人群】　成年人。
【注意事项】　本品不能代替药物。
【产品规格】　1.5g/袋。
【储藏方法】　室内储藏、储藏温度 5～35℃
【保质期】　36 个月。
【批准文号】　卫食健字（1997）第 079 号。
【生产厂家】　烟台张裕葡萄酿酒公司。

五十三、参茸御宝酒（25°）

【主要原料】　人参、耳叶牛皮消、枸杞子、桑椹、当归、熟地、小茴香、砂仁、益智仁、蛤蚧、鹿茸、海马、海狗肾。
【功效成分/标志性成分含量】　每 100g 含：总皂苷 2.3g。
【保健功能】　免疫调节、延缓衰老（抗氧化）。
【食用方法及食用量】　口服，每日 30ml，或酌量饮用。
【适宜人群】　中老年人及免疫力低下者；不适宜未成年人、妊娠期妇女。
【注意事项】　本品不能代替药物。
【产品规格】　500ml/瓶、490ml/瓶、125ml/瓶。
【储藏方法】　置于阴凉干燥处。
【保质期】　2 年。

【批准文号】 卫食健字（1999）第 0262 号。
【生产厂家】 烟台御宝酒业有限公司。

五十四、参茸御宝酒（36°）

【主要原料】 人参、耳叶牛皮消、枸杞子、桑椹、当归、熟地、小茴香、砂仁、益智仁、蛤蚧、鹿茸、海马、海狗肾。
【功效成分/标志性成分含量】 每 100g 含：总皂苷 2.3g。
【保健功能】 免疫调节、延缓衰老（抗氧化）。
【食用方法及食用量】 口服，每日 30ml，或酌量饮用。
【适宜人群】 中老年人及免疫力低下者；不适宜未成年人、妊娠期妇女。
【注意事项】 本品不能代替药物。
【产品规格】 500ml/瓶、490ml/瓶、125ml/瓶。
【储藏方法】 置于阴凉干燥处。
【保质期】 2 年。
【批准文号】 卫食健字（1999）第 0245 号。
【生产厂家】 烟台御宝酒业有限公司。

五十五、常康牌养肝胶囊

【主要原料】 葛根、薄荷、白扁豆、益智仁、陈皮、砂仁。
【功效成分/标志性成分含量】 每 100g 含：总黄酮 28mg；氨基酸 7200mg。
【保健功能】 对化学性肝损伤有辅助保护作用。
【食用方法及食用量】 每日早晚 1 次，每次 4 粒。
【适宜人群】 有化学性肝损伤危险者；不适宜孕妇。
【注意事项】 本品不能代替药物。
【产品规格】 0.5g/粒。
【储藏方法】 密封、避光、防潮。
【保质期】 24 个月。
【批准文号】 卫食健字（2002）第 0706 号。
【生产厂家】 成都鲲鹏高新技术开发有限公司。

五十六、百顺丹牌百顺丹胶囊

【主要原料】 枸杞子、红花、栀子、决明子、山楂、佛手、砂仁、木瓜、蜂蜜。
【功效成分/标志性成分含量】 每 100g 含：总黄酮 28mg；氨基酸 7200mg。
【保健功能】 调节血脂、对化学性肝损伤有辅助保护作用。
【食用方法及食用量】 口服，每次 3 粒，每日 3 次。
【适宜人群】 血脂偏高者、有化学性肝损伤危险者；不适宜少年儿童。
【注意事项】 本品不能代替药物。
【产品规格】 0.5g/粒。
【储藏方法】 密封，防潮。
【保质期】 18 个月。
【批准文号】 卫食健字（1999）第 0377 号。

【生产厂家】　北京金百顺医药技术发展有限公司。

五十七、生命钻石牌愉乐康软胶囊

【主要原料】　淫羊藿、雄蚕蛾、女贞子、砂仁、马鹿茸、淀粉、大豆色拉油、蜂蜡。
【功效成分/标志性成分含量】　每100g含：总黄酮789mg。
【保健功能】　抗疲劳、免疫调节。
【食用方法及食用量】　每日2次，每次4粒，温开水送服。
【适宜人群】　易疲劳者、免疫力低下者；不适宜少年儿童、孕期及哺乳期妇女。
【注意事项】　本品不能代替药物。
【产品规格】　0.5g/粒。
【储藏方法】　防潮、置阴凉干燥处。
【保质期】　24个月。
【批准文号】　国食健字 G20050327。
【生产厂家】　吉林市新科奇保健食品有限公司。

五十八、洪天牌护卫片

【主要原料】　甘草、佛手、木瓜、山楂、砂仁、欧巴代、硬脂酸镁。
【功效成分/标志性成分含量】　每100g中含：甘草酸860mg；总黄酮470mg。
【保健功能】　对化学性肝损伤有辅助保护作用。
【食用方法及食用量】　每日3次，每次3粒。
【适宜人群】　有化学性肝损伤危险者。
【注意事项】　①本品不能代替药物；②食用本品期间少食辛辣食物。
【产品规格】　0.5g/粒。
【储藏方法】　密封，置于阴凉干燥处。
【保质期】　24个月。
【批准文号】　卫食健字（2002）第 0540 号。
【生产厂家】　北京洪天力药业有限公司。

五十九、永颐堂牌芦荟葛根茶

【主要原料】　芦荟、砂仁、肉苁蓉、葛根、甘草。
【功效成分/标志性成分含量】　每100g含：总蒽醌≥100mg。
【保健功能】　改善胃肠道功能（润肠通便）。
【食用方法及食用量】　每日1～3次，每次1～2袋，沸水浸泡5～10min。
【适宜人群】　便秘者。
【注意事项】　本品不能代替药物。
【产品规格】　2g/袋。
【储藏方法】　置阴凉干燥处。
【保质期】　12个月。
【批准文号】　卫食健字（2000）第 0643 号。
【生产厂家】　辽源九快九本草茶尚健康品有限公司。

六十、中智牌山楂炒麦芽颗粒

【主要原料】 山楂、麦芽（炒）、白扁豆（炒）、茯苓、山药、生姜、鸡内金、砂仁、陈皮、甘草、白砂糖、低聚木糖。

【功效成分/标志性成分含量】 每100g含：总黄酮133mg。

【保健功能】 促进消化。

【食用方法及食用量】 每日3次，每次1袋，以温开水冲食。

【适宜人群】 消化不良的少年儿童；不适宜婴幼儿。

【注意事项】 本品不能代替药物。

【产品规格】 6g/袋。

【储藏方法】 置阴凉干燥处。

【保质期】 24个月。

【批准文号】 国食健字 G20110051。

【生产厂家】 中山市中智药业集团有限公司。

六十一、无限极牌常欣卫口服液

【主要原料】 山药、党参、茯苓、白扁豆、陈皮、砂仁、白术（炒）、低聚木糖、低聚异麦芽糖、猴头菇多糖。

【功效成分/标志性成分含量】 每100ml含：低聚木糖4.50g；粗多糖150.3mg。

【保健功能】 调节肠道菌群、对胃黏膜有辅助保护功能。

【食用方法及食用量】 每日2次，每次1支。

【适宜人群】 肠道功能紊乱者、轻度胃黏膜损伤者；不适宜少年儿童。

【注意事项】 本品不能代替药物 。

【产品规格】 10ml/支。

【储藏方法】 置阴凉干燥处。

【保质期】 18个月。

【批准文号】 国食健字 G20050487。

【生产厂家】 无限极（中国）有限公司。

六十二、千年人牌健中口服液

【主要原料】 山楂、木香、砂仁、陈皮、白术、枳实、水。

【功效成分/标志性成分含量】 每100ml含：总黄酮5mg。

【保健功能】 促进消化。

【食用方法及食用量】 每日2次，每次1支。

【适宜人群】 消化不良者。

【注意事项】 本品不能代替药物。

【产品规格】 10ml/支。

【储藏方法】 避光、密封、置阴凉干燥处。

【保质期】 24个月。

【批准文号】 国食健字 G20050739。

【生产厂家】 河南博恩医疗新技术有限公司 北京千年人医疗用品新技术有限公司。

六十三、猛汉牌煜酒

【主要原料】　人参、杜仲、巴戟天、淫羊藿、肉桂、枸杞子、淮山药、龙眼肉、丁香、砂仁、冰糖、蒸馏酒。

【功效成分/标志性成分含量】　每 100ml 含：总皂苷 15.4mg。

【保健功能】　抗疲劳。

【食用方法及食用量】　每日 1～2 次，每次 50ml。

【适宜人群】　易疲劳者；不适宜少年儿童、孕妇、乳母。

【注意事项】　本品不能代替药物。

【产品规格】　250ml/瓶。

【储藏方法】　密封、置阴凉干燥处。

【保质期】　36 个月。

【批准文号】　国食健字 G20040887。

【生产厂家】　黄石市猛汉酒业有限公司 河南丝宝保健品有限公司。

六十四、金福康牌健胃胶囊

【主要原料】　猴头菌提取物、砂仁、蜂胶提取物、人参、刺五加提取物、薏苡仁。

【功效成分/标志性成分含量】　每 100g 含：粗多糖（以葡萄糖计）14.1g；总黄酮（以芦丁计）1.5g；总皂苷（以人参皂苷 Rb_1 计）1.51g。

【保健功能】　改善胃肠道功能（对胃黏膜有辅助保护作用）、免疫调节。

【食用方法及食用量】　每日 3 次，每次 3 粒，每次饭前食用。

【适宜人群】　轻度胃黏膜易损伤者、免疫力低下者；不适宜少年儿童。

【注意事项】　本品不能代替药物。

【产品规格】　500mg/粒。

【储藏方法】　密封、置阴凉干燥处。

【保质期】　24 个月。

【批准文号】　卫食健字（2003）第 0262 号。

【生产厂家】　杭州金福康生物技术开发有限公司。

六十五、勃喜牌藏域景天胶囊

【主要原料】　红景天、人参果、淫羊藿、枸杞子、熟地黄、砂仁、山药、肉桂、丁香。

【功效成分/标志性成分含量】　每 100g 含：红景天苷 410mg。

【保健功能】　缓解体力疲劳。

【食用方法及食用量】　每日 1 次，每次 4 粒。

【适宜人群】　易疲劳者；不适宜少年儿童、孕妇。

【注意事项】　本品不能代替药物。

【产品规格】　0.3g/粒。

【储藏方法】　置阴凉干燥处。

【保质期】　24 个月。

【批准文号】　国食健字 G20040524。

【生产厂家】　西藏央科生物科技有限公司。

六十六、今天龙牌多力纳胶囊

【主要原料】 淫羊藿、巴戟天、韭菜籽、补骨脂、山药、枸杞子、桑椹、茯苓、砂仁、覆盆子。

【功效成分/标志性成分含量】 每 100g 含：总黄酮 0.12g；总皂苷 0.97g。

【保健功能】 缓解体力疲劳。

【食用方法及食用量】 每日 3 次，每次 2 粒，温开水送服。

【适宜人群】 易疲劳者；不适宜少年儿童、孕妇。

【注意事项】 本品不能代替药物。

【产品规格】 0.4g/粒。

【储藏方法】 密封、置阴凉干燥处。

【保质期】 24 个月。

【批准文号】 国食健字 G20050395。

【生产厂家】 河北鸿仁堂生物制品集团有限公司。

六十七、倍乐舒软胶囊

【主要原料】 砂仁粉、三七提取物、广藿香油、紫苏叶油、大豆油、蜂蜡、大豆磷脂、明胶、纯化水、甘油、棕氧化铁、二氧化钛。

【功效成分/标志性成分含量】每 100g 含：总皂苷 1.25g。

【保健功能】 对胃黏膜有辅助保护功能。

【食用方法及食用量】 每日 2 次，每次 2 粒，口服。

【适宜人群】 轻度胃黏膜损伤者；不适宜孕妇、乳母。

【注意事项】 本品不能代替药物。

【产品规格】 500mg/粒。

【储藏方法】 密封，常温干燥处保存。

【保质期】 24 个月。

【批准文号】 国食健字 G20130379。

【生产厂家】 广州善元堂健康科技股份有限公司。

六十八、鸿宇牌胃舒乐胶囊

【主要原料】 山楂、鸡内金、麦芽、砂仁、太子参、硬脂酸镁。

【功效成分/标志性成分含量】 每 100g 含：总黄酮 298mg。

【保健功能】 促进消化。

【食用方法及食用量】 每日 2 次，每次 3 粒。

【适宜人群】 消化不良者。

【注意事项】 本品不能代替药物。

【产品规格】 0.3g/粒。

【储藏方法】 置阴凉干燥处。

【保质期】 24 个月。

【批准文号】 国食健字 G20050445。

【生产厂家】 鸿宇集团大连康瑞国际股份有限公司。

六十九、胶宝牌新胶宝冲剂

【主要原料】　砂仁、山药、栀子、莱菔子、薏苡仁、山楂、鸡内金、陈皮、丁香、白芷、薤白。

【功效成分/标志性成分含量】　每100g含：总黄酮≥65mg、粗多糖≥3.0%。

【保健功能】　改善胃肠道功能（对胃黏膜有辅助保护作用）。

【食用方法及食用量】　每日2次，每次1袋。

【适宜人群】　轻度胃黏膜损伤者。

【注意事项】　本品不能代替药物。

【产品规格】　6g/袋。

【储藏方法】　置阴凉干燥处。

【保质期】　24个月。

【批准文号】　卫食健字（1997）第888号。

七十、楠崧牌五加皮酒

【主要原料】　白酒、五加皮、党参、栀子、薄荷、八角茴香、木瓜、玉竹、白芷、砂仁、黑枣、枸杞子、茯苓、橘皮、白砂糖、蜂蜜、水。

【功效成分/标志性成分含量】　每100ml含：总皂苷35.6mg；粗多糖40.5mg。

【保健功能】　缓解体力疲劳。

【食用方法及食用量】　每日75ml；分1～2次饮用。

【适宜人群】　易疲劳者；不适宜少年儿童、孕产妇及月经过多者、肝功能不全者。

【注意事项】　本品不能代替药物。

【产品规格】　500ml/瓶。

【储藏方法】　置阴凉干燥通风处。

【保质期】　24个月。

【批准文号】　国食健字G20040621。

【生产厂家】　浙江建德吴氏酒业有限公司。

第三节　砂仁在药膳中的应用

药膳是将中药与某些具有药用价值的食物相配伍，采用我国独特的饮食烹调技术和现代科学方法制作而成的具有一定色、香、味、形的美味食品，是具有治疗或养生功能的膳食。药膳发源于我国传统的饮食和中医食疗文化，经过千百年来的不断实践、发掘与完善，已经成为一门涵盖中医药学、烹饪学、营养学、美学及艺术的科学。它"寓医于食"，既将药物作为食物，又将食物赋以药用，药借食力，食助药威，两者相辅相成，相得益彰；既具有较高的营养价值，又可防病治病、保健强身、延年益寿。

在我国历代医药书籍中，都有关于药膳的记载。《周礼》中就有关于药膳的记载，"食医"、"六食"、"六饮"、"六膳"；"五谷五味五药养其病"。《黄帝内经》中关于药膳的记载有"儿欲诊病，必问饮食居处""药以祛之，食以随之"。《神农本草经》里的365种药材中，已将大枣、枸杞、茯苓、生姜、乌梅、百合、莲子、蜂蜜等药性食物收入其中。《金匮要略方治》，通过继承与发展，逐步形成了较为完善的食疗与药膳体系，如白虎汤、桃花汤、竹叶石膏汤、十枣百合鸡子黄汤、当归生姜羊肉汤、甘麦大枣汤等。《备急千金要方》中已辟有"食治"专篇，收载药用食物164种。宋元时期，已推出药膳方剂160首，可治疗28种疾病，并以粥、羹、饼、茶等剂型出现。元朝的《饮膳正要》，成为我国最早的药膳营养学专著。书中出："夫为医者，当先洞晓疾源，知其所犯，以食治之，食疗不愈，然后命药。"把食疗列为诸多疗法之首。至明代，李时珍的《本草纲目》为中医食疗提供了宝贵而丰富的资料。仅"谷"、"果"、"菜"三部就收录了药用食物300余种。后来相继出现的《食物本草》《食鉴本草》《粥谱》等药膳专著，对药膳有了进一步完善，一直被继承、延续至今[9]。

中国药膳根据每个人的体质状况、患病性质及季节时令、地理环境来确定食疗原则。例如，对慢性胃炎，属胃寒者宜服良附粥，属阴虚者宜服王石梅楂饮。药膳疗法是一种将治疗与调理相结合的养生之法，它既可"治已病"，也可通过滋补强身、提高人体自身的免疫力来"治未病"。尤其是对一些慢性、迁延性的疾病具有非常明显的效果。中国药膳还有良药可口，服食方便的特点。以下列出了一些含砂仁的药膳。

一、砂 仁 粥

【原料】 砂仁3～5g，粳米50～100g。

【制作】 将砂仁研为细末备用，先以粳米煮粥，待熟时放入砂仁末3～5g，再炖片刻，至粥稠熟烂即成。供早晚餐温热服食。

【功效】 暖脾胃，助消化，调中气。适用于脾胃虚寒性腹痛泻痢，消化不良，脘腹胀满，食欲不振，气逆呕吐等症。《老老恒言》载："砂仁粥治呕吐，腹中虚痛，兼治上气咳逆，胀痞。醒脾胃，通滞气，散寒饮，温肝肾。炒去翳研末点入粥。"

【加减】 本方加入芡实15g，共煮粥食，更增其健脾止泻之力。适用于脾胃虚寒，日久泄泻等症。

二、砂仁鲜肉炒鲜藕[10]

【原料】 砂仁6g，怀山药10g，鲜藕200g，猪瘦肉50g，鸡蛋1个，湿淀粉15g，盐5g，酱油、葱、姜各适量，食用油30ml。

【制作】

（1）藕洗净，切丝；山药洗净，发透切丝；砂仁去壳烘干，打成细粉；猪肉洗净，切丝。

（2）猪肉、湿淀粉、盐、酱油、葱、姜同放碗内，加入鸡蛋清、熟水，拌成稠状。

（3）炒锅置大火上，加油烧至六成热时，加入猪肉炒变色，投入鲜藕丝、山药丝炒熟即成。

【功效】 健脾胃，清肺热。

三、枸杞砂仁炒鱼肚[11]

【原料】 砂仁3g，枸杞子12g，鱼肚、西芹各50g，食用油30ml，盐5g，酱油、葱、姜各适量。

【制作】

（1）鱼肚洗净，切成片状；西芹洗净，切成4cm长的段；枸杞子去杂质洗净泡软，砂仁烘干打粉；姜切丝，葱切花。

（2）炒锅置中火上烧热，加油烧至六成热时投入鱼肚，翻炒片刻，加砂仁粉、酱油、盐、姜、葱、西芹、枸杞子，拌匀炒熟即成。

【功效】 补脾胃，降血糖。

四、砂仁鲫鱼汤[12]

【原料】 鲫鱼1条，砂仁3g。

【制法】

（1）鲜鲫鱼去鳞、鳃，剖去内脏，洗净。

（2）将砂仁放入鱼腹中、放入锅内（沙锅最好），加适量水，用文火烧开。锅内汤烧开后，放入生姜、葱、食盐后即可食用。

【功效】　醒脾开胃，利浊止呕，适用于恶心呕吐、不思饮食或病后食欲不者。

五、砂仁鲫鱼[13]

【原料】　砂仁 5g，鲫鱼 250g，葱、姜、盐少许。

【制法】

（1）将鲫鱼去鳞，洗净。去除鲫鱼内脏，洗净。

（2）将鲫鱼放入锅内，加水适量。放入砂仁、葱、姜、盐、料酒，先用武火烧沸，再用文火炖熬 25min 即成。

【功效】　健脾补肾，消肿利尿。适用于治疗面浮肢肿、恶心纳呆、倦怠乏力、小便不利、舌质淡、苔薄腻。

六、砂仁蒸鲫鱼（孕晚期宜多食的食物）[14]

【原料】　鲫鱼 1 条、砂仁 5g、盐、干淀粉、料酒、植物油、姜丝、葱丝、香油。

【制法】

（1）砂仁洗净，捣碎；鲫鱼去鳞、鳃、内脏，洗净，用盐、干淀粉、料酒拌匀涂抹鱼身，砂仁放在鱼腹内，入盘备用。

（2）蒸锅置火上，放入鱼，隔水蒸 15min 至熟，取出。

（3）锅置火上，倒植物油烧热，放入姜丝、葱丝爆香，捞出倒在鱼上，淋入香油即可。

七、砂仁蒸鲫鱼

【原料】　鲜鲫鱼 250g，砂仁末 5g，麻油、细盐少许。

【制法】　将鲫鱼去鳞、鳃，开腹弃肠杂，洗净备用。将砂仁末以油盐拌匀，纳入鱼腹中，以线缝合，置盘上，大碗盖严，上锅蒸熟。佐膳服食。

【功效】　鲫鱼味甘性温，富含优质蛋白质。能利水消肿，益气健脾，止泻止呕。砂仁与之合用，齐奏醒脾开胃，利水止呕之功。适用于妊娠呕吐、水肿及胎动不安等症。

【加减】　本方减去鲫鱼，加入生姜汁 1 汤匙，同炖汤饮服。能温中散寒，调中止呕。适用于胃寒呕吐等症。

八、牛肚枳实砂仁汤[15]

【原料】　牛肚 200g，姜片 15g，枳实 7g，砂仁 5g，酒 8ml，盐 2g，鸡粉 2g，胡椒粉少许。

【制作】

（1）处理干净的牛肚切条。

（2）砂锅注入适量清水烧开，放入姜片，加入枳实和砂仁，倒入牛肚，淋入料酒，拌匀，加盖烧开后小火炖 1h 至熟。

（3）放鸡粉、盐、少许胡椒粉，用锅勺拌匀调味即可。

九、砂仁蒸猪肘[16]

【原料】　砂仁 50g，猪肘子 500g，葱 100g，生姜 30g，花椒 5g，黄酒 100g，精盐、芝麻油各少许。

【制法】 将猪肘子洗净，用竹签扎满小孔。砂仁研成细末，葱、姜切碎，花椒、食盐锅内炒烫。将烧烫的花椒、精盐于肘子上揉搓，并将砂仁末撒在肘子上。用干净的白布将肘子包卷成筒形，用细线捆紧，放入碗中，加入葱、姜、料酒，上笼蒸熟透，取出，抹上芝麻油即成。

【功效】 适用于治疗胃部胀满、食欲不振、经常腹泻等。

十、砂仁豆芽瘦肉汤[14]

【原料】 黄豆芽 300g，砂仁 6g，猪瘦肉 100g，姜片、葱段、盐、水淀粉、植物油、酱油。

【制法】

（1）将砂仁去壳，打成细粉；黄豆芽洗净，去须根。

（2）炒锅加入植物油烧至六成热时，下入姜片、葱段爆香，加入 1000ml 清水，烧沸，放入黄豆芽，再次煮沸后转小火煮 20min。

（3）大火再烧沸后，加入猪瘦肉、砂仁、酱油，煮至断生加盐，用水淀粉勾芡即可。

【功效】 适用于急慢性病毒性肝炎患者辅助食疗。

【用法宜忌】 每日 2 次，每次吃猪肉 50g，喝汤 120ml。

十一、当归砂仁排骨汤[17]

【原料】 当归 10g，砂仁 6g，大枣 5 枚，猪排骨 200g，姜、料酒、盐各适量。

【制法】 将猪排骨洗净切块，与余料一起放入砂锅中，加水炖煮 1～2h 即可。

【功效】 补气养血。适宜于体虚，气血不足者。

十二、枸杞砂仁茶[18]

【原料】 枸杞子 15g，砂仁 6g。

【制法】 枸杞子、砂仁均洗净，控干，用开水冲泡即可。

【用法】 每日 1 剂，趁温热时频服。

【功效】 滋阴补肾，行气和中，安胎止呕。适用于妊娠呕吐、胎动不安。适宜月经不调。

十三、薏苡砂仁鸭[19]

【原料】 鸭 1 只，香菇 50g，小白菜 30g，砂仁 6g，葱 10g，姜 10g，花椒 10 粒，料酒 15g，食盐 4g，味精 2g。

【制法】

（1）全鸭去毛，内脏及爪，洗净，切块。香菇洗净，切丝；小白菜洗净，沥干水分。葱切段，姜切片。

（2）汤锅上火，加适量水，放入鸭块、薏苡仁、砂仁，大火烧沸，加入葱、姜、花椒、料酒，改用小火炖至鸭肉烂熟，加食盐、味精、香菇丝、小白菜，再煮至原料熟透即可。

十四、砂仁焖猪肚[20]

【原料】 猪肚 500g，春砂仁 10g，花椒、胡椒末、葱花、生姜各少许。

【制法】

（1）将猪肚用盐、清水反复漂洗干净，并放入开水中拖去膻味，刮除白膜，备用；春砂仁洗净、打碎，生姜切片。

（2）把砂仁放入猪肚内，起油锅，用姜爆香猪肚，然后加水、调味，文火焖熟，最后下花椒、胡椒粉、葱花，略焖，去砂仁，猪肚切条即可。随量食用。

【用法】　每日1剂，趁温热时频服。

【功效】　温中化湿，行气止痛。适用于溃疡病属胃寒者。症见脘腹冷痛，胀闷不舒，不思饮食，口淡乏味，暖气呕吐。

【注意】　胃热胃痛者不宜食用本品。

十五、砂仁鹅肉汤[20]

【用料】　鹅肉250g，砂仁6g，陈皮3g，党参15g，红枣4个。

【制作】

（1）将鹅肉切去肥油，洗净，斩件；党参、陈皮、砂仁（打碎）、红枣（去核）洗净。

（2）把鹅肉、党参、陈皮、红枣一齐放入锅内，加清水适量，武火煮沸后，文火煮1.5h，然后下砂仁再煮20min，调味即可。随量饮汤食肉。

【功效】　补气健脾，行气止痛。

【适应证】胃溃疡病属脾虚气滞者。症见胃脘隐痛，时有暖气泛酸，暖气后则舒，饮食减少，食入不化，大便溏薄，或体倦乏力，反胃嗳膈。

【注意】　外感发热或湿热泄泻者不宜饮用本汤。

十六、桂皮砂仁炖牛服[20]

【原料】　牛服250g，砂仁6g，陈皮3g，桂皮1.5g，生姜4片。

【制作】

（1）将砂仁（打碎）、桂皮（刮去粗皮）、陈皮、生姜洗净；牛服洗净，切块，用开水拖去膻味。

（2）把全部用料放入炖盅内，加开水适量，炖盅加盖，文火隔开水炖2～3h，汤成去药渣，调味即可。随量饮汤食肉。

【功效】　温中散寒，行气化湿。

【适应证】溃疡病属寒凝湿滞者。症见胃脘疼痛。呕吐，食欲不振，口淡泛涎，大便泄泻。

【注意】　湿热内阻之胃痛不宜饮用本汤。

十七、砂仁鲫鱼汤[20]

【原料】　鲫鱼500g，砂仁10g，陈皮3g，荜拨10g。

【制作】

（1）将鲫鱼活杀，去鳞、鳃和肠杂，洗净；砂仁、荜拨、陈皮洗净，稍切碎，纳入鲫鱼腹内，或用纱布包好。

（2）把腹内装有药材的鱼（或鱼与另包的药材）放入锅内，加清水适量，武火煮沸后，文火煮1h，去药渣，调味即可。随量食肉饮汤。

【功效】　温中祛寒，行气止痛。

【适应证】溃疡病属脾胃虚寒者。症见胃脘冷痛，得温则减，食后饱胀，时有暖气，常反清涎，口淡食少。

【按语】　本汤由《饮膳正要》之鲫鱼羹化裁而成，其所治之胃痛，皆因过食寒凉之品，伤及脾胃，或脾虚不运，寒湿内阻而致。胃寒当温，脾虚宜补，故治以温中补虚，散寒止痛之法。汤中砂仁味辛性温，能温中散寒、行气止痛，善治寒湿内阻中焦之胃痛，为醒脾和胃之良药；《药性论》说其"主冷气腹痛，止休息气痢，劳损。消化水谷，温暖脾胃"。然而，因其主要成分为挥发油，故不宜久煎，以免影响疗效。荜拨性味辛热，长于温中止痛，善治胃寒疼痛、呕吐诸证；陈皮味辛、微苦，性温，能行气止痛、和胃消食，二药合用，共助砂仁温散胃寒、行气止痛。但荜拨、砂仁为辛燥之品，易于耗气，故配鲫鱼以和之。鲫鱼性味甘微温，能补脾开胃、利水除湿；《本草经疏》说："鲫鱼入胃，治胃弱不食。"《医林纂要》说："鲫鱼性和缓，能行水而不燥，能补脾而不濡。"合而为汤，既补虚温中、行气止痛，又无温燥伤胃之虑，故对虚寒之胃痛极宜。

【注意】　胃痛属胃热有湿者不宜饮用本汤。

十八、砂仁佛手汤[20]

【原料】　佛手12g，砂仁6g（打碎，后下）。

【制法】　先水煎佛手，后下砂仁，去渣内服。

【功效】　行气止痛。

【适应证】溃疡病、胃炎、胃肠神经痛属肝郁气滞者。症见胃脘胀痛，时作时止，痛无定处，痛引两胁，常有嗳气，胃纳欠佳。

【注意】　脾虚阴亏者不宜饮用本汤。

十九、砂仁黄芪炖猪肚[21]

【原料】　砂仁6g，生黄芪24g，猪肚一个。

【制法与用法】　猪肚洗净，将砂仁、生黄芪洗净，装入猪肚内，加水炖熟，去黄芪、砂仁，食猪肚、喝汤。

【功效】　益气健脾，消食开胃。适用于脾胃虚弱，食少便溏，胃脘疼痛。对慢性胃炎、胃下垂患者更佳。

二十、砂仁陈皮煮牛肉[22]

【原料】　砂仁、陈皮各5g，生姜25g，牛肉1500g，调料适量。

【制法】　砂仁、陈皮、生姜、牛肉、桂皮、葱、胡椒、盐各适量，加水同煮，待牛肉熟后取出，切片食。

【功效】　温中补虚。

【适应证】适用于肢体倦怠，脾胃虚寒，不思饮食，四肢不温等症。

二十一、丁香砂仁童子鸡[23]

【原料】　童子鸡（母鸡）1只，干姜5g，公丁香4g，砂仁3g。

【制法】

（1）将鸡处理干净，保留心、肝、肺，切成小块。

（2）加入研成细粉的干姜、公丁香、砂仁粉，炖煮至烂熟。

【用法】　分2次吃完，每3日吃1只，一般用1～5只鸡即可收效。

【功效】　补中暖肾，益气升陷，用治胃下垂。

【注意】　不要暴饮暴食。

二十二、莲子苏梗砂仁茶[24]

【原料】　莲子60g，苏梗9g，砂仁5g。

【制法】　将莲子去皮、心，放在陶瓷罐中，加水500g，用小火隔水烧至九成熟后倒在沙锅里，加入苏梗、砂仁，再加水250g，用小火煮沸至莲子熟透即成。每日1次，连用5～7日。

【功效】　苏梗主要功能为理气宽中，止痛安胎；莲子则能健脾益肾，又具收敛之性。砂仁与之合用，其安胎之功尤著，适用于妇女胎动不安、妊娠合并腹痛等症。

【加减】　本方加入杜仲10g，煎水服，更增其安胎之功。杜仲能补益肝肾，肝肾不足则胎动不安，故杜仲有很好的安胎作用。《本草正》说杜仲"暖子宫，安胎气"。

二十三、砂仁荷叶饼[25]

【原料】　砂仁20g，发酵面3000g，白糖1100g，熟猪油1000g，苏打粉20g。

【制法】　砂仁去灰、壳，洗净，烘干研末，与白糖、苏打粉一同放入发面中，反复揉匀，放几分钟再揉匀，搓成长圆条，切成80个面剂，立放于案板上依次排好，刷熟猪油做成荷叶形，入笼旺火开水锅内蒸10min即成。每次可服两块，日服2次。

【功效】　健脾开胃，化湿去痰。适用于女子痰湿所致的月经过少、经色淡红、质黏腻如痰、胸闷呕恶、形体肥胖或月经来后又连续停数月、形胖体乏者。

二十四、砂仁木香鸡蛋面[25]

【原料】　砂仁2g，木香2g，白面粉60g，鸡蛋1个。

【制法】　将砂仁、木香共研细粉，同面粉混匀，打入鸡蛋，加水适量，将面擀成面条，入沸水锅中煮熟，捞出加入调料即成。当面点，随意食用。

【功效】　砂仁、木香均为行气止痛、健脾消食之品，合而用之，功效显著。富有营养的鸡蛋与其共用，既能补充机体营养之不足，又可健脾消食，增进食欲，促进吸收。本方适用于小儿厌食症。疏肝和胃，行气消胀。

【加减】　本方减去鸡蛋、面粉、木香，加入枳实2g、橘皮10g、粳米30g。将各品焙干研末，日分2～3次，加适量蜂蜜开水冲服。本方亦具健脾消积理气之功，用治小儿消化不良、腹胀痞满等症。还可用于小儿脾虚泄泻的治疗。

【评介】　木香善于胃肠道气滞而消除胀满，砂仁理脾开胃，理气消胀，促进食欲，制成鸡蛋面条，既能补充营养，又能解除脘腹作胀。

二十五、二蔻砂仁鲫鱼煲[25]

【原料】　白豆蔻6g，草豆蔻6g，砂仁6g，鲫鱼500g，料酒10g，姜5g，葱10g，盐5g，味精3g，胡椒粉3g，棒骨汤3000g。

【制法】　将砂仁、白豆蔻、草豆蔻打成细粉，鲫鱼宰杀后，去鳞、鳃及肠杂；姜拍松，葱切成段。将砂仁、白豆蔻、草豆蔻、鲫鱼、料酒、盐、姜、葱、味精、胡椒粉、棒骨汤放煲内。将煲上桌，置炉上大火烧沸，煮熟即成。

【用法】　佐餐当菜，吃鱼饮汤。

【功效】　疏肝理气，消食开胃，燥湿健脾。主治肝胃不和型胃胀、胃痛、食欲不振、呃逆、嗳气等症。

【评介】　白豆蔻、草豆蔻、砂仁 3 味，既是常用的调味品，又是疏肝理气开胃的常用药物，本药膳方对肝胃不和引起的胃脘胀痛、嗳气食少等症有效。

二十六、砂仁内金橘皮粥[26]

【原料】　鸡内金、干橘皮各 5g，砂仁 3g，粳米 60g，白糖适量。

【制法】　将鸡内金、干橘皮、砂仁共研成细末，待粥熬至将熟时下入，直至粥熟烂离火，调入白糖即成。每日服 1 剂，连用 7～10 日。

【功效】　方中鸡内金运脾健胃，消化水谷，善治食积不消，院腹胀满；橘皮辛散苦降，温和不峻，芳香醒脾、和胃止呕、行气和中、开胃消食的砂仁与之合用，共具消食通滞之功。适用于小儿疳积，胃纳减少，恶心呕吐，消化不良，烦躁哭闹等症。

【加减】　本方减去鸡内金、橘皮，加入鲜山药 50g、莲子 15g（打碎研粉），共煮粥食。每日 1 剂，连用 7～10 日。本方对久泻内呆、腰脚无力、少气懒言、形体瘦弱、毛发枯槁的疳积小儿尤宜。

二十七、砂仁糖醋益母羹[27]

【原料】　砂仁 10g，益母草 15g，米醋 1.5g，红砂糖 30g。

【制法】　将益母草，砂仁共煎去渣取汁再加入米醋、红糖炖至成羹。日分 2 次服食，连用 3～5 日。

【功效】　益母草活血去瘀，砂仁理气止痛。合而用之，对气滞血瘀型痛经，症见少腹疼痛、月经淋漓不断、血色紫黑夹块、胸胁作胀等甚宜。

【加减】　本方减去米醋、红糖，加入黑豆 30g，同煎汤服，能活血化瘀，理气行滞，适用于气滞血瘀型闭经等症。

二十八、砂仁佛手山楂酒[27]

【原料】　砂仁 30g，佛手 30g，山楂 30g，米酒 500g。

【制法】　将砂仁、佛手、山楂共浸入米酒中，7 日后可饮。每日早晚各 1 次，每次 15～30g。

【功效】　本方取佛手舒肝行气止痛之效。砂仁理气行滞止痛之力，山楂活血去瘀破气之能。合为本方，共奏理气解郁活血之功。适用于气郁月经后期，症见经期延后，量少色暗有块，小腹及胸胁乳房胀闷不舒，精神忧郁等。

【加减】　本方减去佛手、山楂、米酒，加入淮山药 30～60g、熟地 10～15g、粳米 100g。先将山药，熟地煎取汁液，再同粳米煮粥，待熟时放入砂仁末 6g、调入白糖适量稍炖即成。日分 1～2 次服食。适用于肾阴不足致腰膝酸软、遗精等症。

二十九、回锅春砂花肚[28]

【原料】　猪肚 750g，春砂花 15g，干姜 20g，丁香 10 粒，干厚朴花 8g，料酒 50g，香葱花 25g，川盐、味精、鲜汤、香油各适量。

【制法】　猪肚将双面刮洗干净，去净油筋，投入沸水中烫后，捞起，再次刮洗干净。干姜切片，与春砂花，干厚朴花、丁香用净纱布包好，放入净猪肚内，投入净锅内，加鲜汤烧沸，打净浮沫，再加料酒、川盐炖至熟软，捞出肚子，取肚子片成片，又放入汤锅内，烧沸，起锅盛入汤盆内，下香葱花，香油，味精上桌食用。

【功效】　健脾胃，治肝胃气痛。

三十、春砂花佩兰汤[28]

【原料】　净佩兰嫩叶150g，春砂花10g，高汤、川盐、鸡精、葱花、香油各适量。

【制法】　净锅内放高汤，川盐、烧沸，下春砂花、佩兰嫩叶，煮沸，起锅入汤碗，放上鸡精、葱花，香油搅匀即成。

【功效】　醒脾健胃，解表利湿。

三十一、砂仁鳝鱼丝

【原料】　鳝鱼500g，砂仁5g，鹌鹑蛋12个，葱、姜适量。

【制法】　将鹌鹑蛋煮熟去皮，再把蒜剁成末，然后把砂仁用纱布包好后放在锅里煮开取汁备用。然后将鳝鱼切成丝放在碗里，再加入葱丝、姜丝、料酒、味精、盐，搅拌均匀，放入蒸锅里用大火蒸15min，然后将鳝丝里的葱姜丝择出，将鳝丝盛入盘中。这时候，将少量的油放入锅里爆炒蒜末，待炒出蒜香味后加入备好的砂仁汁和鸡汤，以及白胡椒粉、水淀粉，汤浓缩后浇在鳝丝上，再将鹌鹑蛋码放在盘子周围，这样就可以食用了。

【功效】　健脾胃，补肝肾，调气血，适合平时脾胃功能不好引起的消化不良、气血不足人群食用。夏季健康人也容易出现厌食、食欲不振等情况，此时也可以食用。但须注意的是，暂时有内热、高热，或者有炎症、感染时暂时不要食用这道药膳，因为砂仁、鳝鱼温补，容易加重症状。

参 考 文 献

[1] 陈彩英，詹若挺，王小平.砂仁的药用文献研究与开发利用[J].新中医，2009，41（9）：110-111.

[2] 尤小梅，李远志，李婷，等.春砂仁的保健功能及春砂仁食品的研究与开发[J]."食品加工与安全"学术研讨会暨2010年广东省食品学会年会论文集，2010：146-149.

[3] 胡志霞，杨国堂.保健馒头制作工艺研究[J].安徽农业科学，2009，37（15）：7192-7194.

[4] 樊亚鸣，刘丽媚，林海清，等.春砂仁凝胶软糖的研制[J].食品科技，2006，4：57-60.

[5] 王志江，李琳.砂仁风味发酵乳的研制[J].食品工业，2015，36（5）：39-42.

[6] 中山大学.春砂可乐饮料及其生产方法[P].中国：CN85108183，1987.

[7] 丁仰宏.砂蔻消食口服液的研制[D].广州中医药大学硕士论文，2011.

[8] 药智数据.http://db.yaozh.com/bjsp.

[9] 周希瑜，凌伯勋.中国药膳的渊源、现状与思考[J].岳阳职业技术学院学报，2011，26（6）：65-68.

[10] 马汴梁.糖尿病自然疗法.郑州：河南科学技术出版社，2008.

[11] 周忠蜀.孕育一本通.合肥：安徽科学技术出版社，2008：130.

[12] 陆敏君，张绪华主编.肾病食疗菜谱.第2版.青岛：青岛出版社，2003：109.

[13] 彭玉清.餐桌上的养生经.最适合中国人的滋补祛病食疗方大全集.太原：山西科学技术出版社，2013.

[14] 柴瑞震.便秘这样就吃对了.武汉：湖北科学技术出版社，2014：195.

[15] 马义杰，张绪华.胃肠病食疗菜谱.第2版.青岛：青岛出版社，2003：41.

[16] 李林.心脑血管疾病中医食疗.广州：广东旅游出版社，2004：63.

[17] 王作生，郝向峰.枸杞养生.青岛：青岛出版社，2010：112.

[18] 段会良.降血脂食谱.沈阳：沈阳出版社，2009：82.

[19] 何国梁，黎秋婵，高汉森.疾病饮食疗法（二）.广州：广东科技出版社，2002.

[20] 林禾禧.林禾禧谈二十四节气养生.繁体字版.福州：福建科学技术出版社，2008.

[21] 张瑞贤.紫轩.国医堂养生百草.祛湿强筋利尿消肿篇.南宁：广西科学技术出版社，2009：75.

[22] 王睿.家庭实用偏方验方全书.北京：中国纺织出版社，2014.

[23] 李瑶卿.孕产妇滋养餐.南京：江苏科学技术出版社，2004：208.

[24] 于俊生，魏陵博，孙金芳.家庭进补大全集.青岛：青岛出版社，2014：80.

[25] 张杰.胃肠病药膳良方.北京：人民卫生出版社，2002：53-59.

[26] 李明河.砂仁药膳（一），中国食品，1995，5：9.

[27] 李明河.砂仁药膳（二），中国食品，1995，5：8.

[28] 周玲.春砂花的药用与膳食，药膳食疗，2003，11：9.

附件1 阳春砂规范化生产标准操作规程（SOP）

前　　言

本规程由广州中医药大学承担的国家重点科技攻关计划专题"砂仁中药材规范化种植研究"课题组提出并归口国家科技部。

本规程起草单位：广州中医药大学

阳春市嘉华生物化工有限公司

本规程主要起草人：刘军民、张丹雁、徐鸿华（广州中医药大学）

严小寒（阳春市科学技术局）

本规程委托广州中医药大学"砂仁中药材规范化种植研究"课题组负责人负责解释。

第一章　总　　则

1.1　为保证中药材质量，促进中药标准化、现代化，依据砂仁药材的生长特点和国家药品监督管理局《中药材生产质量管理规范》（试行）的要求，制订本标准操作规程（SOP）。

1.2　本标准操作规程内容包括总则、产地自然条件、品种、育苗、栽植与田间管理、病虫害防治、采收与加工、质量标准、包装、运输及储藏、人员和设备、文件管理等，是砂仁药材生产和质量管理的具体操作方法。

1.3　砂仁药材生产应运用本标准操作规程进行管理和质量监控，保护生态环境，坚持"最大持续量"原则，实现资源的可持续利用。

1.4　本规程适用于阳春砂主产区广东、云南等的种植地。

1.5　引用标准　下列文件中被本标准引用的条款则为本标准的条款

1.5.1　GB3095—1996，国家环境空气质量标准。

1.5.2　GB5084—1992，国家农田灌溉水质标准。

1.5.3　GB15618—1995，国家土壤环境质量标准。

1.5.4　2000年版《中华人民共和国药典》一部。

1.5.5　国家药品监督管理局《中药材生产质量管理规范》（试行）。

1.5.6　科技部生命科学技术发展中心《中药材规范化种植研究项目实施指导原则及验收标准》。

1.5.7　中华人民共和国对外贸易经济合作部《药用植物及制剂进出口绿色行业标准》。

1.6　定义

1.6.1　GAP 即英文 good agriculture practice 的缩写，指中药材生产质量管理规范。

1.6.2　SOP 即英文 standard operation practice 的缩写，指中药材规范化生产标准操作规程。

1.6.3　最大持续量　指不危害生态环境，可持续生产（采收）的最大产量。

1.6.4　生物肥料　指利用生物活体或生物代谢过程中产生的具有生物活性的物质，或从生物体中提取的物质作为提高作物产量和品质的肥料。

1.6.5　生物源农药　指利用生物活体或生物代谢过程中产生的具有生物活性的物质或从生物体提取的物质作为防治作物病虫害的农药。

1.6.6　质量标准　是对药材的质量规定和检验方法所做的技术规定。

第二章　产地自然条件

2.1　适宜栽培区

东经 111°16′27″～112°09′22″，北纬 21°50′36″～22°41′01″。年平均气温 21～25℃，最冷月平均气温 10～14℃，>10℃年积温 6500～8000℃，年降水量 1500～2000 毫米。

2.2　生态条件

2.2.1　温度生长适宜温度 22～28℃，能忍受 0℃的短暂低温，但较长时间的 0℃会有严重霜冻，直立茎受冻死亡。

2.2.2　光照半阴生植物，忌阳光直射，1～2 年生苗要求荫蔽度 70%～80%，3 年后植株进入开花结果期，荫蔽度以 50%～60%为宜。

2.2.3　水分喜湿润，怕干旱，孕蕾期至开花结实期空气相对湿度 90%以上。

2.2.4　土壤底土为黄泥土，表土层肥沃、疏松，富含腐殖质，并夹有小石砾的森林土壤为宜。

2.3　环境质量

2.3.1　环境空气达到国家环境空气质量 GB3095—1996 二级以上标准。

2.3.2　水质达到国家农田灌溉水质标准 GB5084—1992 二级以上标准。

2.3.3　土壤环境达到国家土壤环境质量 GB15618—1995 二级以上标准。

第三章　物种或品种类型

3.1　本规程所适用的阳春砂为姜科多年生植物（*Amomum villosum* Lour）。

3.2　在栽培的大田中发现有长果阳春砂、圆果阳春砂两个栽培类型。现大田中已推广这两个栽培品种。

第四章　培育苗木

采用有性繁殖——种子育苗和无性繁殖法——分株育苗及分株苗直接移栽。

4.1　建立苗圃

4.1.1　园地选择选择背北向南，通风透光，排灌方便、荫蔽条件良好的山坑两旁新垦地，土壤疏松、肥沃、湿润的沙质壤土为好。

4.1.2　整地播种前 1 个月开垦，把林地全面深翻 30 厘米左右，拣尽树根杂草、石块，于播种前耕翻，每 667 平方米施土杂肥 1250～1500 千克作底肥。整平耙细做床，宽 1 米，高 15～20 厘米。长度视地形而定。苗床要求平坦、疏松，中间略呈龟背形。

4.2　种子繁殖

4.2.1　选种　选择果粒大、种子饱满、无病虫害的植株作采种母株。当果实由鲜红色转为紫红色，种子由白色变为褐色或黑色，有浓烈辛辣味时采收。

4.2.2　种子处理　将选取的鲜果置于较柔和的阳光下，连晒 2 天，每天晒 2～3h，然后剥取果皮，用细沙擦薄种皮至有明显的砂仁香气为止，浸在清水中漂去杂质，取出种子，稍晾干后播种。

4.2.3　播种期　随采随播。最好于当年 8 月底或 9 月初播种。

4.2.4　播种方法　在整好的苗床上，按行距 13～17 厘米开沟，沟内按株距 5～7 厘米点播，深 1～1.5 厘米，播后均匀地、薄薄地撒上一层细碎火烧土或覆盖一薄层腐熟的干粪，并以树叶遮阴。每 667 平方米播种湿籽 2.5～3 千克，相当于鲜果 4～5 千克。

4.2.5　播种苗管理

4.2.5.1 遮阴 开始出苗时在荫棚架上加覆盖物，荫蔽度以 80%～90% 为好。待幼苗长出 7～8 片叶时，荫蔽度控制在 70% 左右。

4.2.5.2 间苗 在苗高 3～5 厘米时间苗，去弱留强，使株间相隔 5 厘米。

4.2.5.3 施肥 分别在幼苗长有 2 片、5 片和 8～10 片叶时各施稀薄水肥 1 次，以腐熟的人粪尿为主，开始宜稀，后逐渐增大浓度。以后每半个月或 1 个月追肥 1 次。

4.2.5.4 淋水根据天气情况淋水，保持土壤湿润。

4.2.5.5 防寒 冬季和早春增施腐熟的牛粪、火烧土和草木灰等。寒潮来时，可用塑料薄膜覆盖，当风处搭设挡风棚。

4.3 分株苗繁殖

4.3.1 母株选择 选择历年丰产、生长健壮、分生能力强、无病虫害、穗大果多的母株。

4.3.2 分株剪取 从中挑选株高 0.6 米，叶 5～10 片，具 1～2 条新萌发的带有鲜红色嫩芽的匍匐茎的苗，茎秆粗壮，作为繁殖材料。分株苗需剪去 1/3～1/2 的叶片。

第五章 栽植与田间管理

5.1 栽植

5.1.1 选地 选择一面开阔、三面环山的坡地，坡度 15°～30°，坡向朝南或东南，邻近有昆虫授粉，空气湿度较大，土壤疏松肥沃，排灌方便，并长有阔叶杂木林（如鸭脚木）作荫蔽的山坑、山窝地。

5.1.2 整地 移栽前 1 个月，清除地内杂草和矮小灌木，砍去过多的荫蔽树，稀疏地补种。山区根据地形地势全垦开成梯田；丘陵地耕翻做畦，畦宽 2 米左右，每隔一定的距离开排灌沟。

5.1.3 栽种季节 春季 3～5 月，秋季 8～10 月阴雨天进行。

5.1.4 种植密度 70 厘米×60 厘米，或 70 厘米×40 厘米，每 667 米 2 1 800～2000 株。

5.1.5 栽种方法 将种苗的匍匐茎向下或水平放置，使新生匍匐茎顶端露出土面，用松土覆盖。老根茎覆土 6～9 厘米厚，基部压实，穴面略低于地面。植后淋定根水并用落叶覆盖穴面。需长途运输的种苗，应放于阴湿处，经常淋水以免凋萎。分株苗栽种前要挖穴，规格为 40 厘米×40 厘米×30 厘米，每穴 1 丛。

5.2 田间管理

5.2.1 除草 定植后 1～2 年，每年除草 2～3 次。第 3 年后每年除草 1～2 次，分别在开花前和收果后进行。不能用锄头除草，只能用手拔。

5.2.2 培土摘果后用含有机质的表土、火烧土均匀地撒在种植地上，厚度以盖没裸露的根状茎为度。

5.2.3 调整荫蔽度 种植后 1～2 年荫蔽度为 70%～80%；进入开花结实年龄，荫蔽度以 50%～60% 为宜，但保水力或缺水源的地段仍应保持 70% 左右的荫蔽度。

5.2.4 清园、防旱排涝 11～12 月割除老株后，立即将园内杂草铲除干净，并清出园外。园地周围 2～3 米范围内的杂草、灌木也应铲净。新种植株要经常灌水或淋水，遇干旱必须及时淋水。

5.2.5 补苗与割苗 定植后，发现缺苗及时补种。收果后要进行适当修剪，除割去枯、弱、病残苗外，在苗过密的地方，还应割除部分"春笋"，每平方米保留 40～50 株，即一般山区每 667 平方米留苗 2.5 万株以下，丘陵地区 3 万株以下，而且分布均匀。

5.2.6 衰退苗群更新 收果后将老、弱、病、枯苗全部割除，清除枯死的匍匐茎，锄松空地，重施有机肥，然后进行补种，到 4～5 月幼笋大量萌发时，及时追施人粪尿。

5.2.7 人工辅助授粉

5.2.7.1 授粉时间 早上 8：00～10：00。阴天授粉时间相应推迟。

5.2.7.2 授粉方法

5.2.7.2.1　推拉法　正向推拉，即花的唇瓣正对授粉人，以大拇指与食指夹住雄蕊与唇瓣，拇指将雄蕊向下轻拉，拇指不要松开，再将雄蕊向上推，使黏附在唇瓣上的花粉擦在柱头上；反向推拉，即花的唇瓣背向授粉人，操作时仍以拇指和食指夹住雄蕊和唇瓣，拇指将雄蕊向下轻推，然后再将雄蕊往上拉。操作时用力要适度，太轻授粉效果差，太重则伤害花朵。

5.2.7.2.2　抹粉法　先用左手的拇指和中指夹住花冠下部，右手的食指（或用小竹片）挑起雄蕊，并将花粉抹在柱头上。

5.2.8　保护和引诱传粉昆虫　加强林地管理，创造适宜的环境条件，保护和加速彩带蜂的繁殖。

5.2.9　预防落果

5.2.9.1　搞好栽培管理　培育壮苗。

5.2.9.2　喷施植物激素　5月下旬至6月上旬，即幼果大量形成时，采用喷雾式喷雾器或机动喷雾器喷施 5×10^{-6}（1×10^{-6}=1ppm）2,4-D液，以叶片或果不滴水为好。

5.2.9.3　根外追肥　幼果大量形成时，在下午或阴天施3%过磷酸钙、0.1%硫铵浸出液。

5.2.10　施基肥

5.2.10.1　时间　2月。

5.2.10.2　种类　施绿肥、厩肥、饼肥及杂草、灌木、各种作物茎秆经腐熟的家用有机肥，N、P、K复合肥。厩肥2000～2500千克、钙镁磷50～70千克（先与厩肥堆沤）、草皮灰2500千克或草木灰1000千克、尿素10千克，用时混合均匀，分2次施下。

5.2.10.3　方法　沿田地外围撒施。

5.2.11　追肥

5.2.11.1　攻苗肥　8月下旬采果后施有机肥2500千克，豆麸50千克，过磷酸钙20～25千克。

5.2.11.2　壮花肥　2月下旬至3月上旬，以磷钾肥为主，适施氮肥。每667平方米施生物肥150千克，或尿素10千克、复合肥20～30千克、过磷酸钙40～50千克，分2次施下。

5.2.11.3　促花肥　4月下旬，用0.3%磷酸二氢钾和0.01%硼酸混合液喷施叶面、花苞，每667米^{2}用量100千克。

第六章　主要病虫害的防治

坚持贯彻保护环境、维持生态平衡的环保方针及预防为主、综合防治的原则，采取农业防治、生物防治和化学防治相结合的方法，对阳春砂主要病虫害进行防治。

6.1　农业防治

6.1.1　土壤消毒　结合整地做畦，每667平方米撒石灰100千克进行土壤消毒。

6.1.2　清洁田园　清除杂草、病株，集中烧毁，收果后割除枯老苗，并注意保持适宜的荫蔽度。

6.1.3　培育壮株　增施火烧土、草木灰、石灰等，培育健壮植株，增强抵抗病虫害能力。

6.2　药物防治

6.2.1　生物农药防治　大连产好谱牌高效生物免疫杀菌剂50ml/次，稀释倍数为800～1500，连续喷洒3次，间隔期为7天；2.5%鱼藤精乳油稀释800～1000倍液喷洒，连续喷洒2～3次，间隔期7～10天，对防治果疫病效果明显。

6.2.2　化学农药防治

6.2.2.1　苗疫病　3～4月发病。发病初期喷洒1：200波尔多液，或50%甲基托布津可湿性粉剂1000倍液，每10天1次，连续喷2～3次。

6.2.2.2　叶斑病　终年发病。发病初期用50%托布津1000倍液喷洒，每隔10天喷1次。

6.2.2.3　果疫病　在5月、6月、7月或8月用50%多菌灵可湿性粉剂1000倍液喷雾，连续喷2～3次，间隔期为10天。

6.2.2.4　黄潜蝇　3～4 月成虫产卵时用 40%乐果乳剂 1000 倍液,每隔 5～7 天喷 1 次,连喷 2～3 次。

6.2.2.5　老鼠　4～8 月特别是结果期将鼠铗、鼠笼于傍晚设置于砂仁地里进行人工捕杀。或用炒香的谷、糠或杂粮,炼熟的植物油及磷化锌以 100∶3∶4 拌匀,制成毒饵进行诱杀。

第七章　采收与产地加工

7.1　采收

7.1.1　采收季节　当果实由鲜红色变为紫红色,果肉呈荔枝肉状,种子由白色变为褐色或黑色而坚硬,有浓烈辛辣味时采收。

7.1.2　采收方法　采收时,山区自下而上进行,平原则分畦采摘。用小刀或剪刀将果序剪下,收果后再剪去过长的果序柄,不宜用手摘,以防伤害匍匐茎的表皮,影响次年开花结果,同时应尽量避免践踏根茎。

7.1.3　鲜果分级

7.1.3.1　一级鲜果　果大,成熟均匀,果皮红褐色;果穗呈球状,柄短;种子黑褐色,味辛辣;无空壳、杂质。

7.1.3.2　二级鲜果　果大小中等,成熟度比一级稍差,抽检果实的未成熟白色种子占 20%～50%,辛辣味较淡。

7.2　产地加工

7.2.1　焙干法

7.2.1.1　焙干设施　新式焙炉由干燥室和火炉构成。焙筛用竹或铁丝编织,长 1.2 米,宽 0.8 米,筛深 15 厘米左右,筛眼直径约 0.5 厘米。旧式焙炉炉灶高 1 米,宽 1 米,长 3 米,开炉口 3 个,炉口高 30 厘米,宽 50 厘米。炉上面开敞,间有数条竹(木)横架。

7.2.1.2　新式焙炉法烘焙时间 24h。初始温度控制在 90℃,待果实近六七成干时温度控制在 70℃以下,不需翻动。果实含水量 13%以下为宜。

7.2.1.3　旧法工序

7.2.1.3.1　杀青　焙筛盛鲜果厚约 10 厘米,摊平,置于炉上,盖上湿麻袋,炉上加湿谷壳发烟烘熏 24h。

7.2.1.3.2　压实　将经烟熏、果皮收缩变软的果实装入竹箩或麻袋,轻轻加压一夜。

7.2.1.3.3　复火　将压实的果实放置筛上摊平,重放炉上用炭火(只生烟不生明火)烘焙,经常翻动。当焙至果皮软(五六成干)时,趁热喷 1 次水。

7.2.2　晒干法

7.2.2.1　主要设施　木桶,底宽顶窄,高 1 米,底部直径 50～60 厘米,用铁丝网做底,每桶可装砂仁 50 千克。

7.2.2.2　工序

7.2.2.2.1　杀青　将杀青桶置于烟灶上,后装入果,用湿麻袋盖密桶口,升火熏烟,至果皮布满小水珠时取出。

7.2.2.2.2　晒干　摊放在竹筛或晒场土晒干。

第八章　留　种　技　术

8.1　母株选择

选择无病虫害、生长旺盛、结实多的植株地块作留种地块,对留种母株加强田间管理。

8.2　选种

采果时从留种地块中挑选穗大、果粒多，种子饱满，无病虫害的果实作种。

8.3　种子处理

将选取的鲜果置于较柔和的阳光下晾晒 2～3 天，每天晒 2～3h，然后剥弃果皮，加等量的细沙擦薄种皮至有明显的砂仁香气为止，并浸在清水中漂去杂质，取出种子，稍晾干后即可作播种用。若要翌年春播种，可将处理好的种子藏于湿沙中或阴干储藏，至翌年惊蛰至清明节播种。

8.4　注意事项

需要储藏的果实不能曝晒或烘熏。

第九章　质　量　标　准

9.1　药材质量标准

9.1.1　干燥品水分≤13.0%。

9.1.2　总灰分≤10.0%。

9.1.3　酸不溶性灰分≤6.0%。

9.1.4　有效成分含量限量指标　以干燥品计算，种子团含挥发油不得少于 3.0%（毫升/克）；含乙酸龙脑酯（$C_{12}H_{20}O_2$）不得少于 15.0 毫克/克。

9.2　农药残留限量指标

9.2.1　六六六（BHC）≤0.1 毫克/千克。

9.2.2　滴滴涕（DDT）≤0.1 毫克/千克。

9.2.3　五氯硝基苯（PCNB）≤0.1 毫克/千克。

9.2.4　艾氏剂≤0.02 毫克/千克。

9.3　重金属限量指标

9.3.1　重金属总量≤20.0 毫克/千克。

9.3.2　铅（Pb）≤5.0 毫克/千克。

9.3.3　镉（Cd）≤0.3 毫克/千克。

9.3.4　铜（Cu）≤20.0 毫克/千克。

9.3.5　砷（As）≤2.0 毫克/千克。

9.3.6　汞（Hg）≤0.2 毫克/千克。

9.4　黄曲霉毒素 B_1（aflatoxin B_1）≤5.0 微克/千克。

第十章　包装、运输及储藏

10.1　包装

10.1.1　选用不易破损干燥、清洁、无异味的包装材料密闭包装，以保证药材在运输、储藏、使用过程中的质量。

10.1.2　发送中药材必须有包装标签，注明药材品名、产地、采收日期、注意事项，并附有质量合格的标志。

药材名称：

产地：

采收日期：

采收单位：

调出日期：

调出单位：

调出数量：　　　包

包装重量: 千克/包

注意事项:

附:药材质量检验单

10.2 运输

10.2.1 运输工具应有通风设备。

10.2.2 运输途中应防止日晒、雨淋、潮湿、损坏、污染。

10.3 储藏

10.3.1 采用完全密闭的方法储藏,置于通风、干燥、无污染的专用仓库中,并采用控温 30℃ 以下、控湿 70%~75%技术,防止霉变。

10.3.2 彻底灭菌,消灭虫源,防止发生虫蛀及老鼠等。

第十一章 人员和设备

11.1 人员

11.1.1 负责全面工作人员,要求富有经验而有能力履行赋予的职责,具有大专以上学历的专业人才。

11.1.2 生产人员,要求具有从事中药或农业生产或通过培训,能掌握药材栽培管理技术的人员。

11.2 生产基地设备,根据药材生产的需要配齐所有的设备。

第十二章 文 件 管 理

12.1 文件指一切涉及中药材生产、质量管理的书面材料和实施中的资料。

12.1.1 药材品种、育苗与移栽(时间、地点、面积)、田间管理(肥料、农药种类、数量、时间等)。

12.1.2 土壤及水分资料。

12.1.3 各种合同协议书、生产计划、实施方案、技术操作规程。

12.1.4 物候变化(小气象记录资料)。

12.1.5 产量、质量。

12.1.6 工作、技术总结等。

12.2 管理,将上述文件资料全部归入档案收载。

12.2.1 记录员要由具有一定文化而且责任心强的人员做专门记录。

12.2.2 档案保管员要掌握档案分类和保管的基本知识。

12.2.3 记录员、档案保管员要求由相对固定的专人负责。

附则:本规程(SOP)制订时间为 2002 年 7 月。本规程起草单位将根据有关进展与执行中的反馈情况对本规程内容进行修订,并不定期发布新版本。

附件2　中国药典砂仁质量标准

砂　仁

Sharen
AMOMI FRUCTUS

本品为姜科植物阳春砂 *Amomum villosum* Lour.、绿壳砂 *Amomum villosum* Lour. var. *xan thioides* T. L. Wu et Senjen 或海南砂 *Amomum longiligulare* T. L. Wu 的干燥成熟果实。夏、秋二季果实成熟时采收，晒干或低温干燥。

【性状】　阳春砂、绿壳砂　呈椭圆形或卵圆形，有不明显的三棱，长 1.5～2cm，直径 1～1.5 cm。表面棕褐色，密生刺状突起，顶端有花被残基，基部常有果梗。果皮薄而软。种子集结成团，具三钝棱，中有白色隔膜，将种子团分成 3 瓣，每瓣有种子 5～26 粒。种子为不规则多面体，直径 2～3mm；表面棕红色或暗褐色，有细皱纹，外被淡棕色膜质假种皮；质硬，胚乳灰白色。气芳香而浓烈，味辛凉、微苦。

海南砂　呈长椭圆形或卵圆形，有明显的三棱，长 1.5～2cm，直径 0.8～1.2cm。表面被片状、分枝的软刺，基部具果梗痕。果皮厚而硬。种子团较小，每瓣有种子 3～24 粒；种子直径 1.5～2 mm。气味稍淡。

【鉴别】　（1）阳春砂种子横切面：假种皮有时残存。种皮表皮细胞 1 列，径向延长，壁稍厚；下皮细胞 1 列，含棕色或红棕色物。油细胞层为 1 列油细胞，长 76～106μm，宽 16～25μm，含黄色油滴。色素层为数列棕色细胞，细胞多角形，排列不规则。内种皮为 1 列栅状厚壁细胞，黄棕色，内壁及侧壁极厚，细胞小，内含硅质块。外胚乳细胞含淀粉粒，并有少数细小草酸钙方晶。内胚乳细胞含细小糊粉粒和脂肪油滴。

粉末灰棕色。内种皮厚壁细胞红棕色或黄棕色，表面观多角形，壁厚，非木化，胞腔内含硅质块；断面观为 1 列栅状细胞，内壁及侧壁极厚，胞腔偏外侧，内含硅质块。种皮表皮细胞淡黄色，表面观长条形，常与下皮细胞上下层垂直排列；下皮细胞含棕色或红棕色物。色素层细胞皱缩，界限不清楚，含红棕色或深棕色物。外胚乳细胞类长方形或不规则形，充满细小淀粉粒集结成的淀粉团，有的包埋有细小草酸钙方晶。内胚乳细胞含细小糊粉粒和脂肪油滴。油细胞无色，壁薄，偶见油滴散在。

（2）取【含量测定】项下的挥发油，加乙醇制成每 1ml 含 20μl 的溶液，作为供试品溶液。另取乙酸龙脑酯对照品，加乙醇制成每 1ml 含 10μl 的溶液，作为对照品溶液。照薄层色谱法（通则 0502）试验，吸取上述两种溶液各 1μl，分别点于同一硅胶 G 薄层板上，以环己烷-乙酸乙酯（22∶1）为展开剂，展开，取出，晾干，喷以 5%香草醛硫酸溶液，加热至斑点显色清晰。供试品色谱中，在与对照品色谱相应的位置上，显相同的紫红色斑点。

【检查】　水分　不得过 15.0%（通则 0832 第四法）。

【含量测定】　挥发油　照挥发油测定法（通则 2204）测定。

阳春砂、绿壳砂种子团含挥发油不得少于 3.0%（ml/g）；海南砂种子团含挥发油不得少于 1.0%（ml/g）。

乙酸龙脑酯　照气相色谱法（通则 0521）测定。

色谱条件与系统适用性试验　DB-1 毛细管柱（100%二甲基聚硅氧烷为固定相）（柱长为 30m，内径为 0.25mm，膜厚度为 0.25 μm）；柱温 100℃，进样口温度 230℃，检测器（FID）温度 250℃；

分流比为 10∶1。理论板数按乙酸龙脑酯峰计算应不低于 10 000。

对照品溶液的制备 取乙酸龙脑酯对照品适量，精密称定，加无水乙醇制成每 1ml 含 0.3mg 的溶液，即得。

供试品溶液的制备 取本品粉末（过三号筛）约 1g，精密称定，置具塞锥形瓶中，精密加入无水乙醇 25ml，密塞，称定重量，超声处理（功率 300W，频率 40kHz）30 分钟，放冷，用无水乙醇补足减失的重量，摇匀，滤过，取续滤液，即得。

测定法 分别精密吸取对照品溶液与供试品溶液各 1μl，注入气相色谱仪，测定，即得。

本品按干燥品计算，含乙酸龙脑酯（$C_{12}H_{20}O_2$）不得少于 0.90%。

饮片

【炮制】 除去杂质。用时捣碎。

【性味与归经】 辛，温。归脾、胃、肾经。

【功能与主治】 化湿开胃，温脾止泻，理气安胎。用于湿浊中阻，脘痞不饥，脾胃虚寒，呕吐泄泻，妊娠恶阻，胎动不安。

【用法与用量】 3~6g，后下。

【储藏】 置阴凉干燥处。